张氏经络收放疗法教程

张喜光　杨建宇　张喜宽　肖红星◎主编

河南科学技术出版社
·郑州·

图书在版编目（CIP）数据

张氏经络收放疗法教程/张喜光等主编．—郑州：河南科学技术出版社，2021.11（2024.12 重印）

ISBN 978-7-5725-0353-5

Ⅰ.①张… Ⅱ.①张… Ⅲ.①经络-穴位疗法-教材 Ⅳ.①R245.9

中国版本图书馆 CIP 数据核字（2021）第 213381 号

出版发行：河南科学技术出版社

地址：郑州市郑东新区祥盛街 27 号　　邮编：450016

电话：（0371）65737028　65788625

网址：www.hnstp.cn

策划编辑：高　杨

责任编辑：高　杨

责任校对：王晓红

封面设计：张　伟

责任印制：朱　飞

印　　刷：河南新华印刷集团有限公司

经　　销：全国新华书店

开　　本：787 mm×1092 mm　1/16　　印张：15.5　　字数：346 千字

版　　次：2021 年 11 月第 1 版　　2024 年 12 月第 2 次印刷

定　　价：58.00 元

《张氏经络收放疗法教程》编委名单

主　编	张喜光	杨建宇	张喜宽	肖红星
顾　问	张书有	张良有		
	张中有	张来有	张才有	张有来
	张玉有	张黑有	张青有	张天有
	张元有	傅　浩	余　琼	
副主编	谢忠礼	卜俊成	张艳红	张万红
	肖丽霞	于大远	罗　皓	王宇飞
	张　华	张琳琳	代爱芝	王丽平
编　委	（按姓氏笔画排序）			
	弓雪峰	牛朝霞	左　辉	朱建平
	李本善	李光善	张　航	张　毅
	张元浩	张少钦	张玉山	张世功
	张四方	张四松	张四清	张四喜
	张四旗	张西宏	张会民	张旭冉
	张应全	张和喜	张炎群	张晓辉
	张喜民	张喜钦	张喜超	张慧群
	周依晨	郑东山	赵冀校	柯志福
	侯立勤	徐风瑞	高贯楠	黄　海
	黄吾瑞			

经络收放惠苍生

——兼贺张氏经络收放疗法获国家级非物质文化遗产

2021年，是我国“十四五”开局之年，也是张氏经络收放疗法发展大喜之年。正当张氏传人张喜光等所撰编《张氏经络收放疗法教程》即将付梓之际，国务院公布“张氏经络收放疗法”为国家级非物质文化遗产，双喜临门，可喜可贺！

我于1988年6月开始接触张氏经络收放疗法，先后接触到张氏几代传人，并且还曾专门到洛阳偃师张氏老家（宅）探访采风、学习调研，并先后在《郑州晚报》，原《中原医刊》发表通讯、学术论文，宣介张氏经络收放疗法。在临床上，向张氏经络收放疗法传人张书有、张喜宽、张喜光等学习，并配合其他中医药疗法攻关各种疑难杂症的治疗。此后，我还参加编撰《张氏经络收放疗法》一书，由于张氏经络收放疗法重要的传承人张德文的许多著作不幸散落，《张氏经络收放疗法》一书也就成了在中华人民共和国成立以后的张氏经络收放疗法首部正式出版之作，这无疑也是张氏经络收放疗法新发展的奠基之作。而今将要出版的《张氏经络收放疗法教程》必将成为张氏经络收放疗法在国家非物质文化遗产项目传承发展中专注技术推广、人才培养的核心培训教材，也是庆贺张氏经络收放疗法成为国家非物质文化遗产项目的最实在的贺礼！必将为张氏经络收放疗法在新时代、新征程大发展、大放异彩作出新的贡献！

《张氏经络收放疗法教程》是张氏经络收放疗法传人张喜光领衔编撰的力作，这不但凝聚了张喜光等医生的努力和心血，更是全体张氏传人的荣光和骄傲！时至今日，张氏经络收放疗法发展的任何微小的进步和任何巨大的辉煌，都是张氏经络收放疗法传人在张德文宝贵经验下的集体智慧和每个人的艰辛努力的结晶！所以《张氏经络收放疗法教程》必将被张氏传人所传扬！获得国家非物质文化遗产项目之荣光，也必将给张氏经络收放疗法所有的传人、弟子、学员新的激情与力量！我作为一名张氏经络收放疗法的早期学员，作为一名中医药临床科学工作者，十分热切地盼望着张氏经络收放疗法走向新的辉煌！

《张氏经络收放疗法教程》之编撰，不但吸收了之前有关张氏经络收放疗法大量的理论和成就，包括张喜宽、张喜钦等专家的著作，而且更注重一些新观点、新资料、新体验的充实，这也是本书的一大特色。但不可否认的是，大家提出的有些问题，仍有待于以后更深地研究与证实。如一个特定的部位，为什么在不同疾病的治疗中，会有不同穴位名称呢？这是因为张氏经络收放疗法的经穴理论与传统的经穴理论基础不同的原因。张德文取穴是五行取穴，特定疾病在特定的部位施以收放疗法，而特定穴位取穴名称，分别冠以“金”“木”“水”“火”“土”之穴名，这样一个具体部位穴点就可能有了不同的名称，而治疗方面就会有了“收”“放”之异。因此，在不同疾病治疗过程，一个穴点的名称，可能是木穴、金穴……之不同，治疗手法也会不同。张德文也十分重视传统经穴理论，并且也提出了“十二经络立世全”之理论。但是，我们必须要认识到，其理论指导更多地是以周易八卦、天干地支等理论为基础，从天人相应观念考察人体气血及其生理病理变化的，并且还由此提出了“骨血”概念。目前，医学理论没有“骨血”，骨骼本身没有神经、血管，骨骼在生理病理方面相对比较简单。而实际上，骨骼的新陈代谢与全身的营养状况代谢、血运是紧密相关不可分割的！在中医经络理论中是可以体会到中医骨头（骼）是参与人体气血功能的。而在目前西医理论中骨（骼）与人体气血的联系并不紧密。现在临床再次证实“骨血”理论的高明和超前！如治疗股骨头坏死，疗效卓著已被世界公认！诸如此类问题，在临床中获效，在理论上缺乏系统性，都将成为张氏经络收放疗法传承人、弟子、学员们面临的新课题！这也是关系到正确认知中医药发展多元化理论，非线性巨复杂系统的特性的问题。因此，对于张氏经络收放疗法中，不能用现代所谓科学认知解释的问题，可以存疑！对于实证有效的部分，我们更应该且行且珍惜，且行且研究，且行且发展。让我们的张氏经络收放疗法在临床实践中发展，在临床研究中创造新的辉煌！

最后，让我们所有的张氏经络收放疗法的传人、弟子、学员及其他受益者，让我们所有的中医药人共同祝贺张氏经络收放疗法入选国家级非物质文化遗产！预祝张氏经络收放疗法持续大发展，普济天下！

杨建宇

2021 年 7 月

编者的话

张氏经络收放疗法是由河南洛阳偃师缑氏乡柏谷坞村张德文继承并创新发展，至今已百余年。该疗法是以中医经络学说为指导，以十二经络立世全为理论核心，用独特的收放手法治疗疾病。其遵循针灸、推拿、点穴的意旨，融汇中医各家各法之长，在人体特定部位的特定穴位，施以特殊手法，似按摩又非按摩，类针灸而不用针、不用灸，似点穴又非独点穴，唯以按、捏、挤、掐等手法施穴，最终达到治疗疾病的目的。张氏经络收放疗法具有显著的临床特色，其独特的治病手法，明显的治疗效果，得到了后世传承者们的不断地丰富和拓展。本书是张氏经络收放疗法传承人在长期的传承实践过程中收集总结出来的教学专著。

该书系统阐述了张氏经络收放疗法的理论基础和临床应用。主要内容包括张氏经络收放疗法的渊源和传承，十二经络立世全理论，张氏经络收放疗法的穴位及主治，张氏经络收放疗法治疗原则及张氏经络收放疗法基本手法等理论知识，以及张氏经络收放疗法的临床应用。主要讲解颈椎病、肩关节周围疾病、急性损伤性腰痛、慢性腰痛、膝关节病、中风后遗症、失眠、胃痛和月经病等常见疾病的临床诊疗。

张氏经络收放疗法是我国民间中医传承下来的医术之遗产，在民间盛行悠久，根治了不少常见病及疑难杂症。其疗法独特，捺捏简单，不打针，不吃药，不住院，收效迅速，且无经济、精神痛苦之忧。该疗法对头面躯体痛证、内科病、妇科病、儿科病等都有一定疗效，尤其对颈肩腰腿痛疗效甚著。治疗中的穴位命名有其独特性，同一穴位，男女有别。本书所举治疗方法除妇科病外，均以男性患者取穴治疗为主。惜其手法之术几经波折，部分失传。现经编者加以收集、整理，汇编成本教程，以期为张氏经络收放疗法的传承和人民的健康事业作出应有的贡献。

在本书的编写过程中，我们参阅了多部相关中医学教材，参考了其中部分内容，在此向原作者表示感谢！同时也得到了诸多张氏经络收放疗法传承人、各位领导同事的大力支持和帮助，他们提供相关资料，出谋划策，为本教程增光添彩，我们一并深表感谢！

张氏经络收放疗法涉及面广，病证繁多，在本书的编写过程中，编者在总结了祖父张德文及父辈们等亲手传授的临床经验和查阅相关资料的基础上，对部分内容略有修订，如有不妥之处，敬请父辈及同辈批评指正。加之编者水平有限，错漏在所难免，恳望同道斧正，随时提出宝贵意见和建议，共同提高，不断完善，以待修订再版，最终达到弘扬祖国医学，使张氏经络收放疗法能走进千家万户，解除患者痛苦，促进人类健康长寿的目的。

编者

2021 年 7 月

目 录

第一讲

溯源张氏经络收放疗法

第一章　张德文生平简述

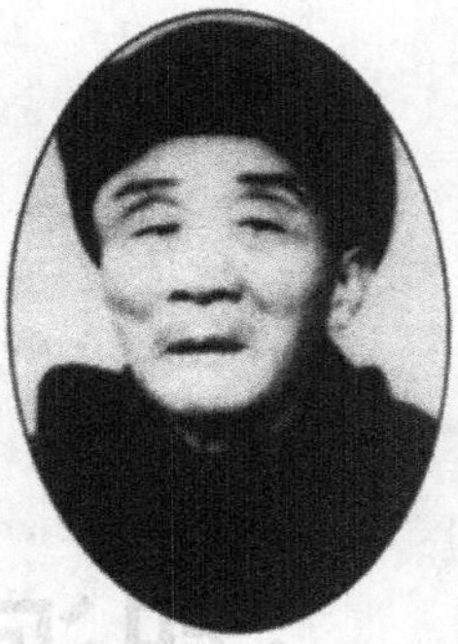

张德文，字宗师，世居偃师柏谷坞村，1905年生于书香门第。其父尊儒传道，为人仁善，在当地颇负佳誉。张德文自幼受家庭熏陶，并在私塾内研读六经。其博闻强志，勤奋好学，博览经典，少年随父学医，造诣非凡。然而，由于所处时代世道艰难，军阀土匪混战，使张德文有满腹经纶而无用武之地，满怀爱国激情而无报国之门，一个乡村书生，徘徊于人生道路的关口。就在这时，满怀雄心的张德文，在经历过疾病流行、民不聊生之残酷的现实之后，认识到通过医学之路亦可达到报国为民之理想彼岸。在父辈传承的基础上，其精研《黄帝内经》，详读《针灸大成》，细阅《医宗金鉴》，咀嚼《易经》意旨，结合先天八卦、后天八卦，独辟蹊径，悟出中天八卦，约在35岁时写出《中天卜易八卦注》《转世化数日月经》《博易阴阳贯体注》《中元理卜道数经》《阴阳贯解易化经》《天易卜卦传世经》等9卷著作（惜已散佚3卷，仅存以上6卷），继而悬壶济世，开始了漫长而又艰辛的攀登医学高峰之崎岖道路。

张德文治学态度严谨，勤求古训，博采众方，详细察看疾病的发源与发展，认真诊治各种疾病，使他的医术迅速闻名乡里。患者不远千里、翻山涉水求医于其门下。十余年的风风雨雨，十余年的临床实践，十余年的上下求索，张德文总结经验，详究医经、易经，在临床实践上很快达到了炉火纯青的地步，在理论上日趋丰臻。张德文视阴阳为自然之源泉，上观天象日月星，下察地理水火风；天人相应，乃大自然系统内部精、气、神之整体，究人体与之相应，精、气、神与经络为一体，组成了一个人体循环系统，创立了“十二经络立世全”之理论学说。又循五行相生相克之理分定人体穴位，施以不同的收放手法，调精、理气、辅神调整人体阴阳，疏通血液循环和经脉循环两大系统达到防治疾病的目的。

张德文以其独到的“十二经络立世全”学说，指导他临床对疾病的诊断和治疗，甚至采取了“遥诊”的办法，屡试不爽，很快被乡里百姓冠以“活神仙”的称号。到了20世纪40年代，张德文的收放手法达到了出神入化的地步，很快享誉中原大地，求施术者络绎不绝，社会名流、高级将领、文人墨客、平民百姓，纷纷前来以试“活神仙”诊疗疾病之神奇。

1949年以后，张德文的临床研究工作得到了新的发展，他以极大的热情，全心投入了诊断治疗的研究中和张氏经络收放疗法的普及推广工作，举办学习班，开办张氏经络收放疗法诊所，为人民群众的健康，为祖国医学的发展，为民间经络学的完善作出了不可磨灭的贡献。1984年，张德文病逝于故里，享年80岁。

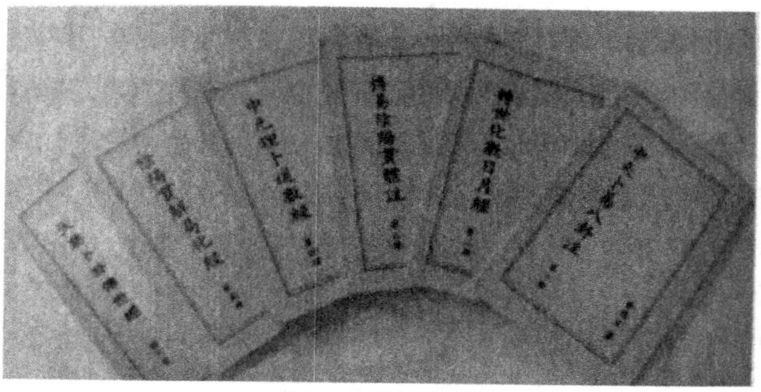

张德文著作掠影

附：张德文著作资料

一、著作书影

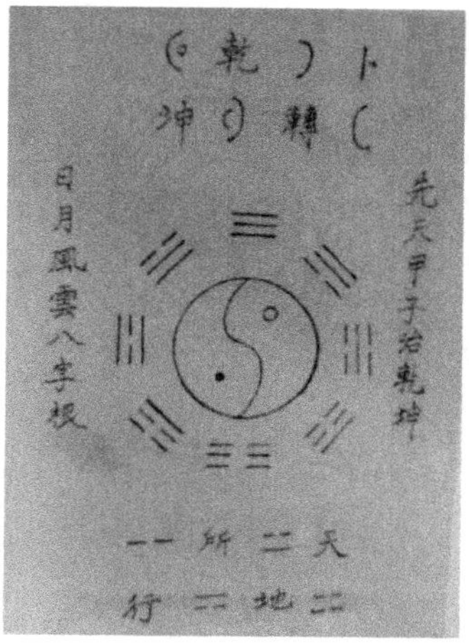

先天甲子治乾坤
日月风云八字根

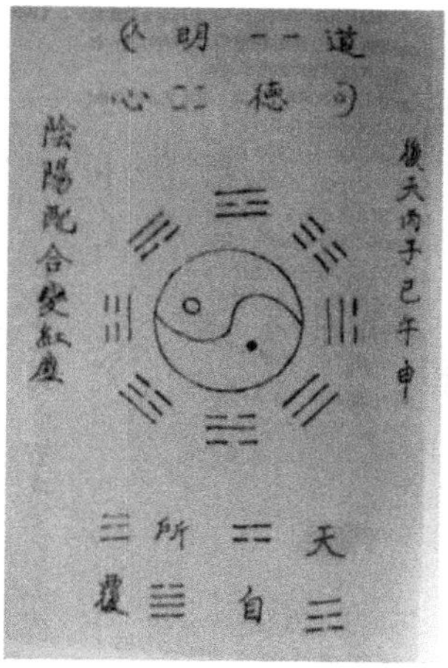

后天丙子己午申
阴阳配合变红尘

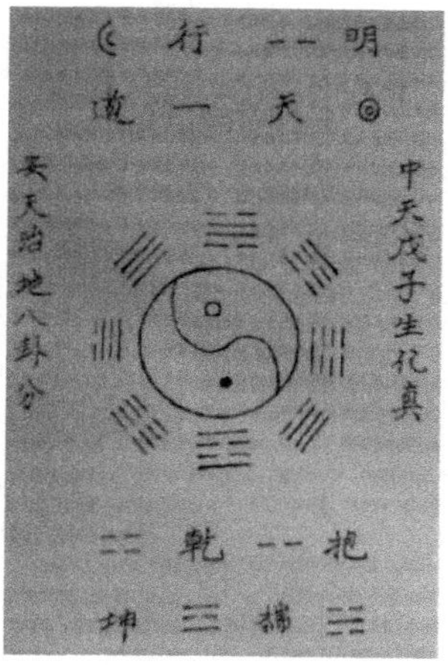

中天戊子生化真
安天治地八卦分

二、著作摘录

己至庚辰三十五　明至三十二八中　一人接命天地理　传转掐妙术数神
圣经贤传之指义　复明于世转化人　人神合一立中天　圣经卦内太极全
天有三极日月星　地有三极水火风　人有三极精气神　神有三极风雨云
先天太阴化拱留　后天人义中方游　中天上帝元一斗　亥子丑定日月星

南北一中水火风	己午未申天地人	功通上帝元谱盘	一接神圣道义传
圣经化义天为本	中天开卦定中臣	圣经日月时分义	为人求道道得心
人为万物归一生	劝世群迷云影层	中天造化日月星	五行八卦天道性
太阴中针分长短	太极十字日日转	五行八卦吾手中	血脉经络周气通
坎卦不明离卦现	经络不通心月变	兑化添数一理成	上下一针八卦行
错上行下中一针	日月星斗定化阴	四方一针定长短	五行转错一针定
子午中针上下心	中针五行一心根	午上子下阴阳分	长短一针时气真
上下一针八卦行	六爻化定三元明	经络不通心月变	血脉连接中三天
三十六化移正行	四十八化配中星	六八四十八化经	后天转运中天生
十个天干今定满	十二地支立世全	十二经络配化卦	水火木金土中盘
一一阴阳血脉并	十二经络一理性	后人识透吾经义	南北中天接续人

第二章　十二经络立世全理论

第一节　“十二经络立世全”学说的由来

“十二经络立世全”学说是张氏经络收放疗法的核心理论，是张德文创立并提出的，这些理论散见于其撰写的9卷关于经络收放疗法的书稿中。张德文把“十二经络立世全”学说运用于临床实践，积累了丰富的临床经验。

“十二经络立世全”学说大致包括了中医药学的整体观念、天人相应学说、阴阳五行等理论，以及生命运动的三大循环系统及其治疗手法理论。下面着重谈一下整体观念、天人相应、生命运动的三大循环系统等内容，以期对“十二经络立世全”这一学说有个认识。

第二节　整体观念

张氏经络收放疗法创作以来十分重视整体观念，而且尤为重视人体的整体性。人体内部是一个有机整体，其各部分都是有机联系的，这种相互联系，是以五脏为中心，通过经络的作用而实现的。它体现在脏腑与脏腑、脏腑与形体各组织器官之间的生理、病理等各方面的有机联系，如肝主藏血，主筋，与胆相表里，开窍于目……临床上以这些有机联系来指导疾病的防治。如用清肝火之法，治疗暴发火眼效果显著。

张氏经络收放疗法在诊疗疾病时，十分重视局部与局部、局部与整体、经络与经络之间的联系。在分穴定位时，局部器官定以金、木、水、火、土等穴，而局部亦分穴定位金、木、水、火、土等穴，乃至全身都定穴以金、木、水、火、土等。而就具体病变讲，分穴定位金、木、水、火、土等，至少要涉及两条经络，从这一点，可以看出张德文是重视从局部到整体，从整体到局部的联系，是重视人体整体观念的。

张德文的整体观念不但是来源于古代哲学观念和中医学的整体观念，而且比传统的整体观念在治疗中运用得更广泛、更灵便。在这种整体观念的指导下，张德文总结的穴位更容易记忆掌握，更容易达到良好的治疗效果。学习张氏经络收放疗法，只要了解五行学说金、木、水、火、土这一基本知识就可以掌握全身的穴道，并且每组穴位均涉及诸多经络，这实属高明之道。

整体观念贯穿张氏经络收放疗法的始终，贯穿于每个患者的治疗过程中，应重视并认真领会。

第三节 天人相应学说

简单地讲，天人相应学说是指人类与自然的关系的学说，它最早起源于古代哲学中的天人关系论。《灵枢·邪客》称为“人与天地相应”。在张氏经络收放疗法中，这一学说得到了充分的体现。人与自然界相应，是一个统一的整体，自然界的变化运动，对人的生命活动、病理变化产生必然的影响和制约作用。人不但能充分发挥自己的主观能动性来适应自然变化的法则，而且还能改变某些生活环境为防病治病创造条件。张氏经络收放疗法的日、月、星对应骨、皮、筋，每组穴位均对应金、木、水、火、土，以及经络经穴的开阖与天干地支的关系，均说明了“十二经络立世全”学说的天人相应学说在张氏经络收放疗法中的重要地位。

人与自然界是息息相关的。自然界存在着人类赖以生存的必要条件，如水、空气、粮食等，在长期的社会实践中，人类也逐渐适应了四时气候的变化。人生存于自然界之中，自然界的运动变化也必然直接或间接地影响人的机体，而人体对这些影响也必须相应地产生生理或病理的反应。

第四节 生命运动的三大循环系统

生命运动的三大循环系统是张氏经络收放疗法的重要认知，是张德文“十二经络立世全”学说的重要基础理论。

张德文在创新张氏经络收放疗法时，把机体血液循环系统、经络循环系统、天地人循环系统合称为生命运动的三大循环系统。其中血液循环系统是看得见、摸得着的一种循环系统，应属阴。而机体内部的经络循环系统，是机体精气的运行循环，是功能的信息联系，是一种相对来讲比较封闭、在机体内部看不见摸不着的循环系统。

一、血液循环系统

张德文在讲课时曾强调了血液循环系统泛指有作用于有形之血的生成、代谢的全部过程，其所讲的血液循环系统是中医意义上的血液循环系统。

中医认为气为血之帅，血为气之母，肺主气，心主血，肝藏血，脾统血，肾藏精纳气，肺为宣降，脾为气枢，肾为气根，脾胃为精血化生后天之源。由此可见，张德文所指的血液循环系统几乎包括机体与血液有关的功能活动。换句话讲，它包括了机体新陈代谢的异化、同化过程，主要包括外界氧气和消化系统吸收的营养物质，运送到全身各器官、组织和细胞，供其新陈代谢之用；并将它们的代谢产物，如二氧化碳运到有关器官，排出体外，保证人体新陈代谢的正常进行。由此，不难理解张德文所言的血液循环系统的重要性和概念的内涵。这也说明血液循环系统对人体正常的生理功能的重要性。

张德文所讲的血液循环系统还有一种重要的意义，是指机体有形的物质代谢系统，其中又特指以血为主体的有形的水谷精微物质的代谢。把握了解了其主要内涵，这样就不难理解其对生命运动动态平衡的作用和意义。没有这一循环就没有机体的生命运动，也就没有物质代谢和机体的新陈代谢，没有这种系统的代谢动态平衡，也就不可能有生命的动态平衡，即所谓的一种动态的阴平阳秘状态，维持机体的相对阴阳平衡。

二、经络循环系统

张德文所讲经络循环系统大致有三方面的内容，即精的循环、气的循环、神的循环及三者之间的转化。根据张德文晚年讲课的内容，可以这样理解：精的循环可以认为是能量的转换循环；而气的循环可以认为是功能的转化循环，也可以认为是机体内信息流的转化和循环；而神的循环完全就可以认为是信息表现的形态（式）转换和循环。

至于经络循环系统中的经气，这也是一个比较复杂的概念，就目前认识看，经络系统是机体内部功能信息的联络系统，所以说经气是指联络信息，而联络信息必然有信息的载体。由此可见，经气这一概念有两方面的含义：一是机体的精微物质，二是机体的功能信息。关于精的循环，即能量的循环，这仅是某种意义上的一种认识，因为中医学意义的精的内容绝非单指能量。关于神的循环转化，论述并不多见，在此引《黄帝内经》的认识和所述以帮助理解。《灵枢・本神篇》云："两精相搏谓之神，随神往来者谓之魂，并精而出入者谓之魄，所以任物者谓之心，心有所忆谓之意，意之所存谓之志，因志而存变谓之思，因思而远慕谓之虑，因虑而处物谓之智。"这一段并非专论神的循环转化，而我们从另一个侧面可以看到神的循环转化，而我们从另一个侧面可以看到神的循环转化的客观存在。

从以上的分析，我们对经络循环系统的内涵已有了大致的了解和认识，对经络循环系统在机体新陈代谢的作用和意义的理解也就不是太难的事情。可以这样说，没有经络循环系统就没有人的各项机体的活动，没有机体器官、组织、系统的功能。没有经络循环系统，机体就不会有动态的生命，也就不会有思想和意识等。

三、天地人循环系统

张德文在祖国传统医学理论和古代哲学理论指导下，充分理解了天人相应学说，对人体的生命运动有了更深一层的认识。阴阳为宇宙之根本。《周易・系辞》言："易有太极，是生两仪，两仪生四象，四象生八卦。"其中，"易"是指宇宙变化和大历程；"太极"是指阴阳未分之体；"两仪"是阴阳，而阴阳化生四象，四象化生八卦，八卦化生万事万物，这说明万事万物都是由阴阳衍化而来的。由此可见，不论经络循环系统还是血液循环系统，都是在宇宙的万事万物变化中的一个点。同理，明代张景岳云：

“天地之道以阴阳之气，造化万物。人生之理，以阴阳二气而长养百骸。”又云：“伟哉人生，禀二五之精，为万物之灵，得天地之中和，参乾坤之化育。”这些也说明，经络、血液循环系统均属天地人循环系统，不论经络循环系统还是血液循环系统，都参与天地间的阴阳变化。天有日、月、星，地有水、火、风，人有精、气、神，彼此互相影响、互相作用，这就构成了天地人循环系统。张德文对此认识得十分深刻，提出了人体经络循环系统并非单纯的封闭循环系统，经络循环系统直接影响着天地之气的循环，这即是对传统经络循环体系的深刻认识，也是对传统经络循环的认识突破。张德文的子午流注理论论述颇详（附后）。事实上，在《黄帝内经》中也有所论述，如《灵枢·阴阳系日月篇》云：“寅者，正月之生阳也，主左足之少阳；未者，六月，主右足之少阳……亥者，十月，主左足之厥阴。”这些论述，从基本理论上证实了张德文认识的科学性的另一个侧面。

张德文认为，血液循环无时无刻不与自然界发生着循环。同时，经络循环系统不但通过血液循环系统间接参与天地人循环系统，而且还直接通过一定的方式参与天地人循环系统，甚至于单个经脉也在直接参与天地人大循环，为其诊疗提供了充分的理论依据。总之，三个循环系统每时每刻地运转，才保证了机体的运动。这三个循环系统的协调运行，才维持机体新陈代谢的动态平衡，才保证了机体的阴阳平衡。

附：子午流注与张氏经络收放疗法

人在自然中是一个适应周围环境的完整的有机体，外界气候的温热寒冷和朝夕光热的强弱，月亮的圆缺，对人体十二经脉的流注都有着不同程度的影响。因此，疾病的发生常常与大自然有着密切的关联，疾病的发展常常形成“旦慧，昼安，夕加，夜甚”的不同表现。治疗时，也就必须观察日月星辰、四时八节之时序，并根据气候的不同来施不同的针法或手法。所以《素问·八正神明论》中指出：“先知日之寒温，月之虚盛，以候气之浮沉，而调之于身。”

所谓的子午流注，是一种取穴方法，是以十二经脉肘膝以下的66个经穴为基础，根据出井、流荥、注输、行经、入合的气血流注，盛衰开阖的道理，配合阴阳、五行、天干、地支等来逐日按时开穴的一种取穴法。

子午流注法是根据“朝则为春，日中为夏，日入为秋，夜半为冬”的自然周期现象，按照人体十二经脉的阴阳表里，营卫气血，在昼夜的循环中，利用一定时机和被影响所开的穴位去治疗。这种把人体内的气血周流，比作潮水一样，有着涨退节奏，即从子到午，从午到子，随着时间先后的不同，表现出周期性的盛衰开阖；这说明了人体内部存在着“近似昼夜节奏”这一重要的生理现象，并且这一生理现象与大自然休戚相关，而十二经络立世全学说，与之有惊人的相同之处。而现在所讲的生物钟、时间生物学等学说，与此有同而无大异。这也说明了子午流注是有科学依据和物质基础的，也证实了张氏经络收放疗法也是科学的。因此，在此对子午流注学说略做简述，以启迪张氏经络收放疗法的理论内涵。

一、子午流注的意义

子午是针对时间而言，子为夜半，午为日中，这是两个对应的名词，也是地支的第一数和第七数，是古人用来记述年、月、日的符号。以一日为例，子时为23~1时，午时为11~13时；以气候言之，子时寒，午时热；以一年为例，子为十一月，午为五月，冬至在十一月（农历），夏至在五月（农历）。子午含有阳极生阴、阴极生阳的意义，子午是阴阳的起点与分界线。流注，流指水流，注指注输，在这里是将人体的气血循环比作水流，以井、荥、输（原）、经、合来做比喻，所出为井，所流为荥，所注为输，所行为经，然后汇合入于泽海，用来表示脉气的流注过程。

子午流注是将机体的气血循行，周流出入，比拟水流，或从子到午，或从午到子，随着时间先后的不同，阴阳各经气血的盛衰，也有固定的时间，气血迎时而致为盛，气血过时而去为衰，泻则乘其盛，补则随其去，逢时为开，过时为阖。子午流注是在人与天地相应理论指导下，逐渐演变而创立起来的，具有特殊意义的一种取穴方法。而张氏经络收放疗法的取穴点穴，与此极为相似，但也有所不同。其相似之处，也是根据穴位的阖，去施不同的收或放，以调节经络的气血。而不同的是，在经穴一定的范围内，根据五行、阴阳之关系，又分有金、木、水、火、土等穴位，进行全面的治疗。在强调了大循环的同时，也强调了具体的小循环的作用，这是张氏经络收放疗法与子午流注的不同之处。

二、子午流注法的组成

子午流注法，是由天干、地支、阴阳、五行、脏腑、经络及肘膝以下的五输穴联合组成一种逐日按时开穴法。下面是推算方法：

1. 干支配合六十环周的计算法

干支配合六十环周的计算见下表。

天干、地支与六十环周

1	2	3	4	5	6	7	8	9	10
甲子	乙丑	丙寅	丁卯	戊辰	己巳	庚午	辛未	壬申	癸酉
11	12	13	14	15	16	17	18	19	20
甲戌	乙亥	丙子	丁丑	戊寅	己卯	庚辰	辛巳	壬午	癸未
21	22	23	24	25	26	27	28	29	30
甲申	乙酉	丙戌	丁亥	戊子	己丑	庚寅	辛卯	壬辰	癸巳
31	32	33	34	35	36	37	38	39	40
甲午	乙未	丙申	丁酉	戊戌	己亥	庚子	辛丑	壬寅	癸卯
41	42	43	44	45	46	47	48	49	50
甲辰	乙巳	丙午	丁未	戊申	己酉	庚戌	辛亥	壬子	癸丑
51	52	53	54	55	56	57	58	59	60
甲寅	乙卯	丙辰	丁巳	戊午	己未	庚申	辛酉	壬戌	癸亥

2. 干支分配阴阳法

干支，即天干、地支，亦阴阳，根据自然次序，奇数为阳，偶数为阴，在配合上阴配阴，阳配阳。

天干、地支与阴阳的对应

<table>
<tr><td>代数</td><td>1</td><td>2</td><td>3</td><td>4</td><td>5</td><td>6</td><td>7</td><td>8</td><td>9</td><td>10</td><td>11</td><td>12</td></tr>
<tr><td>天干</td><td>甲</td><td>乙</td><td>丙</td><td>丁</td><td>戊</td><td>己</td><td>庚</td><td>辛</td><td>壬</td><td>癸</td><td>甲</td><td>乙</td></tr>
<tr><td>地支</td><td>子</td><td>丑</td><td>寅</td><td>卯</td><td>辰</td><td>巳</td><td>午</td><td>未</td><td>申</td><td>酉</td><td>戌</td><td>亥</td></tr>
<tr><td colspan="7">阳</td><td colspan="6">阴</td></tr>
</table>

从上表可知，奇数是阳干支，偶数是阴干支，运用子午流注法，就是在阳日阳时开阳经之穴，阴日阴时开阴经之穴。

3. 二十四小时与十二时辰的对应

时间与时辰的对应

时间	23~1	1~3	3~5	5~7	7~9	9~11	11~13	13~15	15~17	17~19	19~21	21~23
时辰	子	丑	寅	卯	辰	巳	午	未	申	酉	戌	亥

4. 天干与脏腑经络的配合法

子午流注法在逐日按时、循经取穴的应用方面，主要以干支来作为经穴和日时的代名词，所以在掌握天干与脏腑、经络的配合，即为十二经纳天干法。其歌诀为：

甲胆乙肝丙小肠，丁心戊胃己脾乡。

庚属大肠辛属肺，壬属膀胱癸肾藏。

三焦阳腑须归丙，包络从阴丁火旁。

阳干宜纳阳之腑，脏配阴干理自当。

5. 地支与脏腑经络的配合法

子午流注法的开穴，分有纳甲法、纳子法两种。纳子法专以一日中的十二地支时辰为主，不问哪日何干，亦不问哪一个时辰是属何干，而以十二时辰代表十二经来取穴。由于十二经的气血从中焦开始，上注于肺经，经过大肠经等，终于肝经，再返回肺经，周而复始地自然运行着。这个流行顺序以一日来说，是从寅时起，经过卯、辰、巳、午……止于丑时，再周而复始。气血按十二经的循行是永远不变的，而一天地支的循行也是固定的，所以才有肺寅大卯的配属关系，下面是配属歌诀。

肺寅大卯胃辰宫，脾巳心午小未中。

申膀酉肾心包戌，亥焦子胆丑肝通。

6. 子午流注开穴法

子午流注开穴法就是运用五输穴配合天干、地支，根据气血流注的盛衰来按时开穴治疗。五输穴是指十二经分布在肘膝以下的井、荥、输、经、合穴而言。这些腧穴不但是经气出入、气血交流、阴阳交会之处，也是治疗机体内外各种疾病的有效针、灸施法点穴部位。

十二经的五输穴与五行关系

阳经							阴经					
穴名 经别	井 （金）	荥 （水）	输 （木）	原	经 （火）	合 （土）	穴名 经别	井 （木）	荥 （火）	输 （土）	经 （金）	合 （水）
胆 （木）	足窍阴	侠溪	足临泣	丘墟	阳辅	阳陵泉	肝 （木）	大敦	行间	太冲	中封	曲泉
小肠 （火）	少泽	前谷	后溪	腕骨	阳谷	小海	心 （火）	少冲	少府	神门	灵道	少海
胃 （土）	厉兑	内庭	陷谷	冲阳	解溪	足三里	脾 （土）	隐白	大都	太白	商丘	阴陵泉
大肠 （金）	商阳	二间	三间	合谷	阳溪	曲池	肺 （金）	少商	鱼际	太渊	经渠	尺泽
膀胱 （水）	至阴	足通谷	束骨	京骨	昆仑	委中	肾 （水）	涌泉	然谷	太溪	复溜	阴谷
三焦 （相火）	关冲	液门	中渚	阳池	支沟	天井	心包 （君火）	中冲	劳宫	大陵	间使	曲泽

第三章　张氏经络收放疗法的传人

张德文建立了张氏经络收放疗法门诊，开办了张氏经络收放疗法学习班，亲自传道授业解惑，并坚持坐诊为患者服务，注重临床治疗，逐步提高疗效，为张氏经络收放疗法的流传发展培育了大批的人才。

张德文病逝后，以张书有、张良有、张中有、张来有为代表的弟子，很快在郑州、新乡、广州等地开展了张氏经络收放疗法的传承，并与北京有关国家科研机构合作，开展了规范系统的研究工作。以张万红、张西宏、张喜宽、张喜光、张喜民、张喜钦、张喜超、张艳红、肖丽霞、张应全、杨建宇等为代表的弟子们承古拓新，在传承的基础上，吸收百家之长，融于张氏经络收放疗法之中，进行深入的开拓性研究，使张氏经络收放疗法的研究和临床应用进入了一个新的天地。

张氏经络收放疗法得到了各级医学专家、学者及广大人民群众的认可和肯定。

一、张氏经络收放疗法传人——张书有

（一）张书有从医经历

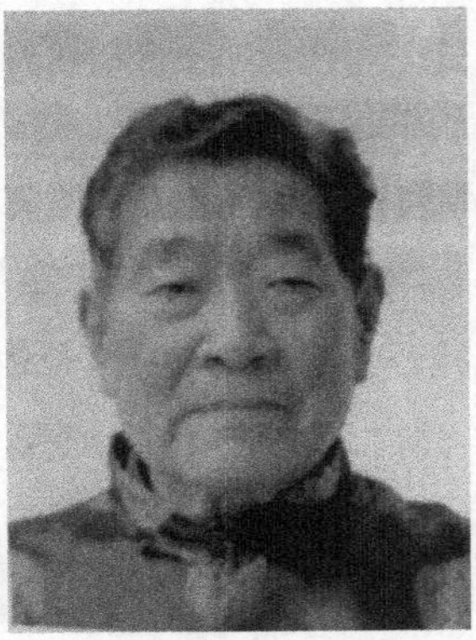

张书有，1927 年出生于河南洛阳偃师缑氏镇柏谷坞村。他自幼聪明好学，勤奋努力，随父亲张德文诵经习文，深得家传经络收放疗法真谛，创新发展“十”字手法，扶正祛邪、手到病除。他 20 岁在家乡开始为乡亲们诊治疾病，以善待人，免费治疗。由于他医术超群，医德高尚，在当地百姓中享有盛名。

1986—1999 年，张书有曾先在新乡市红旗区儿童公园内创办经络收放疗法门诊部，后被聘请到河南省职工医院、黄河中心医院、河南省疑难杂症研究所工作。他精通医道，把我国医学宝库中的阴阳五行学说、藏象学说、运气学说、天人感应学说等融会贯通以阴阳五行、相生相克定穴分位，用收血、放血、正骨、移血之玄妙手法，扶正祛邪，移精变气，用心治病。他融推拿点穴为一体，似按非按、似推非推，独成一家。

张书有在家传经络收放疗法上不断开拓创新，结合传统中医学灵龟八法、子午流注等方法提高疗效。他的针灸手法独特，登门求医者，针到病除，立竿见影。张书有

利用经络收放疗法治疗，尤其对颈肩腰腿痛的治疗效果显著。其治疗顽固性头痛、头晕及妇科杂病等方面建树颇多，深受患者欢迎。

张书有从事中医临床70余年，经验丰富，收集整理的临床病历和技术创新经验，给后代子孙留下了丰富的医学经验。他秉承父亲张德文遗训："悬壶济世，穷则独善其身，达则兼济天下。"从1990年起，他率领众弟兄及先父的弟子们捐钱捐物，为村里修路、建校，并为学校捐助教学设备、改善教学环境，为村老龄委购置娱乐设备，丰富老年人生活。

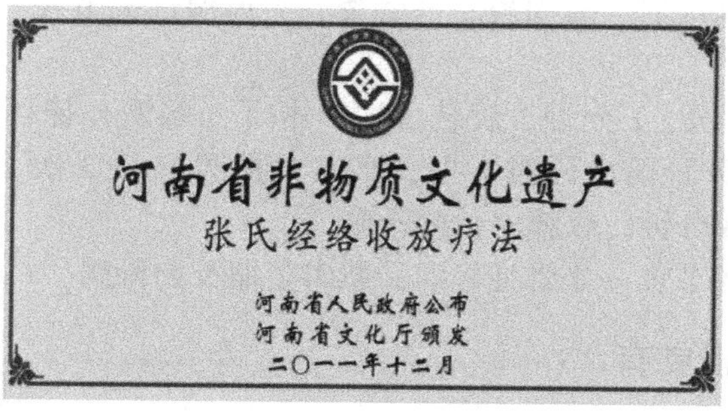
河南省非物质文化遗产
张氏经络收放疗法
河南省人民政府公布
河南省文化厅颁发
二〇一一年十二月

2011年12月，张氏经络收放疗法被评为河南省非物质文化遗产

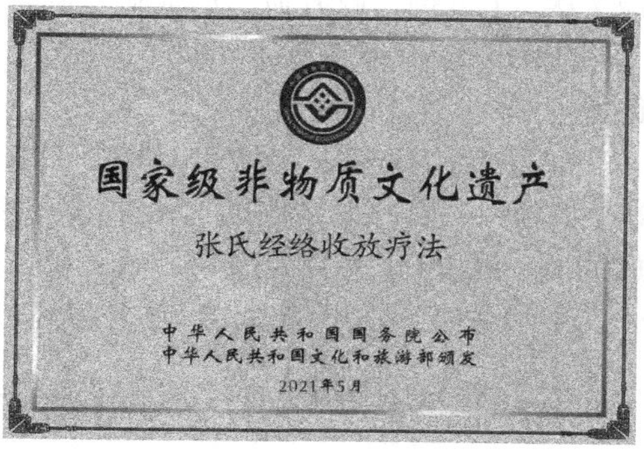
国家级非物质文化遗产
张氏经络收放疗法
中华人民共和国国务院公布
中华人民共和国文化和旅游部颁发
2021年5月

2021年，张氏经络收放疗法被评为国家级非物质文化遗产

（二）张书有的治病特色

1. 头部治疗方法　土穴（印堂）捺3次、7秒，逆旋转手法。水穴（前顶）按7次、1分钟，轻拍打百会穴1次。金穴（左太阳）捺3次、4秒，晃7次。木穴（右太阳）捺4次、3秒，晃7次。火穴（后顶）和印堂捺7次、1分钟。

主治头脑昏沉、精神病、眼疾、癫痫、头痛、失眠、动脉硬化、神经衰弱。

2. 胸部治疗方法　火穴（璇玑）上捺1次、9秒，旋转手法。水穴（玉堂）按3次、4秒，放骨血、逆时针旋转手法。金穴（鸠尾）捺6次、1分钟，收放筋血、顺逆旋转手法。金穴（左膺窗）捺3次，收脾血、旋转手法。木穴（右膺窗）捺4次、3分钟，放骨血、旋转手法。

主治气短、胸胁胀痛、心悸、咳嗽、乳痈、乳汁少、呃逆、胃疼等。

3. 腹部治疗方法　土穴（中脘）下按7次、1分钟，旋转手法。水穴（关元）上顶3次，旋转手法，收骨血、放筋血。火穴（阴交）捺3次、3分钟，收筋血、放骨血、旋转手法。木穴（左天枢）捺4次、2分钟，旋转手法、收脾血、放脾血。金穴（右天枢）捺3次、1分钟，收筋血、放脾血、旋转手法。

主治胃痛、腹胀、胃痉挛、胃溃疡、肠鸣、呕吐、泄泻、黄疸、呃逆、脱肛、遗尿、遗精、崩漏、月经失调、阴挺、不孕、不育、子宫肌瘤、卵巢囊肿、阳痿、闭经、疝气等。

4. 腰背颈部治疗方法　金穴（身柱）按7次、1分钟，拍打1次，收骨血、放骨血、旋转手法。土穴（脊中）按7次，收筋血、放筋血、旋转手法。土穴（长强）上顶7次、1分钟，收脾血、放脾血、旋转手法。火穴（左膈俞）捺3次、1分钟，收骨血、放筋血、旋转手法。水穴（右膈俞）捺4次、2分钟，放筋血、收脾血、旋转手法。

主治心脏病、哮喘、不孕、不育、腰背强痛、神经痛、癫痫、气喘、咳嗽、黄疸、腹泻、脱肛、便秘、目眩、胆肾结石等。

5. 上肢治疗方法 火穴（中冲）捺1次，土穴（四缝）捺3次，火穴（左内关）捺3次、1分钟，旋转手法。火穴（少海）捺7次、2分钟，上下对捏。水穴（尺泽）捺7次、1分钟，收骨血、放筋血、旋转手法。

主治心悸、神志不清、抑郁、脱臼、网球肘、肩周炎、气管炎、类风湿性关节炎、偏瘫。

6. 下肢治疗方法 火穴（太冲）捺3次、1分钟，旋转手法。木穴（解溪）捺4次、1分钟，收肝血、放筋血。水穴（犊鼻）前后同时对捏，水穴（曲泉）捺3次，放筋血、收骨血。金穴（膝眼）捺3次、3分钟，收脾血、放肝血。

主治头痛、软组织损伤、筋骨疼痛、关节炎、坐骨神经痛、肌肉萎缩及妇科病。

二、张氏经络收放疗法传人——张良有

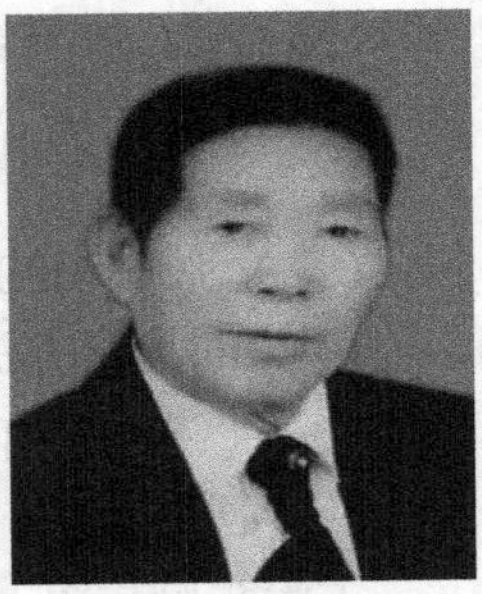

张良有（1932—2008），是张氏经络疗法创始人张德文的次子，张氏经络收放疗法传人。他自幼饱读诗书，勤劳淳朴，忠厚善良，是当时为数不多的毕业于师范学校的教师。他一生致力于教育事业，桃李满天下。他深谙周易文化博大精深、传统中医源远流长，且医易同源。他常告诉家人：“不知易不足以言太医，不知易不足以为医。”他鼓励家人学习周易文化，学习《黄帝内经》《伤寒论》《金匮要略》等经典医学著作。在他退休后，曾先后被聘请供职于在新乡新华书店门诊部和新乡市第二人民医院经络科，从事家传经络收放疗法，为无数患者解除病痛，直到生命最后时光，仍有患者纷至沓来，以求医治。其经过多年的实践与理论结合，在其父亲张德文独创的经络收放疗法基础上又整理大量的文献资料和临床案例，传于后人。

三、张氏经络收放疗法传人——张喜光

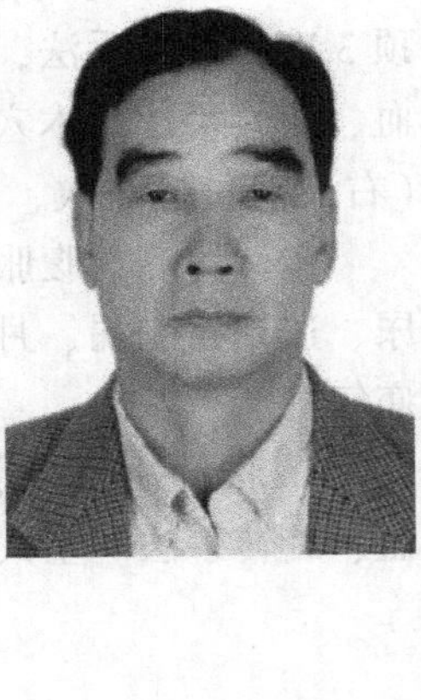

张喜光，1959年生，张氏经络收放疗法传人，从事临床40余年。其自幼受家庭熏陶，酷爱中医及祖父的经络收放疗法，孩提时跟随祖父、父辈学医，祖父亲授经络收放疗法秘诀，并研读祖父编写的经络专著及中医相关的书籍。他汇集各传统疗法之精华，在张氏经络收放疗法的基础上敢于创新，经多年临床实践，逐渐形成了自己的治疗观点和技术特长。他通过似按非按、似推非推的简单手法治疗疾病，使患者治疗时无痛苦，且疗效神速、无副作用，深受患者欢迎。从20世纪80年代至今，张喜光曾先后受聘于国内多家医院从事临床工作，如中国人民解放军测绘医

院、洛阳市第一中医院、郑州市妇幼保健院、郑州市骨科医院、河南省人民医院省直第一医院、广州亿仁医院等，现任广东中能建电力医院康复科主任。其擅长颈肩腰腿痛、椎间盘突出症、痛风、不孕、月经失调、脑血栓后遗症、小儿脑瘫等病及胃肠道疾病的治疗，且经验丰富、疗效卓著。《人民日报（海外版）》《河南日报》《郑州晚报》《医药卫生报》《河南法制报》《河南科技报》《陕西日报》《西安晚报》《洛阳日报》等多家新闻媒体先后对张喜光的先进事迹给予报道。2017 年，张喜光参与编写《中医传承——张氏经络收放疗法精要》一书。

张喜光临床验案

第二讲

张氏经络收放疗法简述

第一节　张氏经络收放疗法介绍

张氏经络收放疗法是以中医经络学说为指导，以十二经络立世全为理论核心，用独特的收放手法治疗疾病中医特色疗法。其遵循针灸、推拿、点穴的意旨，融汇各家各法之长，在人体特定部位的特定穴位，施以特殊手法似按摩又非按摩，类针灸而不用针、不用灸，似点穴又非独点穴，唯按、捏、挤、掐等手法施穴，达到治疗目的。

张氏经络收放疗法在治疗施术时，根据自然之气（天地之气）与人体经络的血气对人体的支配调节作用、人体经穴开阖的规律（如子午流注规律），对各脏腑器官主属的木、火、土、金、水的特定穴位，结合患者的体质和病情，施以不同手法，给以不同方向和力度，使人体经络系统内部发生传变，进而达到调整脏腑器官或机体阴阳的平衡，而达到治疗疾病的目的。

张氏经络收放疗法以收放为统帅，以收血、放血、移血、正骨为基本手法，把人体精血分为日、月、星，以应骨、皮、筋三类，为收放骨血、皮血、筋血的依据。施以不同手法，改善日、月、星全身之三血的运行及功能，是治疗疾病、调整阴阳的前提。血行于脉道，源于脏腑，收放以五行分位走穴，调五行经络穴位气血，达脏腑而遍及全身，消除不良的病理因素，恢复正常的生理功能，达到阴平阳秘之动态的阴阳平衡。该疗法上合天干地支，又配八卦阴阳；下辨机体之虚实寒热，谨察患者之老少、强弱、胖瘦，详审疾病之轻重新旧，采用收放不同之手法（多用金收、木放、火收、水放、土生长等手法），达到补泻温凉之不同效应，起到调血、活络、舒气解滞、扶正的效用，根治由阴阳气血偏盛偏衰的不同疾病。

第二节　张氏经络收放疗法的基本原理

张氏经络收放疗法是一种物理疗法。它是通过手法作用于人体体表特定的部位，以调节机体的生理病理状况，恢复机体阴阳的动态平衡达到治疗疾病的目的。也就是说张氏经络收放疗法是通过张氏独创的手法所产生的外力，在患者体表特定部位或特定穴位上操作。这种手法是医生根据患者的具体病情，结合自然界对机体经络系统的影响和患者生理状况，运用不同的手法技巧（即收血、放血、移血、正骨等手法），这些功或冲量可以起到纠正解剖位置失常，恢复正常的人体生理解剖位置及功能的作用。或者说，可转换成其他各种能量或信息，通过机体经络系统，渗透到机体各组织器官，以改变其有关系统的能量或信息，协调恢复正常的生理功能，从而达到治疗目的。

事实上，作用于机体特定部位或穴位的矢量力，本身就是给机体信息的载体，通过经络系统向人体某一系统或器官里传入信号，从而影响机体内部某一系统或器官的物质流、能量流、信息流的不平衡并促使趋于新的动态平衡，恢复正常的生理功能状态。张氏经络收放疗法治疗疾病的基本原理可以从以下三个方面得到充分说明：

（1）纠正解剖位置的失常。张氏经络收放疗法的正骨手法就是根据不同的关节移位、肌滑脱等情况，通过不同手法的矢量力，直接加以纠正，使移位得以整复。如果是筋脉紧张、痉挛、移动，可以通过采用相应的收放筋血之手法，以解除紧张和痉挛，使之恢复原位和正常的功能。

（2）调整气血，改变系统内能。机体某一系统或某一经脉功能失调，会发生病理性反应，导致该系统或该经出现病变征象。说明这一系统或这一经内部能量转换的动态平衡被严重打破。张氏经络收放疗法在机体局部部位或特定穴位，施以不同的手法，调整了经络的气血运行，改变系统或经脉的病理反应，使之恢复新的动态平衡，维持正常的生理功能。手法对局部皮肤的直接触按揉点也能改变局部气血的运行，从而影响机体内部的器官组织的功能恢复。

（3）信息调整。人体的各个器官都具有特定的生物信息，这些生物信息承担着调节机体各组织器官的功能联系的作用。中医是用经络理论来描述，即中医经络理论就是各系统脏器功能信息联系的理论。当某脏器发生病变时，与之相关的能量物质、信息必然发生相应的变化，其生物信息的改变必包含在其中，而这些改变必然会影响整个系统乃至全身的新陈代谢功能平衡。

张氏经络收放疗法治疗疾病的基本原理主要表现在以上三个方面。在临床具体应用中，三个方面相互结合，灵活运用，如纠正解剖位置，会与改变系统的内能相结合，也会与调整机体信息相结合等。特别是对一些顽固的、慢性的各种疑难杂症的治疗，更应该采取多种手法综合治疗，而其治疗基本原理也更复杂，这主要是由机体发生病理变化的复杂性所决定。

事实上，一旦机体某一脏器或经脉筋肉等解剖位置发生改变，势必影响着系统内能或生物信息的改变，反之亦然。因此，治疗疾病时，并不单纯刻意追求单一作用机制。如张氏经络收放疗法治疗肩关节脱位后，在肩关节周围，泻实补虚，收“土”“水”之穴的虚，放“金”“火”之穴的实，尽快恢复肩关节的功能。这是因为肩关节脱位，必然导致与之相连的经脉、经筋功能的失调，这样，治疗时不但要纠正失常的解剖位置，而且还要及时调整能量的改变和生物信息的改变。相反，如果肩关节周围经脉或组织器官的生物信息能量发生病理改变，也就会发生肩周炎等，势必影响肩关节正常的功能活动。因此，在治疗时，不但要调整能量和信息，而且还要及时帮助肩关节恢复正常的功能活动。正是因为张氏经络收放疗法按此原理进行治疗，才得到了显著的治疗效果。当然，卒中后遗症、椎间盘突出、坐骨神经痛、骨质增生、风湿性关节炎、类风湿性关节炎等疑难杂症也是一个综合的效应，并非单纯的一个作用机制，明确了这些原理，才保证了张氏经络收放疗法诊治各种疑难杂病的显著疗效。

第三节　张氏经络收放疗法的研究对象和任务

张氏经络收放疗法以其独特的魅力，迅速名贯中原，誉满中华，成为中国医学史上的璀璨明珠。但是，张氏经络收放疗法的研究还任重而道远，应主要做好以下三大方面。

（1）深入挖掘整理张氏经络收放疗法的理论精华，完善理论的系统性和科学性。由于张德文的部分著作有所遗失，给张德文学术经验的继承和发扬带来了巨大的损失，也给张氏经络收放疗法的弟子们出了一个重要艰难的研究课题。尽管后来张德文讲课带徒，但由于年事已高，也只能把疗法中的一些论点讲述给后人。现在从事的张氏经络收放疗法的研究，仅能依靠张德文讲课时一些零散的笔记和听课记忆进行简单的整理。因此，深入挖掘整理张氏经络收放疗法的理论精华，提高完善理论的系统性和科学性，是一项非常艰巨的工作。

（2）广泛开展张氏经络收放疗法的临床研究，为人民的健康事业作出新贡献。张氏经络收放疗法是在实践中产生，又服务于医疗实践、指导医疗实践，又在医疗实践中得到发展、提高和完善。因此，广泛地开展张氏经络收放疗法的临床研究，服务人民的健康事业，才会使挖掘整理张氏经络收放疗法的理论有着广泛的实践基础，才会保证理论的科学性，才不会使理论和实践脱节，才能更好地指导临床研究。只有在广泛的临床研究中，才能提高治疗效果，治疗各种疑难杂症，从而给理论研究提供更多的依据。

张氏经络收放疗法之所以有其顽强的生命力，其根本就在于创立之时就是以预防各种疾病为其核心，所以说预防各种疾病仍是张氏经络收放疗法的核心任务和重要研究对象。预防各种疾病，根治各种疑难杂症，提高人民的健康水平，是张氏经络收放疗法的根本目的。

（3）开展张氏经络收放疗法的人才培训，普及张氏经络收放疗法。目前，从事张氏经络收放疗法的人才还是比较匮乏，张氏经络收放疗法的从业者多局限在张德文先生的直系亲属、旁系亲属和少量外姓氏的弟子，仅有数百人，这给深入理论研究和临床研究带来许多局限和不便。为此，张氏经络收放疗法的人才培训成了当务之急。张氏经络收放疗法是为广大患者服务的，为此被更多医学从业人员所掌握，才能使这一疗法更好地预防、治疗疾病。因此，推广普及张氏经络收放疗法，也是重要的任务之一。一旦此疗法得到了推广普及，人民群众在防治疾病的同时，也必将发现新的问题，研究新情况，给本疗法的完善发展提供一个更广阔的实践领域，无疑对研究起着推动作用，也将为大众的健康做好服务。

第四节　张氏经络收放疗法与五运六气

五运六气在每年气候变化的一般规律是，春风、夏热、长夏湿、秋燥、冬寒。这种变化与发病的关系是春季肝病较多，夏季心病较多，长夏脾病较多，秋季肺病较多，冬季肾病较多。

一、五运

1. 木为初运　相当于每年的春季。由于木在天为风，在脏为肝，故每年春季气候变化以风气变化较大，在人体以肝气变化为著，肝病较多为其特点。取火穴、土穴（虚补、实泻）。

2. 火为二运　相当于每年夏季，由于火在天为热，在脏为心，故每年夏季在气候变化以火热变化大，在人体以心气变化为著，心病较多为其特点。取土穴、金穴。

3. 土为三运　相当于每年夏秋之季，由于土在天为湿，在脏为脾，故每年夏秋之间，在气候变化上雨水较多，湿气重，在人体以脾气变化为著，脾病较多为其特点。取金穴、水穴（虚补、实泻）。

4. 金为四运　相当于每年秋季，由于金在天为燥，在脏为肺，故每年秋季气候变化以燥气变化较大，在人体以肺气变化为著，肺病较多为其特点。取水穴、木穴（虚补、实泻）。

5. 水为五运　相当于每年冬季，由于水在天为寒，在脏为肾，故每年冬季气候比较寒冷，在人体以肾气变化为著，肾病、关节疾病较多为其特点。取木穴、火穴（虚补、实泻）。

二、六气

1. 初之气为厥阴风木　为主气，相当于每年的初春气候变化多风，疾病流行以肝病居多。

2. 二之气为少阴君火　相当于每年暮春初夏，气候逐渐转热，疾病流行以肝病居多。

3. 三之气为少阴君火　相当于每年的夏季，气候炎热，疾病流行以心病、暑病居多。

4. 四之气为少阳相火　相当于每年暑夏初秋，气候变化以湿气为重，疾病流行以脾病居多。

5. 五之气为阳明燥金　相当于每年秋冬之间，气候交化燥气较重，疾病发生以肺病居多。

6. 终之气为太阳寒水　相当于每年的严冬，气候严寒，疾病发生以关节病和感冒居多。

张氏经络收放疗法常用的手法有金收（补法）、木放（泻法）、火收（补法）、水放（泻法）、土生长（平补平泻法）。临床应用中千变万化，每个穴位又隐藏着金、木、水、火、土（直通土、上顶火、下捺水、左捏金、右掐木），旋转手法单数为阳，双数为阴（如1圈、3圈、5圈、7圈、9圈为阳，2圈、4圈、6圈、8圈、10圈为阴），据此要领，便可治病，确保收到良效。但具体运用时，须试病体之虚实、寒热、老少、新旧、强弱和胖瘦等，酌情运用，以达到补泻、温凉之效用。

第三讲

张氏经络收放疗法基本内容

第一章　张氏经络收放疗法的穴位及主治

第一节　张氏经络收放疗法的穴位分布

中医经络腧穴是循经分布，依次排列，并且各有定位，各有独自的名称，并且在人体上大多呈对称分布，其大多是依其所在的经脉及作用和所在的部位等因素而命名的。而张氏经络收放疗法的穴位（以下简称“张氏穴位”），是以传统腧穴和经络为基础，基本上以金、木、水、火、土命名（少数穴位除外），其排列特点为在机体某一特定部位或脏器的某一特定体表投影，按金、木、水、火、土排开，大多是土穴在中间，穴位并非各有其名，在人体上分布，大多不呈对称性，比较容易记忆，也比较容易掌握。

张氏经络收放疗法使用的穴位大多分布在头面部、胸腹部、四肢关节或附近背部等，这与传统经络腧穴分布有显著差异。从数量上看，张氏经络收放疗法的穴位比传统经络腧穴少。但从实际操作过程和理论上的穴位分布，张氏经络收放疗法的穴位不比传统经络腧穴少。在四肢上，张氏经络收放疗法穴位是以金、木、水、火、土而分，并且左右不对称，金穴、木穴、水穴、火穴、土穴分别与各同属的穴位相连，形成 5 条金、木、水、火、土线条。

张氏经络收放疗法的穴位与传统经络腧穴有着密切的联系。张氏经络收放疗法的穴位，大多与传统经络腧穴的“五输穴”“会穴”“合穴”“募穴”“郄穴”等特定穴位的位置比较接近，甚至是重复定位命名。由于现存资料有限，还未找到张氏经络收放疗法穴位分布的内在规律。不过，张氏穴位大多是经气聚会发出之关键性腧穴，对整条经络气血、整个经络系统，甚至对全身气血的调节有着十分重要的作用。张氏定穴采取每组大多设金、木、水、火、土五个穴位，治疗一组穴位时，便能涉及多条经脉的重要腧穴，这样不但可以保证治疗效果，而且简便容易施术，此设置穴位，更便于疾病治疗。

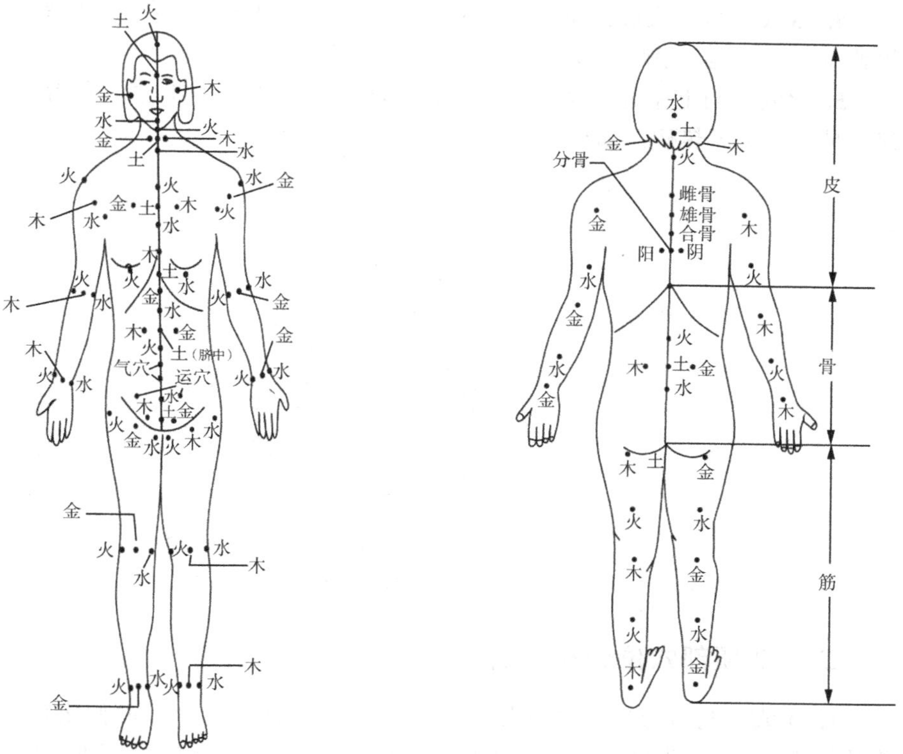

经络收放强坤图　　经络收放强乾图

张氏经络收放疗法穴位简图

第二节　张氏经络收放疗法穴位分布示意图及其主治

目前，现存的张氏经络收放疗法的穴位分布图仅剩部分内容，所以要想对其穴位分布及各穴位的功效有一个全面的认识，还有许多困难。因为：张德文的论述没有资料可查；弟子们的认识和记忆不尽相同；穴位分布的内在规律尚未清楚。但是，为了解决目前困难，为了对张氏经络收放疗法穴位有一个大致认识，便于深入开展研究论证，我们依据与之相近的传统经络腧穴而近似选穴。

一、面部穴位分布及主治

1. 土穴　与印堂近，属奇穴，在两眉头连线的中点。主治头痛头重、鼻衄、鼻渊、小儿惊风、产妇血晕、夜惊、癫狂、痫证、眼病、心慌、胸中烦闷、多汗、高血压等。

2. 金穴　左太阳，属奇穴，在眉梢与目外眦之间向后约 1 寸处凹陷中。主治头痛、目疾、面瘫、面神经痛、卒中不语、胃肠道病。

3. 木穴　右太阳，属奇穴，在眉梢与目外眦之间向后约 1 寸处凹陷中。主治头痛眼痛、神经痛、面瘫、半身不遂、多汗、鼻炎、夜惊、消化系统疾病等。

4. 水穴　与承浆近，属任脉穴位，在颏唇沟的中点。主治口眼㖞斜、面瘫、面肿、龈肿齿痛、流涎、暴喑、癫狂、中风口闭、耳聋等。

5. 火穴　与上星近，属督脉穴位，在前发际正中直上1寸。主治头痛、目痛、鼽衄、鼻炎、头风热病、癫狂等。

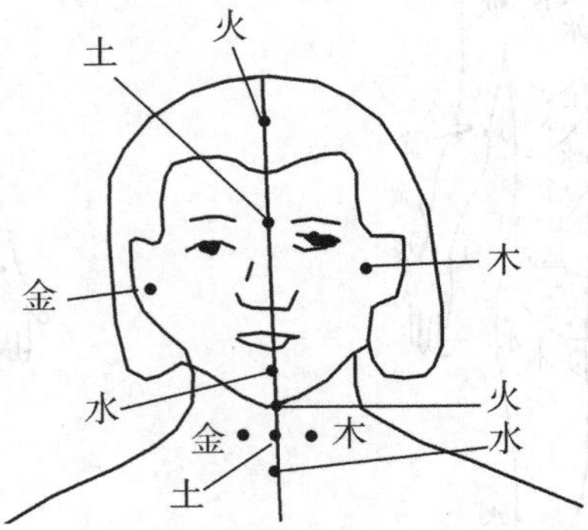

面部穴位分布

二、头顶部穴位分布主治

1. 土穴　与百会近，属督脉穴位。在后发际直上7寸（简便定位法，耳尖直上，头顶正中）。主治头痛、目眩、鼻塞、耳鸣、卒中失语、癫狂、脱肛、阴挺、脱发、头风、手足麻木、腿痛、神经痛、口眼㖞斜、各种癣疮等。

2. 水穴　与前顶穴近，属督脉穴位。在百会穴前1.5寸。主治精神失常、癫痫、中风、记忆力减弱、头晕目眩、鼻出血、鼻渊、高血压等。

3. 火穴　与后顶穴近，属督脉穴位。在百会后1.5寸与强间直上1寸交点处。主治头痛、眩晕、癫狂、半身不遂、风疹等。

4. 金穴　无近似穴位。在百会左3寸。主治头胀、头晕、头痛、精神失常、项肿、咳逆、牙痛齿肿、口噤等。

5. 木穴　无近似穴位。在百会右3寸。主治头紧、头胀、头晕、偏头痛、神经痛、水肿等。

注：关于金穴、木穴二者相近之穴位，尚没有近似穴。但有一点可以肯定，最近似的穴位相当于少阳胆经的腧穴。因为，金穴和木穴是分布于足少阳胆经在头部循行的区域。

三、后脑部穴位分布及主治

1. 土穴　与风府近，属督脉腧穴。是督脉与阳维脉的交会腧穴之一，在后发际正中直上1寸。主治头痛、项强、目眩、鼻衄、咽喉肿痛、卒中不语、半身不遂、癫狂、失眠多梦、头紧头胀、聋哑、中风后遗症等。

2. 火穴　属督脉经腧穴，在风府下1寸、哑门下0.5寸的后发际正中。主治脱发，

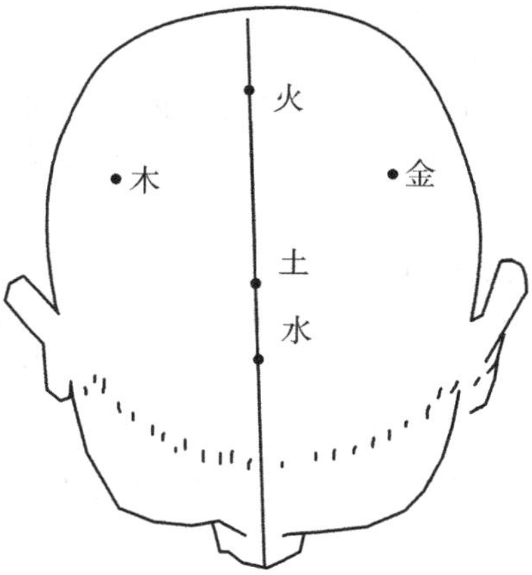

头顶部穴位分布

头昏、头风头晕、目眩、头脑不清、癫痫、暴喑、中风后遗症、舌强不语等。

3. 水穴 与脑户近，属督脉腧穴。在风府直上 0.5 寸。主治癫痫、头晕、颈项强痛、聋哑、高血压、神经衰弱等。

4. 金穴 与右侧风池近，属足少阳胆经腧穴。在右侧胸锁乳突肌与斜方肌之间的凹陷，平风府处。主治头项强痛、目赤痛、鼽衄、耳鸣、癫痫、面神经痉挛、三叉神经痛、偏头痛、后头痛等。

5. 木穴 与左侧风池近，属足少阳胆经腧穴，是足少阳胆经与阳维脉之交会穴之一。在左侧胸锁乳突肌与斜方肌之间凹陷，平风府。主治头项强痛、鼻衄、耳鸣、癫痫、感冒等。

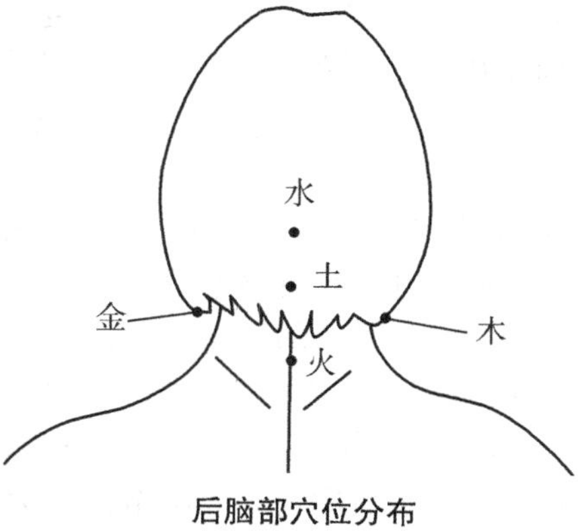

后脑部穴位分布

四、喉部（颈项部）穴位分布及主治

1. 土穴 无近似穴位，属任脉经穴，在喉结处。主治肺气肿、气管炎、喉炎、扁桃体炎、胸膜炎、吞咽困难、吐舌弄语、中风舌强等。

2. 火穴 与廉泉近，属任脉腧穴，是任脉与阴维脉交会穴之一，在喉结上凹陷处，即舌骨体上缘中点处。主治舌下肿痛、咽喉肿痛、哮喘、咯血、百日咳、舌流涎、中风舌强不语、暴喑、咽食困难等。

3. 水穴 与天突近，属任脉腧穴，是任脉与阴维脉交会穴之一，在胸骨上窝正中央。主治头痛、汗不出、偏瘫、心脏病、高血压、气管炎、咳嗽、肺气肿、吐涎、喉痹、噎膈、暴喑、瘿病等。

4. 金穴 与左水突近，属足阳明胃经腧穴，在喉结左旁开 1.5 寸点与此点直下至锁骨上缘点连线的中点部。主治咽喉肿痛、咳嗽、气逆、喘息、口腔溃疡、喉干口渴、扁桃体炎等。

5. 木穴 与右水突近，属足阳明胃经腧穴，在喉结右旁开 1.5 寸点与此点直下至锁骨上缘点连线的中点部。主治咽喉肿痛、咳嗽、气逆、喘息、消渴、舌体炎、头痛等。

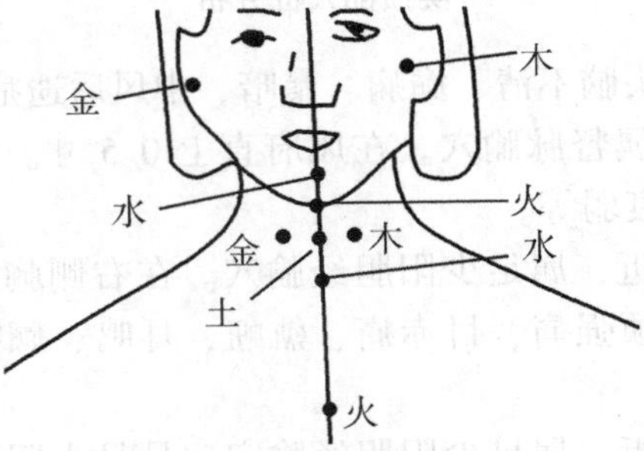

喉部（颈项部）穴位分布

五、胸部穴位分布及主治

1. 土穴 与膻中近，属任脉腧穴，是八会穴之一，气会膻中，又名气海，亦名上丹田，又是心包的募穴。在前正中线，平第 4 肋间隙处，两乳头中间。主治气喘、呼吸短气、喘息不通、心律不齐、噎膈、反胃吐食、消化不良、胸痛、胸胁胀满、乳汁少等。

2. 火穴 与璇玑近，属任脉腧穴，在前正中线，胸骨柄中央。主治胸痛、胸中烦闷、咳嗽、气喘、支气管炎、喉痹咽肿、食管痉挛等。

3. 水穴 与巨阙近，属任脉腧穴，为心的募穴，在脐上 6 寸正中线。主治遍身风痒疼痛、心胸痛、胸胁胀满、食不下咽、反胃吞酸、噎膈、呕吐、癫狂、痛证、心悸等。

4. 金穴 无近似腧穴，不属十二经脉。在膻中穴左旁开 3 寸，即位于乳中和神封中央。主治心痛、忧郁、乳痈、乳痂、乳腺炎、乳腺增生、子宫肌瘤、噎膈等。

5. 木穴 与右侧神封近，属足少阴肾经腧穴。在膻中右旁开 2 寸，即乳中与膻中中点。主治胸满气短、胸胁支满、乳中疼痛、乳痈、乳腺增生、咳逆上气、咳嗽、喘满、心脏病、结石症、呕吐、不欲食等。

六、上腹部穴位分布及主治

1. 土穴 与中脘近，属任脉之腧穴，是胃的募穴，是八会穴之一，腑会中脘，在

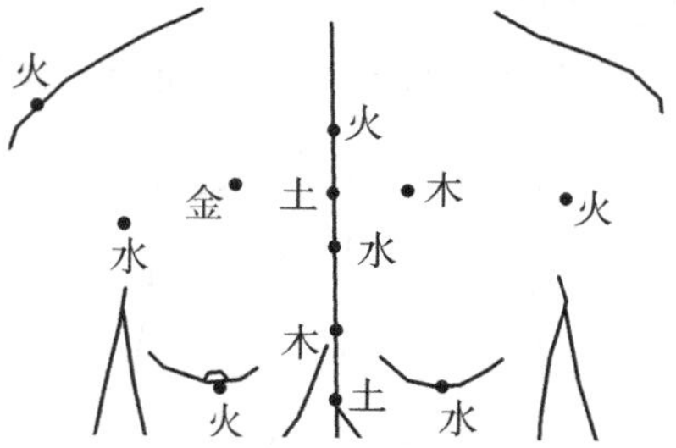

胸部穴位分布

前正中线脐上 4 寸。主治胃痛、腹胀、肠鸣、呕吐、泄泻、痢疾、黄疸、消化不良、萎缩性胃炎、胃痉挛等。

2. 木穴 与中庭近，属任脉腧穴，在胸肋联合的中点。主治胸胁胀满、饮食不佳、呕吐反胃、小儿吐乳、软组织疼痛、肌肉麻痹、萎缩等。

3. 金穴 与下脘或建里近，属任脉腧穴。在脐上 2~3 寸处。主治腹痛肠鸣、食饮不化、呕吐反胃、脾胃虚弱、水肿、食欲不振、软组织疾患、肌肉麻痹等。

4. 火穴 与左侧日月或京门近，属足少阳胆经腧穴，日月是胆的募穴，京门是肾的募穴，在左乳房下第 7 肋间隙。主治呕吐吞酸，胁、肋、腰疼痛，呃逆，黄疸，肋间神经痛，乳腺炎，乳痛，乳汁少等。

5. 水穴 与右侧日月或京门近，属足少阳胆经腧穴，在右乳房下第 7 肋间隙。主治呃逆、淋巴结核、哮喘、甲状腺肿、胸胁肋疼痛、消化不良、黄疸等。

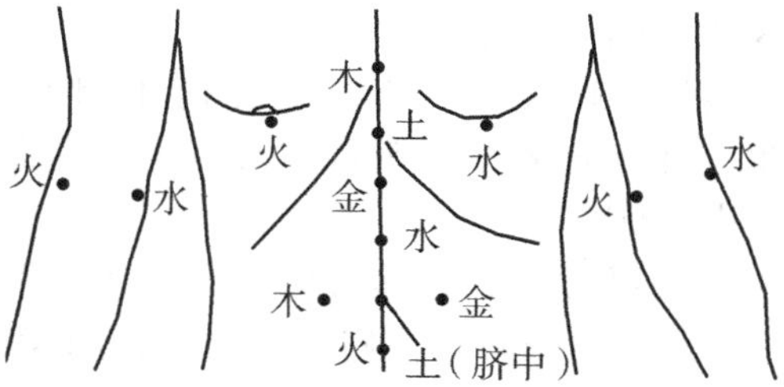

上腹部穴位分布

七、腹部穴位分布及主治

1. 土穴 即脐中神阙，在脐中。主治腹痛肠鸣、水肿腹胀、泻痢脱肛、中风脱证、中暑、霍乱等。

2. 火穴 与气海近，属任脉腧穴，是一个有强壮作用的保健要穴，在脐下 1.5 寸。主治少腹痛、遗尿、遗精、疝气、泻痢、崩漏、月经不调、阴挺、产后恶露不止、不孕、阳痿、子宫肌瘤等。

3. 水穴 与水分近，属任脉腧穴，在脐上 1 寸。主治腹痛肠鸣、水肿、小便不通、反胃吐食、泄泻等。

4. 金穴 与右侧天枢近。属足阳明胃经腧穴，是大肠的募穴，在脐旁右开 2 寸。主治肠鸣腹胀、绕脐痛、便秘、泄泻、呕吐下痢、月经不调、子宫肌瘤等。

5. 木穴 与左侧天枢近，属足阳明胃经腧穴，是大肠的募穴，在脐旁左开 2 寸。主治赤白带下、月经不调、子宫肌瘤、卵巢囊肿、痛经、腹胀肠鸣、便秘、泄泻等。

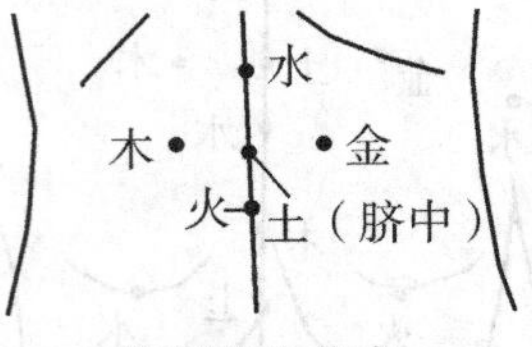

腹部穴位分布

八、小腹部穴位分布及主治

1. 气穴 指关元和石门两穴。关元是小肠的募穴，是有强壮作用的保健要穴；石门是三焦的募穴。关元在脐下 3 寸，石门在脐下 2 寸。主治遗尿、遗精、小便频数、月经不调、不孕、不育、痛经带下、产后恶露不止、经闭、腹痛、水肿、小便不利、阳痿、子宫脱垂、虚劳羸瘦、中风等。

2. 运穴 指左侧府舍、右侧归来两穴。府舍属足太阴脾经腧穴，归来属足阳明胃经腧穴。左侧府舍在曲骨左旁开 3.5 寸的冲门外上方 0.7 寸，前正中线左旁开 4 寸处；归来在中枢右开 2 寸处。主治腹痛疝气、不孕不育、月经不调、带下、阴挺、阴冷肿痛、子宫肌瘤、卵巢囊肿、十二指肠溃疡、肝硬化、胆结石、肾炎、遗精、阳痿等。

3. 土穴 与曲骨近，属任脉腧穴，在耻骨联合上缘的中点处（即脐下 5 寸）。主治软组织疼痛、萎缩症、四肢无力、腰腿膝发软、小便淋漓不通、遗尿、遗精、阳痿、赤白带下、月经不调、不孕、子宫肌瘤等。

4. 火穴 与会阴近，属任脉腧穴。该穴男性在阴囊根部与肛门的中间，女性在大阴唇后联合与肛门的中间。主治尿毒症、胸闷、心脏病、高血压、小便不利、痔疮、遗精、经闭、溺水窒息、带下癥瘕等。

5. 水穴 与中极近，属任脉腧穴，是膀胱的募穴，在脐下 4 寸。主治子宫肌瘤，肾病，胃病，水肿，急、慢性肠炎，阳痿，疝气，尿闭，崩漏，月经不调，带下，阴挺，不孕不育，产后恶露不止等。

6. 金穴 近右气冲，属足阳明胃经腧穴，在脐下 5 寸（曲骨）右旁开 2 寸。主治小儿麻痹、腿凉如冰、肌肉萎缩、坐骨神经痛、腹痛肠鸣、疝气、阴肿、阳痿、月经不调、不孕不育等。

7. 木穴 没有与之临近的穴位，大概在气冲与冲门之间的足厥阴肝经上，即曲骨旁开左 3 寸（旁开 2 寸为气冲，旁开 3.5 寸是冲门）。应属足厥阴肝经。主治水肿腿痛、小儿麻痹症、肌肉麻木、月经不调、不孕等。

在小腹部位，多了气穴和运穴，并且是均指两个穴位，而其深刻的含义有待于探讨。这也是张氏经络收放疗法的特殊性之一。

九、左腕肘部穴位分布及主治

（一）左腕部

1. 木穴 与左侧大陵近，属手厥阴心包经腧穴，在腕横纹中央，掌长肌腱与桡侧

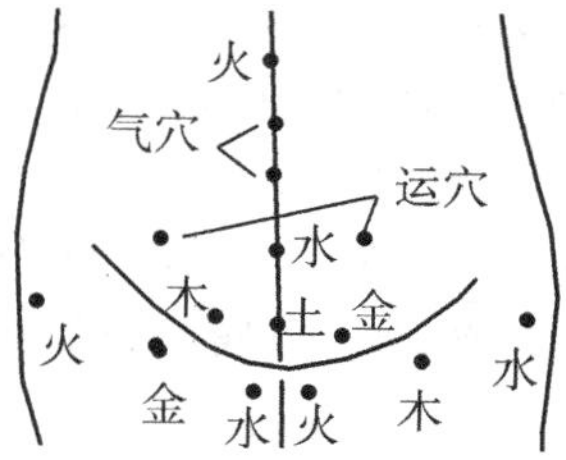

小腹部穴位分布

腕屈肌腱之间。主治腰关节痛、心悸、失眠、头痛、多梦、胸胁痛、胃痛、吐呕、癫狂、痫证等。

2. 火穴 与左侧太渊近，属手太阴肺经腧穴，手太阴经所注为“输”，是肺的原穴，是八会穴之一，脉会太渊。在掌后腕横纹桡侧端，桡动脉桡侧凹陷中。主治百日咳、支气管炎、哮喘、肺结核、软组织疾患、咽喉肿痛、胸痛、腕臂痛等。

3. 水穴 与左侧神门近，属手少阴心经腧穴，手少阴经所注为“输”，是心的原穴。在腕横纹尺侧端，尺侧腕屈肌腱的桡侧凹陷中。主治失眠多梦、心悸怔忡、胸痹心痛、神经衰弱、善忘心烦、狂病、痴呆、胁痛、掌中热等。

4. 金穴 与左侧阳池近，属手少阳三焦经腧穴，手少阳经所过为“原”，与木穴大陵相对，左腕背横纹中，指总伸肌腱尺侧缘凹陷中。主治三焦火热、偏头痛、神经痛、肩臂痛、腕痛、疟疾、消渴、耳聋等。

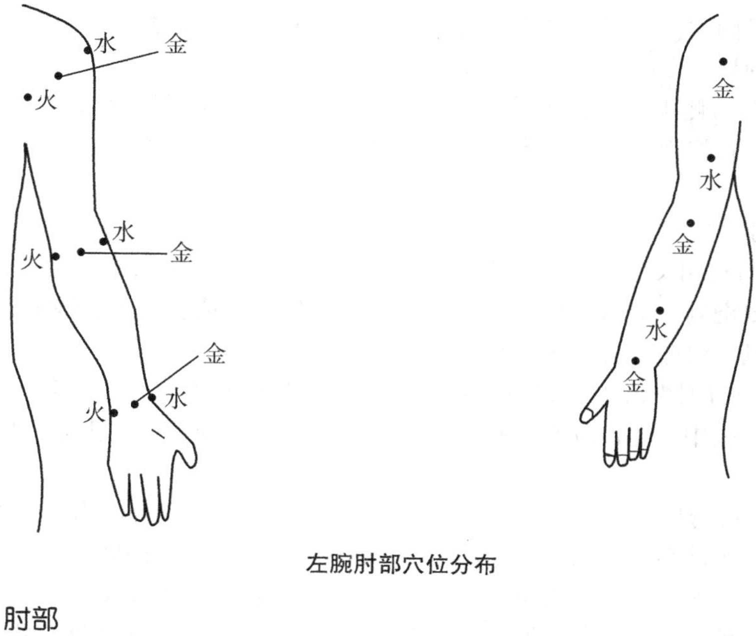

左腕肘部穴位分布

（二）肘部

1. 木穴 与左侧尺泽近，属手太阴肺经腧穴，手太阴经所入为“合”，在肘横纹中，肱二头肌腱桡侧。主治肺炎、支气管炎、肺心病、心脏病、高血压、肘臂肿痛、潮热气喘、咽喉肿痛、胸部胀满、小儿惊风、乳痈等。

2. 火穴 与左侧曲池近，属手阳明大肠经腧穴，手阳明经所入为“合”。屈肘，当肘横纹外端凹陷中。主治风湿性心脏病、心肌炎、肘臂痛、上肢不遂、咽喉肿痛、牙痛、目赤痛、瘰疬、瘾疹、热病、癫狂等。

3. 水穴 与左侧少海近，属手少阴心经腧穴，手少阴经所入为“合”。屈肘，当肘横纹尺侧端凹陷中。主治疥疮、癫狂、心痛、胃脘痛、手臂挛痛、头项痛、胁痛、瘰疬、月经不调等。

4. 金穴 与左侧天井近，属手少阳三焦经腧穴，手少阳经所入为“合”，下合穴委阳，属足太阳膀胱经，为治疗三焦腑证主穴。屈肘，尺骨鹰嘴上 1 寸凹陷中。主治肘疼、扭伤、偏瘫、肌肉萎缩、偏头痛、耳聋、颈项肩臂痛、瘰疬、癫痫等。

十、右腕肘部穴位分布及主治

（一）腕部

1. 金穴 与右侧大陵近，属手厥阴心包经腧穴，手厥阴经所注为“输”，心包的“原”穴。在横纹中央，掌长肌腱与桡侧腕屈肌腱之间。主治偏头痛、巅顶痛、三叉神经痛、眼痛、精神分裂症、心痛、心悸、胃痛、呕吐、癫狂、痫症等。

2. 水穴 与右侧太渊近，属手太阴肺经腧穴，手太阴肺经所注为“输”，肺的“原”穴，八会穴之一，脉会太渊。在掌后腕横纹桡侧端，桡动脉桡侧凹陷中。主治心律不齐、百日咳、肺结核、气管炎、肾炎、肝病、咽喉肿痛、胸痛、腕臂痛等。

3. 火穴 与右侧神门近，属手少阴心经腧穴，手少阴经所注为“输”，心的“原”穴。在腕横纹尺侧端，尺侧腕屈肌腱右侧凹陷中。主治精神分裂症、失眠、多梦、心脏病、痿证、痴呆、失声等。

4. 木穴 与右侧阳池近，属手少阳三焦经腧穴，手少阳经所过为“原”。该穴与金穴大陵相对，右腕背横纹中，指总伸肌腱尺侧缘凹陷中。主治头痛、头晕、关节痛、腰背痛等。

（二）肘部

1. 金穴 与右侧尺泽近，属手太阴肺经腧穴，手太阴经所入为“合”。在肘横纹中，肱二头肌腱桡侧。主治癔症、痴呆、头痛、多梦、遗精、偏瘫、咳嗽、咯血、潮热、气喘、惊风、肘臂挛痛、乳痈等。

2. 火穴 与右侧少海近，属手少阴心经腧穴，手少阴经所入为“合”。屈肘，当肘横纹尺侧端凹陷中。主治软组织损伤、神经衰弱、肋间神经痛、头痛、目眩、项强等。

3. 水穴 与右侧曲池近，属手阳明大肠经腧穴，手阳明经所入为“合”。当肘横纹外端凹陷中。主治心痛善惊、霍乱、身热、烦渴、胸胁疼痛、四肢不举等。

4. 木穴 与右侧天井近，属手少阳三焦经腧穴，手少阳经所入为“合”，下合穴委阳属足太阳膀胱经，为治疗三焦腑证主穴。屈肘，尺骨鹰嘴上 1 寸凹陷中。主治肩、胳膊、肘痛，肌肉萎缩，偏瘫等。

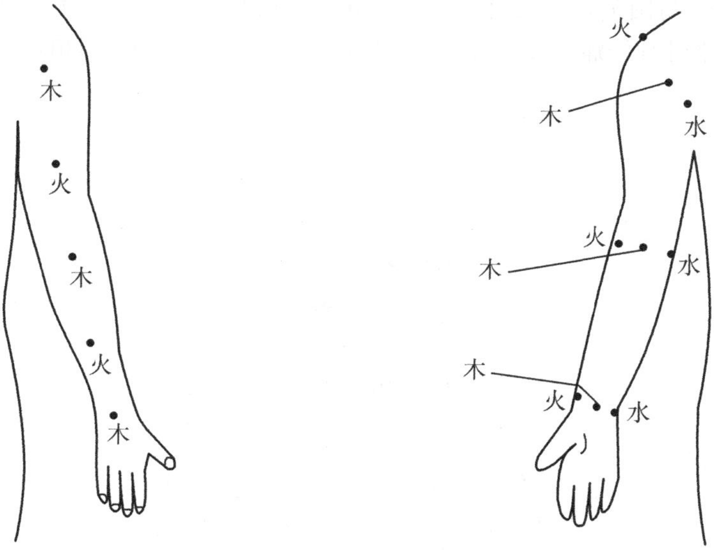

右腕肘部穴位分布

十一、腰背部穴位分布与主治

1. 雌骨　与陶道近，属督脉腧穴，在第 1 胸椎棘突下。主治卒中不语、癫痫、腰背强痛、胸中热等。

2. 雄骨　与身柱近，属督脉腧穴，在第 3 胸椎棘突下。主治骨质增生、腰背强痛、肺炎、气管炎、癫痫、瘰疬、精神病等。

3. 合骨　与神道近，属督脉腧穴，在第 5 胸椎棘突下。主治小儿麻痹、腰腿痛、心脏病、肋间神经痛、健忘、惊悸、咳嗽等。

4. 分骨　与至阳近，属督脉腧穴，在第 7 胸椎棘突下，主治肝炎、肾炎、结石症、胸膜炎、胃病、气喘、心脏病、黄疸、四肢重痛、胆囊炎等。又分阴、阳两穴，分阳者于左开至阳 1 寸，在至阳与膈俞连线上，离膈俞 0.5 寸，膈俞是八会穴之一，血会膈俞。主治先天发育不全，脾胃虚弱。分阴者于右开至阳 1 寸，主治后天发育不全、体质虚弱、气血不和、阴阳不调之诸症。

5. 土穴　与命门近，属督脉腧穴，在第 2 腰椎棘突下。主治腰扭伤、遗尿、遗精、白带、子宫内膜炎、子宫肌瘤、脊柱炎、下肢瘫痪、泄泻、阳痿等。

6. 木穴　与左侧肾俞近，属足太阳膀胱经腧穴，在第 2 腰椎棘下左旁开 1.5 寸。主治水肿、消渴、膝冷、肾绞痛、肾下垂、耳鸣、贫血、软组织损伤、小儿麻痹等。

7. 金穴　与右侧肾俞近，属足太阳膀胱经腧穴，在第 2 腰椎棘突下右旁开 1.5 寸。主治哮喘、遗尿、遗精、阳痿、月经不调、坐骨神经痛、慢性肠炎、肢体麻木等。

8. 火穴　与脊中近，属督脉腧穴，在第 10 胸椎棘突下。主治肝炎、肾炎、腰背痛、腹满、饮食欠佳、黄疸、痔疾、癫痫、舌直、四肢倦怠、脊痛项强、恍惚悲愁、精神分裂症等。

9. 水穴　与阳关近，属督脉腧穴，在第 4 腰椎棘突下。主治腰骶痛、下肢瘫痪、月经不调、坐骨神经痛、慢性肠炎、肢体麻木、水肿、阳痿、遗精等。

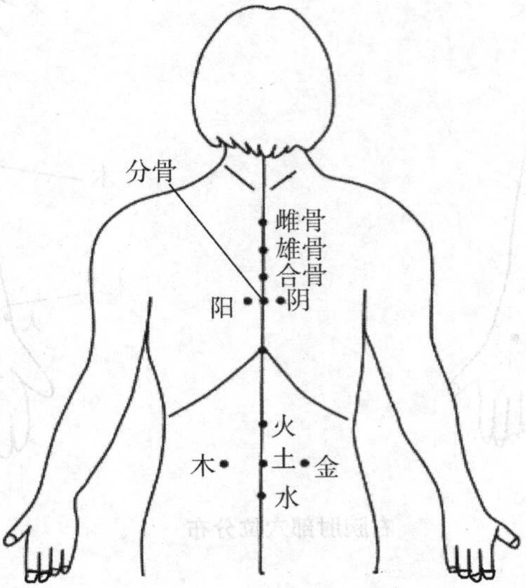

腰背部穴位分布

十二、踝膝部穴位分布与主治

课膝部穴位左、右侧分布及主治表

经穴	所属及定位	左侧穴位及主治		右侧穴位及主治	
		穴位	主治	穴位	主治
解溪	足阳明胃经腧穴 足阳明经所行为“经” 足背踝关节横纹中央 拇长伸肌腱与趾长伸肌腱之间	金穴	头痛、神经痛、肾炎、踝关节扭伤、足外翻	火穴	头痛、腿痛、神经痛、肾炎、肠炎、踝关节扭伤、眩晕、眼疾、口疾、惊悸
照海	足少阴肾经腧穴 八脉交会之一 系阴跷脉与足少阴经交会穴 内踝下缘凹陷中	火穴	子宫脱垂、月经不调、扭伤、眩晕、心惊、心烦、水肿	水穴	子宫脱垂、月经不调、踝关节扭伤、半身不遂、小儿麻痹、咽干、水肿、带下、失眠、心烦热、阴挺、阴痒、小便失常、痢症

续表

经穴	所属及定位	左侧穴位及主治		右侧穴位及主治	
		穴位	主治	穴位	主治
申脉	足太阴膀胱经腧穴 八脉交会之一 系阳跷脉与足太阳交会穴 外踝下缘凹陷中	火穴	风邪病、脑脊髓炎、腰腿痛、足麻痛、小儿麻痹、偏瘫	水穴	头痛、脑脊髓膜炎、腰腿痛、头痛眩晕、心悸怔忡、卒中不语、半身不遂、小儿麻痹、足底痛、小儿惊厥
足跟腱	足后踝中	木穴	软组织损伤、小儿麻痹、肌肉萎缩	金穴	软组织损伤、肌肉萎缩、小儿麻痹
足三里	膝盖下 犊鼻下 3 寸、胫骨前嵴一横指处	金穴	软组织损伤、小儿麻痹、偏瘫、神经痛	木穴	膝关节病、软组织损伤、小儿麻痹、偏瘫、坐骨神经痛
曲泉	足厥阴肝经腧穴 足厥阴经所入为合 屈膝 当膝外侧横纹头上方凹陷中	火穴	软组织损伤、下肢不能屈、阳痿、膝关节痛	水穴	膝关节不能屈、软组织损伤、疝痛、小儿麻痹、遗精、阳痿、膝关节痛、阴挺、小腹痛
曲泉	屈膝 当膝内侧横纹头上凹陷中	水穴	软组织损伤、腿不能屈、阳痿、膝关节痛	火穴	子宫脱垂、阴道炎、肾炎、前列腺炎、下肢痛、软组织损伤
委中	足太阳膀胱经腧穴 足太阳经所入为合 膝高横纹中央	木穴	腹痛、腿痛、眩晕、坐骨神经痛、四肢无力、下肢痿痹、腹痛、吐泻、丹毒	金穴	脉管炎、水肿、偏瘫、腰腿痛、眩晕、腹痛、下肢痿痹、吐泻、丹毒

以上介绍了张氏经络收放疗法特殊穴位的分布及各穴位主治病症。值得说明的是：

（1）张氏经络收放疗法的穴位并非只有这么多，因为根据张德文的有关理论可知，每条经脉可分金、木、水、火、土，每个部位可分金、木、水、火、土，每个器官又可分金、木、水、火、土，这样一直分下去，张氏经络收放疗法的穴位数量很多。但是，只要掌握了张氏经络收放疗法穴位分布的大致情况，就给临床研究奠定了基础，也会有益于理论研究。

（2）通过穴位的定位，不可过于拘泥传统腧穴，特别是在治疗中不可一味地强调穴位的点，关键是面、部位，这也可能是张氏经络收放疗法穴位分布定位不以各个穴位命名的一个原因，这给治疗带来方便，也给初学者带来了方便。

（3）有些穴位的定位分布，因找不到相应的腧穴与之对应，有的张德文也没有说

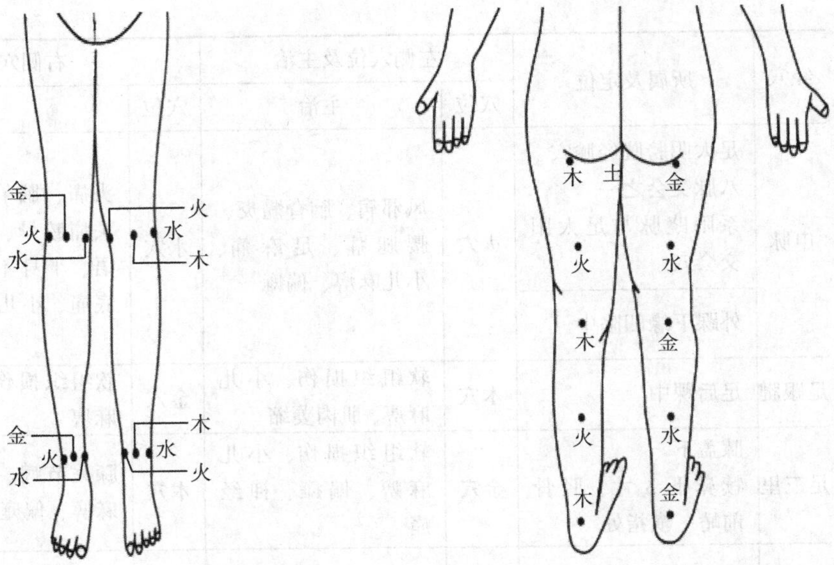

踝膝部穴位分部

明定位，对于此问题采取以下方法：要么保留原旨，以备研究参考；要么彻底删去；要么进行适度修正。

第二章　张氏经络收放疗法遵循的治疗原则

第一节　张氏经络收放疗法治疗八法

治法是指治疗法则，是具体治疗方法的集中体现，张氏经络收放疗法和针灸、按摩、点穴一样，有不同的治法。张氏经络收放疗法所遵循的治法，原则上同针灸的治法一样。然而，在其手法的本身上又有不同的收放和补泻的差别，主要有以下治疗八法：

一、汗法

汗法是针对外邪侵犯人体，邪尚停留在皮毛腠理及经络，出现经络不通、肺气壅遏诸症而设。汗法是一种向外（包括向体外）发泄邪气的方法。《素问·阴阳应象大论》有“其在皮者，汗而发之”，是汗法的理论基础。汗法的目的是祛在表之邪，切忌大汗。

汗法时选主穴的特点：一是多在阳经上选穴。阳经主表，阳经上的穴位多有通阳行气的作用。督脉上选穴，可壮达阳气，加强解表之功。二是多在头顶部选穴。风从上受，寒从背上，多选头顶部穴，以发挥散寒祛风之作用。如太阳风寒选天柱，少阳风寒选风池，督脉上选风府、大椎、陶道等穴位。三是肺经选穴。肺经主表，表证多与肺卫关系密切。如以经络症状为主、肺系症状为辅，可选用鱼际；若以肺系症状为主，多选列缺。

汗法选穴配伍特点：一是三阳经穴多与督脉穴配伍，如风池配风府。二是选肺经穴多与手厥阴经配伍，如鱼际配通里。三是阳经远端配伍。曲池、合谷、足三里等穴的配伍应用，就是充分发挥阳明经泄邪力强的作用。

使用汗法时，还要注意配用以下三法：其一是热饮法。在护理方面配合饮食热汤、热粥，覆盖被褥，以加强发汗促正气抗邪之力。其二是热熨法。常熨病变部位可助阳祛邪。其三是选择最佳的治疗时间，提高治疗效果。子午流注对此有较为详细的论述。

二、通法

通法适用于风寒湿邪侵犯人体，逐渐引起机体内部的病理改变，出现气血阻滞、经络闭塞、病理产物停留等病症。病在经络，主要是在皮肉、筋、脉、骨，若病程较长，亦可引起内脏气血不通而形成内脏病变。通法除了祛邪外出之外，重在调理气血经络，使之恢复正常生理状态。

通法选穴的主要特点：脾一是多选用井穴。井穴通达气机，开窍之力较强，如足太阳膀胱经井穴至阴，足太阴脾经井穴隐白，足厥阴肝经井穴大敦等。二是大多选用俞募穴，俞募穴与脏腑气机密切相关，如腰痛选肾俞，痞痛选章门。三是局部选穴，如鼻病选迎香，膝痛选梁丘。

通法配伍选穴特点：一是同类配伍，如隐白配大敦，是两井穴配；膈俞、脾俞、肾俞合用，是三俞穴配伍，其目的是加强气机通达之力，多用于急危重症。二是局部与远端穴配，治腰痛选肾俞与委中、昆仑，使气血畅通。

通法所治病症，一般来说病程较长，治疗时间相对也较长。治疗期间要注意：一是配合合理的功能锻炼。二是在治疗时配合治疗手法的锻炼等，以帮助流畅气血。

三、消法

消法适用于气、血、痰、食、湿停滞体内，且形成有形的病理产物的一类病症，如痞满、水肿、癥瘕、瘿瘤、饮食停滞、肠道阻隔、脚气湿肿等。这类病症成病时间较长，正气相对较虚，邪气搏结不散，处于泻之不去，补之不可之局面。只有取消法，运用消滞散结的力量，才能达到祛邪不伤正的目的。

消法的特点主要有：一是多在阳明经或太阴经上选穴，如足三里、大都、太白。二是选脾胃的俞募穴，如中脘、章门。三是在病变的局部选穴，如乳痈选膻中、俞府等。消法是一种缓攻法，以祛邪为主，祛邪不以消散为主，注意配合穴位和手法的应用。

四、合法

合法指阴阳相合，多在机体阴阳不相移、虚实不相倾的时候选用。其含义有二：其一是指“合形与气”。形指形体，气指气机；形体貌似壮实而气虚，形体虚弱而气盛，均属形气不合。其二是指调阴与阳，包括机体的各种阴阳变化，主要是病理变化。如心肾不交、阴阳离交、阴阳格拒等。

合法选穴特点：一是在阴阳经或阴阳脏腑或阴阳部位同时选穴，以达调整阴阳使之相合之目的，如选足三里与三阴交相配，主治中暑神昏；心俞配肾俞，治心肾不交；命门配神阙，治肾火不足。二是在身体的阴阳对称部位选穴，如照海配申脉、阳陵泉配阴陵泉、人中配中冲、百会配间使等。

五、温法

温法多用于寒湿阳滞、阳气虚弱之症，选穴多选壮气补火穴位，如气海、关元、命门等；可与灸法配合使用。主要用于治疗虚寒证，一方面有温养、温补作用，另一方面也有温通、温散之功效。

六、清法

清法多用于火热之邪为患机体之时，主要治疗实热证，也可治疗虚热证。其主要作用与调理、布散气机有关。清法选穴特点，以选通达气体的穴位较多，如曲池、气冲、合谷，以及十宣、列缺、中府等。需直接泻火时，则配伍属火或属土的穴位，如鱼际、劳宫、太冲等，或选火气集聚的局部穴位，如百会、太阳、上星等，火聚停肺腑选俞募穴。使用清法时，多种手法如透天凉、雀啄灸等可联合使用。若火热之邪来势凶猛、变化急剧，应注意配合泻络放血法的应用，以及其他方面的应用，一些特效穴的应用。

七、补法

补法是适用于气、血、津、液、脏、腑、阴、阳等各种不同程度的虚弱甚至衰竭时的一种治法。补法包括提升阳气、回纳阳气、振奋阳气、调动阳气、养护阳气、养护阴气、化生阴血、行气活血、和调五脏、洒陈六腑、强壮筋骨、补益骨髓等。补法所选用的穴位大多以补为主要功能，如百会、膻中、气海、足三里、三阴交、血海等。使用补法时，要注意灸法的配合使用。

八、泻法

泻法适用于气机壅遏阻滞而变生的各种疾病，如气停湿阻、气郁化火、寒凝气滞、气逆而厥及脏腑气机壅滞，诸如肺满气短、脾阻生痰、肝郁气滞、心火亢旺、相火妄动等。泻法选穴大多选有通、开、散、降等作用的穴位，如十二井、金津、玉液、长强、涌泉、期门等。使用泻法时，常配合拔火罐法、刮痧法等。

张氏经络收放疗法，在收法和放法的基础上，适宜选穴和配合其他疗法，达到治疗的目的，而在临床上的应用则应谨守病机，辨证选穴，灵活施法，从而达到治疗效果。

第二节 张氏经络选穴六法

张氏经络收放疗法的选穴法，谨守传统的六大选穴法，而在每个主要穴位周围又分诸多对主穴。有相辅相成诊治关系的金、木、水、火、土穴，并施以不同手法，调整阴阳气血，达到治疗的目的。下面只介绍一些传统的选穴法，至于张氏经络收放疗法独特的金、木、水、火、土选穴法，在基本手法中有论述。

一、引法

引法是在前后部（或阴阳经）引导气机时使用的选穴法。通常所讲的阳病治阴、阴病治阳、从阳引阴、从阴引阳，就属于这种选穴法。五脏六腑的气机通于背形成背俞穴，通于腹形成俞募穴，五脏病多选俞穴，六腑病多选募穴，有利于恢复五脏正气和六腑正气。

局部选穴和循经选穴是经络穴位治病的一种机制，不一定属于引法。引法用来调整脏与腑，气与血的阴阳平衡，如肝病选胆经穴，脾病选胃经穴，均属引法范围。

二、上法

上法是为了提升阳气所用的一种方法，凡是因升气无力而造成的降气不利的病均可采用此法，以升促降，以上为阳下为阴、阴气升提上行化为阳气。所选穴位一般偏于上部，尤其多在头部，头顶部的穴位都有不同程度的升发作用。

三、下法

下法是为引导气机下降而使用的选穴法。在阳气上升太过且升而不降之时，或降气无力而导致升气不利之时，均可选用此法以降促升。多在下部选取穴位，有时也可选用手指末端的穴位。因肝主升，肺主降，故下法常在肝经上选穴泻肝火，使升不太过，在肺经上选穴以肃肺气，使降气有力。

四、巨法

巨法即巨刺法。以左病取右，右病取左，在经脉上选取穴位为特点。巨法所适用病症的原因大多是邪客于经，左盛则右病，右盛则左病。选穴时，一般可在病变部位的平衡对侧选穴位，还可在病变部位的不平衡对侧选取穴位。

五、缪法

缪法即缪刺法。左病取右，右病取左，以经脉选取穴位为特点。缪法所适用病症，大多是邪客于皮毛，入舍于孙络，留而不去，闭塞不通；不得入手法，流溢于大络，而生奇病也。夫邪客于大络者，左注右，右注左，故见左病而取右侧络脉穴治之，见右病而取左侧络脉治之，达到泻邪以安正的目的。

六、开法

开法是为了开通阻痹而使用的选穴法，多在急症上临时对症选穴，常用的穴位有百会、人中、支沟、间使、长强、八邪、八风、十二井穴、十宣、十六郄穴等。

选穴法是针对病情选用穴位的一种法则，是中医辨证论治的方法之一。治法是选穴的指导思想，选穴法的实用价值却高于治法，选穴法又受治法的指导和约束。

第三节　张氏经络治疗穴位配伍六法

张氏经络收放疗法在施术治疗中总是运用不同部位的穴位，相互配伍治疗，其配伍穴位的方法除遵循传统的配穴六大方法外，还有其独到的方法（此在基本施术中有论），在此先简单介绍一下常用传统的配穴方法。

配穴方法是指将两个或两个以上穴位按一定的规律、一定的要求（目的）进行配伍组合的最基本方法。配伍时可根据穴位所属经脉、所处位置、所具有的功用和特长，将穴位有效地组合起来，以形成处方的主体。常用的配穴方法有以下六种。

一、前后配穴法

前后配穴法是指选用位于前后部位的腧穴进行配伍，前后即指胸腹和背腰部位，前为阳，后为阴，躯干部为脏腑所主。前后配穴法有以下特点：一是以治疗脏腑病变为主。二是以调整阴阳气机为主。

二、上下配穴法

上下配穴法指取上部和取下部穴位进行配伍的方法，对气机的升降调和能起到较大作用。上下配穴法也不仅限于八脉交会穴，其他穴位亦可采用，如肝风头昏痛，上取风池，下取太冲；牙痛可上取颊车，下取合谷；胃病上可取内关，下取足三里等。

三、左右配穴法

左右配穴法指取左侧的穴位与右侧的穴位进行配伍的方法。左右阴阳的调节与平衡，对全身气血的运行，气机的升降都有着较大的影响，左右配穴的作用就是为了使左右阴阳达到相对平衡。双侧取同名穴，也应归属于左右配穴法。

四、远近配穴法

远近配穴法中“近”指距离病位较近的穴位；“远”指距离病位较远的穴位。二者以经络相联系，因为经络运行气血，经络通畅则病情向愈，而且经络运行气血有趋势性。能主动向病变部位输送气血，故应用本法配穴，能更有目的地对病变部位进行治疗。一般地说，四肢和头部的病变，选近部穴为主穴，远部穴为配穴。胸腹部（尤其是内脏）病变，以选远部穴为主穴，近部穴为配穴。

五、表里配穴法

表里配穴法中“表”指阳经，“里”指阴经，本法指在阴、阳经上（以表里经为主）选穴进行配伍。这种配伍能调整阴阳经经气，进而对脏腑阴阳气机进行调整，原络配穴法即属此法。肺经病选手太阴原穴太渊为主穴，选手阳明络穴偏历为配穴；大肠经病选手阳明原穴合谷为主穴，手太阴络穴列缺为配穴。

六、内外配穴法

本配穴法是以调整内外阴阳为主的方法。“内”指内侧穴位；“外”指外侧穴位。若阳经病则选用外侧穴位为主穴，以内侧穴位为配穴。反之，阴经病选用内侧穴位为主穴，以外侧为配穴。

第四节　张氏经络收放疗法取穴特点

张氏经络收放疗法的治疗除了其独特的手法外，与其独特的取穴也是密不可分的。其独特取穴的特点从以下几个方面进行介绍。

一、以传统经络学说为依据，尊古而不泥古

张氏经络收放疗法的取穴，首先是在继承了传统经络学说的理论精华基础上，根据治疗需要进行辨证论治。在理法方药上遵循了经络疗法的一般原则和大法，然后进行选穴施术。在选穴时，对于一般的疾病，运用常规治疗方案；对于疑难杂症，采取多方位的选穴治疗。体现了张氏经络收放疗法取穴的“尊古而不泥古”的特点。

二、删繁就简，取其精华善于抓主要矛盾

解决任何一件事，如果不善于抓主要矛盾要想办好，都是十分困难的。人体经络腧穴数百计，而张氏经络收放疗法在治疗取穴时，可以说它撇开了这些复杂的经络腧穴，重点在对人体有重要意义的特定穴，如五输穴、原穴、络穴、俞穴、募穴、八脉交会穴，八会穴、郄穴、下合穴等这些在生理病理上起着关键意义的腧穴上做文章，甚至也撇开了十分难记的腧穴名字，同时也撇开了具体一个腧穴的具体定位，大多以金、木、水、火、土以统之。抓住了主要矛盾，取其精华，删繁就简，为手法的进一步治疗打下了良好基础。

三、紧密结合传统经络，时时不忘张氏创新

张氏经络收放疗法的取穴治疗，紧密地结合传统经络的理法方药理论。但是时刻不忘张德文独特的取穴方法，时刻不忘张氏经络收放疗法的“十二经络立世全“的核心理论。张德文及其弟子们取穴，或循子午流注，或依阴阳八卦，或守阴阳五行，取穴日日有异，手法天天有变，或大异或小异，此乃何也？其根本原因是张德文的弟子们谨守“十二经络立世全”之核心理论，时刻把握天、地、人之变，经络腧穴之开阖关闭，以及疾病正邪双方斗争的进退，选取不同穴位，施以不同收法、放法，达到治疗疾病的目的。张氏经络收放疗法所治疾病，甚至是治疗各种疑难杂症，每每获得良效，除了选穴准确，手法奇特外，与他能时刻谨记其疗法的理论，时时把握疾病的发展情况而治疗是分不开的。

四、遵循传统取穴原理，联系协调综合取穴

从张氏经络收放疗法的穴位分布分析中可以清楚地看到，穴位的随机成组，每组在四五个独立的穴位点。并且分散开来，而每组的穴位，至少涉及两条传统经络，甚至还多。每组穴位至少涉及有4~5个点组成的一个体表的“面”，甚至是“体”。这样选穴，一旦治疗一组穴位，可等于治疗一个“面”或一个“体”。或调整了几个穴位，

或几条经络，其综合协调的治疗意义远非单纯传统经络选穴治疗意义可比，从而在另一个侧面，为张氏经络收放疗法进一步提高治疗各种疑难杂症的显著疗效提供了保证。

五、取穴重视整体与局部关系，注重全身各部位和器官关系

谨守整体观念。张氏经络收放疗法取穴，首先谨察机体阴阳，在大范围内取穴，选金、木、水、火、土穴。其次详察局部的阴阳偏衰偏盛情况，再选局部的金、木、水、火、土穴位，这样在调整局部阴阳时，适度地调整整体阴阳的动态平衡，以适应天、地、人三大循环的系统动态的稳态，与其“十二经络立世全”立论紧紧相扣。另外，张德文除了常规选穴外，还总要对某些特殊的手指或其他部位、器官、组织施以不同的手法。这本身都是张氏经络收放疗法独特之处。所以说，张氏经络收放疗法在取穴方面十分重视整体观念。

第三章　张氏经络收放疗法手法与保健方法

张氏经络收放疗法的基本手法是治疗的关键。没有正确的治疗手法，那么不管辨证选穴多么正确，都将达不到应有的治疗效果。因此，对张氏经络收放疗法的基本手法和临床疑难病症的治疗手法的研究整理，一直是十分重要的研究课题。

张德文在创立张氏经络收放疗法的时候，不但摸索出一整套系统的治疗手法，而且还进行了大量的遥控治疗（或叫信息治疗）。但由于著作没能留下来，这便给弟子们、后学者带来了无限的遗憾和许多困难，给研究整理工作带来了诸多不便。仅凭弟子们片段记忆和临床操作情况进行整理，这无疑是十分困难的。但是，社会在发展，医学在进步，张氏经络收放疗法要提高、要推广、要普及，必须迎着困难，战胜困难去努力研究整理。经过诸多弟子们和传人的努力，现把整理的基本手法做一大致介绍。

值得说明的是，下文中有些术语和手法目前还没有明确，便保留了原文旨意，请读者注意区别。

第一节　张氏经络收放疗法的基本治疗手法

一、收放疗法

张氏经络收放疗法的最基本手法是收放，张氏以收放之法，统领千变万化的手法。每组穴位为 5 个，然而如何作用、如何施术才是收与放呢？而在一般意义上来讲又如何理解收与放呢？谈到这，有不少人就会想到一般针灸意义的补与泻，既然有补有泻有没有平补平泻呢？回答是肯定的。

简单地讲，“收”就是“补”，“放”就是“泻”，而“土生长”所要求的就是“平补平泻”。收是扶正，泻是祛邪。扶正，鼓舞正气，才能祛邪；祛邪，邪气消退，才能鼓舞正气，二者对立统一，而收、放二者的统一对立，才能达到气血调和，经络通畅，阴平阳秘的最佳状态。收放是张氏经络收放疗法的最基本手法。

临床上是如何实施收放手法呢？一般来讲，对于穴位施术，上顶为收，下捺为放；顺时针旋转为收，逆时针旋转为放；轻按为放，重按为收。自然，“土生长”顺时针旋转 3 圈、逆时针旋转 3 圈为平补平泻，介于收放中间状态，这并不难理解。张氏经络收放疗法一般穴位分为金、木、水、火、土五类，而对于这五类穴位收放，一般情况下遵循金收、木放、火收、水放、土生长的原则，进行辨证治疗。达到补虚泻实平衡阴阳的目的，促使疾病康复。

张氏收放疗法的穴位分布大多是5个穴位为一组，而在这一组穴位中，常用的收放手法有五种旋转手法。

（1）拇指自土穴向木穴移动，然后顺时针旋转1圈为收“补”，逆时针旋转1圈为放“泻”。

（2）拇指自土穴移至金穴，顺时针旋转1圈为收，逆时针旋转1圈为放。

（3）拇指自土穴移至火穴，顺时针旋转1圈为收，逆时针旋转1圈为放。

（4）拇指自土穴移至水穴，顺时针旋转1圈为收，逆时针旋转1圈为放。

（5）拇指在土穴部位，顺时针旋转3圈，逆时针旋转3圈，为“平补平泻”。

注：立春—谷雨，用第一种手法；立夏—大暑，用第二种手法；立秋—霜降，用第三种手法；立冬—大寒，用第四种手法。

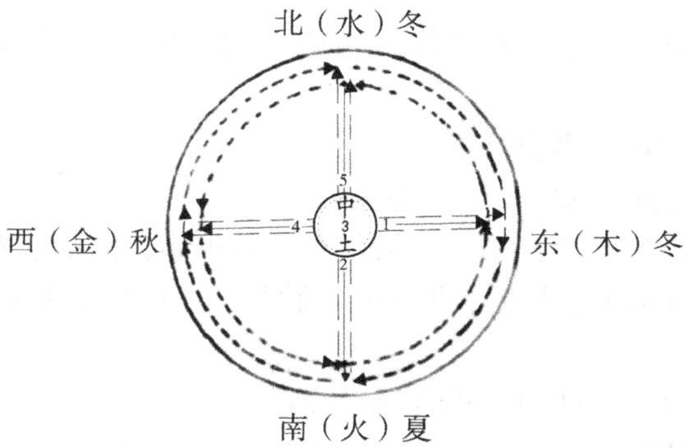

手放手法示意图

二、收放骨血、筋血、皮血

张氏经络收放疗法认为，自然有天、地、人，天有日、月、星，人有骨、筋、皮，地有水、火、土。万物以人精气为要，人是精血为本，只要调整人体骨、筋、皮之精血达到阴阳平衡，机体则可安康长寿。

张德文认为，收骨血，能使左、右、上、下血液交换；放骨血，能使全身血液上升；收筋血，能使左、右、上、下血液交换；放筋血，能使全身肌肉发育；收皮血，能使全身血液调配；放皮血，能使全身血液运转。这一段话是张德文的原话，当然，也可能有误传，这段话是论述收放骨、筋、皮血的功效的，理解十分困难，并且大家的理解很不一致，在此也不做阐释，以给理解充分的考虑空间。不过，有一点不能忘记，此处所指的血液的概念内涵绝非单指看得见、摸得着的血管中流动的血液。

（一）收放骨血

1. 手法　收放骨血手法为在男性特定的穴位，重按3次，为收骨血，轻按4次，为放骨血，女性反之。

2. 常用的部位（穴位）及其主治

（1）耳后高骨（双）：主治头痛、头晕、偏头痛、神经痛、心脏病，高血压、耳眼疾等疑难杂症。

（2）手腕高骨（双）：主治腕关节痛、手指麻木、软组织疾病等。

（3）肘关节高骨（双）：主治软组织疾病、中风后遗症、半身不遂、小儿麻痹等。

（4）足踝高骨（双）：主治小儿麻痹、肌肉萎缩、坐骨神经痛等。

（5）胸口剑突软骨：主治小儿麻痹症、心脏病、软骨病、肝炎、肾炎等。

（6）大椎：主治发热、软骨病、腰腿肩痛等。

（7）长强：主治痔疾、头痛、痿证、手足肢肌麻痹不用、阳痿、女子月事不调、不孕、不育等。

（8）曲骨：主治小儿麻痹、下肢痿软、带下病、遗精、阳痿等。

（9）会阴骨：主治中风后遗症、半身不遂、脑缺氧、胸闷，以及男、女内外生殖器官疾病等。

（二）收放筋血

1. 手法　收放筋血的手法为在男性特定的部位（穴位）重按2次，为收；轻按4次，为放；女性反之。

2. 常用的部位（穴位）及其主治

（1）耳后高骨下大筋（双）：主治心脏病。

（2）手腕关节大陵附近的大筋：主治贫血、心脏病、癔症、肾炎、肌肉萎缩等。

（3）足后跟大筋（双）：主治小儿麻痹、软骨病、痿证、足后跟痛等。

（三）收放皮血

1. 手法　收放皮血的手法对于男性重拿皮肉为收；轻拿皮肉为放；女性反之。

2. 常用的部位（穴位）及主治　收放皮血遵循左右上下的原则，对特殊穴位加以施术，如大陵、尺泽、委中、神阙及发际诸穴等，主治气血不活、经络不通之疼痛、半身不遂、肢体麻木、软骨病、软组织疾病、肌肉萎缩、小儿麻痹、脾胃不适、椎间盘突出等。

三、收放五脏之血

张氏经络收放疗法认为，道有五行，人有五脏，精血乃五脏所主，穴道有金、木、水、火、土之分，故收放五脏精血，使气血和，而五行调，阴阳平衡，机体乃安康。五行有生克之化，五脏有功能联系，化生某脏精血势必影响旁脏之精血。

（一）收放心血

1. 手法　重握手或足第3趾，为收；放开或轻握手或足第3趾，为放。

2. 常用的部位（穴位）及其主治　中指、第3趾。主治疑难杂症，如肌瘤、胆（肾）结石、肝炎、头痛等。

（二）收放肝血

1. 手法　重握为收；放开或轻握为放。

2. 常用的部位（穴位）及其主治　示指、第2趾。主治脾胃不和、肝炎、肺心病等。

（三）收放脾血

1. 手法 重握 1 分钟为收，放开或轻握为放。

2. 常用的部位（穴位）及其主治 拇指、跗趾。主治筋骨不舒、软组织疾患、肝胃不和、脾胃虚弱、肝硬化肝炎等。

（四）收放肺血

1. 手法 重握 1 分钟为收，放开或轻握为放。

2. 常用的部位（穴位）及其主治 环指、第 4 趾。主治心悸、怔忡、脾大、心脏病等。

（五）收放肾血

1. 手法 重握 1 分钟为收，放开或轻握为放；重捏承浆为收，反之为放。

2. 常用的部位（穴位）及其主治 小指、第 5 趾、承浆。主治肾炎、腹胀、肠胃功能欠佳、脾胃功能虚弱等。

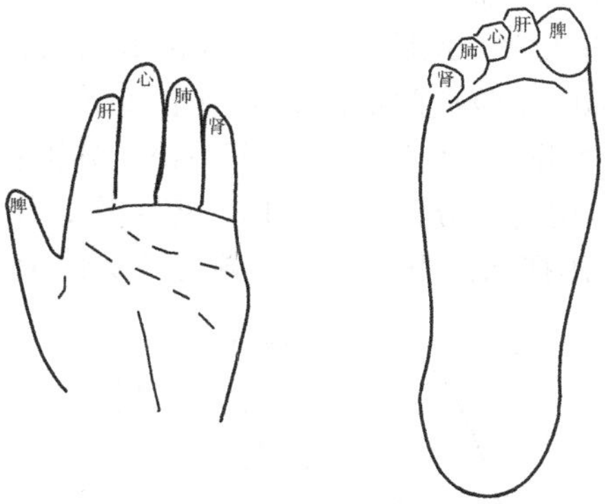

收放五脏之血示意图

张氏经络收放疗法的基本手法大致如此，而在具体治疗时，则是千变万化，应细心揣摩，体会学习实践，才能够做到熟练掌握，应用自如，疗效如神。

四、张氏经络收放疗法二十四术

张氏经络收放疗法在临床研究中得到了广泛应用，并且积累了大量的经验，下面主要介绍几种疑难病症的施术手法。

（一）小儿麻痹收放施术法

（1）舒整筋骨，活动受术者各个关节。

（2）施术者右拇指紧顶受术者金穴（中庭）心口，顺时针旋转 3 圈、逆时针旋转 3 圈。

（3）按受术者土穴（中脘）下压 7 次。

（4）深按受术者水穴（水分）7 次。

（5）下顶受术者木穴（曲骨）3 次。

（6）调金穴（左气冲）、木穴（右气冲），各按 2 次。

（7）调背后木穴（至阳）、金穴（腰部）、土穴（中枢），上 5（顶）次、下 6

（顶）次。

（8）按受术者金穴（秩边）5 次，两侧同时。

（9）受术者屈双腿至臀部，然后伸直腿。

（10）将受术者膝盖向下推 7 次，使患腿发热。

（11）捏金穴（申脉）、木穴（照海）；同时反复弯曲拉直受术者患腿，并下按膝盖。

此法对偏瘫、脑瘫、帕金森病、痹症等有疗效。

（二）明目增视术

（1）施术者整理受术者头面骨血、筋血、皮血。

（2）用五种旋转手法，推点受术者太阳穴活血。

（3）取肾水上行调目，取少阴穴补气，使肾血上移。

（4）眼血下移，通畅眼血经络，眼周围五大穴位（金、木、水、火、土），用收血，放血之手法，调理眼部至充血。

（5）清脑血，以巅顶五大穴、颈后五大穴及面部五大穴，采用收血、放血之手法。

用此法治疗老年白内障时，收放眼血的参考施术如下：“木 2”按 4 次，用时 3 分钟；“木 1”按 5 次，用时 3 分钟；“土 6”，上下齐捺 3 分钟；“火 5”，捺 3 次，用时 3 分钟；“土 1”，重捺 7 次，用时 3 分钟；“金 4”，捺 4 次，用时 3 分钟；“水 3”，（承浆）上下透捏。（“金 6”用拇指向下捺，然后顺时针旋转 45°晃 3 次抬手 3 分钟）。

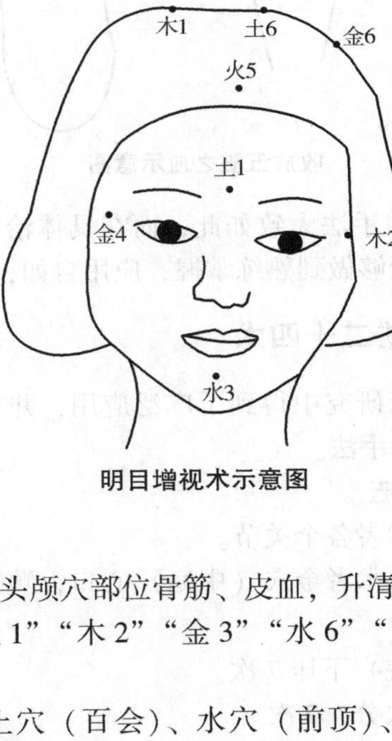

明目增视术示意图

（三）清脑术

（1）施术者调整受术者头颅穴部位骨筋、皮血，升清降浊。

（2）在受术者面部“土 1”“木 2”“金 3”“水 6”“火 5”按五种旋转方法收放面部血。

（3）在受术者巅顶的土穴（百会）、水穴（前顶）、火穴（后顶）、金穴（左百会）、木穴（右百会）收血放血。

（4）在受术者后脑的土穴（风府）、火穴（左风池）、水穴（脑户）、金穴（右风池）、木穴（左风池）收血放血。

（5）收放五脏血。

注：该手法要适当重些。本术主治头痛、眩晕、失眠、健忘等。

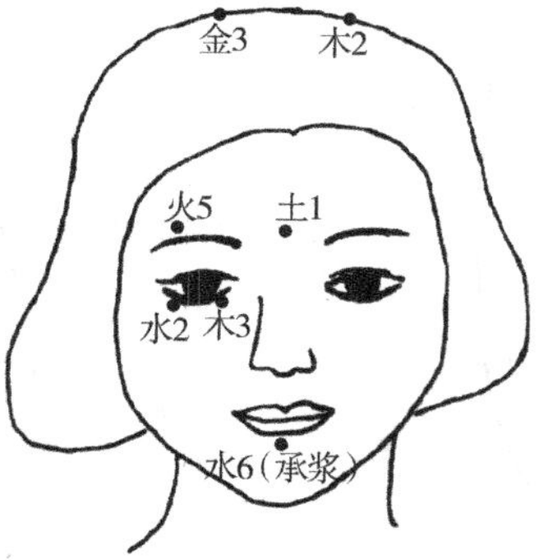

清脑术示意图

（四）强督术

（1）受术者坐位，施术者左手握点受术者手中指，右手点按木穴（右大陵），1分钟（屈指为主收）。

（2）重点受术者土穴（百会）5次；轻点土穴（大椎）7次，1分钟，后下推至土穴（命门）、土穴（长强）7遍。

（3）点雌骨（大约在陶道）、雄骨（大约在身柱）、特定穴（上合骨）、木穴（分骨—至阳）各1分钟。

（4）捏掐火穴（左膈俞）、水穴（右膈俞）、点按土穴（命门）。

（5）左手点受术者土穴（大椎）、右手中指同时点特定穴（下合骨）、土穴（长强）。

（6）后取土穴（神阙）1分钟。

注：本治疗用时15~30分钟。

本术临床应用广泛，针对背部虚实寒热证，均可见效，主治适于颈椎病、胸椎病、腰痛、尿频、腹泻，以及闭经、痛经、白带过多、哮喘等疾病。

（五）强坤术

（1）受术者坐位，施术者握点受术者特定穴（中魁），屈指为收、拉为放，后握点手小指（补心肾之血气）。

（2）点受术者土穴（百会）、金穴（膻中）、土穴（中脘）各1分钟。

（3）施术者双手中指点按推受术者金穴（左章门）、木穴（右章门），点足少阴肾经水穴（右照海），上推1分钟（补肾水）。

（4）点按木穴（右归来）、金穴（左府舍）及特定穴，运穴2分钟。

（5）中指点受术者土穴（天突）、土穴（神阙）、土穴（命门）、土穴（至阳）各2分钟。

（6）捏受术者鼻子，嘱其鼓气，拉其中指。

注：本治疗用时15~30分钟。

本术可健脾补肾、调理阴经之血气、缓急止痛、补虚泻实、调节阴阳。主治腹痛、腹胀、呕吐、纳呆、月经病、不孕、支气管炎、心血管疾病及前列腺疾病、阳痿、早泄等。

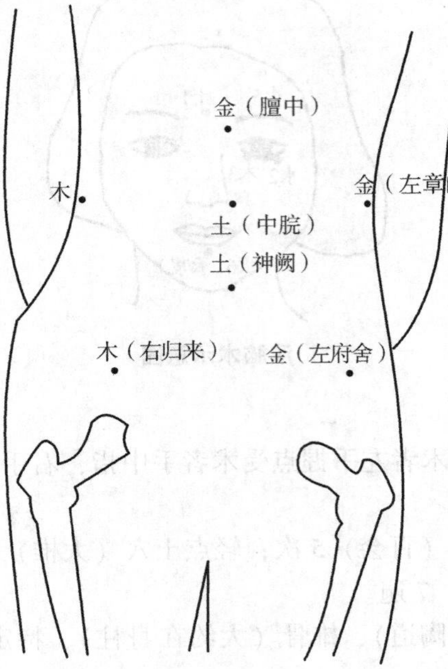

强坤术示意图

（六）强骨术

（1）受术者坐姿，施术者握受术者示、中、环指，以右手按点受术者中指近端指关节处1分钟。

（2）受术者坐姿，施术者左手握捏受术者中指近端指关节处、右手点养老穴（调理骨血、屈弯为收，直扳为放）1分钟。

（3）受术者坐姿，施术者双手分别点按金穴（左太阳）、木穴（右太阳），后点按土穴（百会）各1分钟。

（4）受术者俯卧位，施术者点按其尾骨上下五环，后点土穴（大椎）下压，固定不动，各1分钟。

（5）施术者双手同时点捏受术者火穴（左大杼）、水穴（右大杼）3分钟，重点命门9次，3分钟。

（6）施术者双手拇指重点受术者金穴（左肾俞）、木穴（右肾俞），嘱受术者吸气、呼气。

（7）施术者点按受术者水穴（环跳），重点按木穴（右阳陵泉）、木穴（阳交）、水穴（悬钟）或动或固定不动5分钟。

（8）施术者右手点受术者土穴（天突）、金穴（膻中）、气穴（大约在脐下2寸），或转或不转，因人、因病、因时而异，常用手法上推、下拉、重点。

本术可强骨骼、利关节，针对骨骼虚实寒热等证均可有效。主治各部位关节病、骨质疏松、小儿脑瘫、偏瘫、阳痿、耳鸣等。

（七）九宫术

（1）受术者仰卧，施术者屈指点受术者泥丸宫。

（2）施术者捏拉受术者中指、小指，点土穴（中脘），点金穴（左章门）、木穴（右章门），点金穴（左云门）、木穴（右云门）、点土穴（曲骨）。

（3）点土穴（天突）、点土穴（会阴），或转或不转，捏受术者鼻子，嘱其鼓腹部。

（4）受术者俯卧，点其土穴（脊中）7次。

（5）点按火穴（左膈俞）、水穴（右膈俞）旋转手法。

（6）点火穴（左肩井）、水穴（右肩井）。

（7）施术者双手同时点受术者土穴（大椎）、土穴（长强）两穴，对挤7次。

（8）施术者双手同时拉受术者双手中指1次。

注：本治疗用时15~30分钟。

本术主治高血压、低血压、肺气肿、糖尿病、中风、小儿脑瘫、心脏病、尿毒症等。

（八）不孕治疗术

（1）受术者取坐位，施术者左手握点受术者右手中指远端指关节根部，右手点木穴（左大陵），点拉1次，逆时针旋转3圈（放法）。

（2）施术者左手握受术者左手示、中、环指，右手点金穴（阳池）1次，顺时针旋转7圈（收法）。换右手治疗，手法同左手。

（3）施术者左手扶点受术者金穴（右太阳）、木穴（左太阳），右手点金穴（右天牖）、木穴（左天牖），1分钟（右收左放）。

（4）受术者仰卧位，施术者左手点金穴（膻中），先顺时针旋转后再逆时针旋转，旋转90°，即先放肝血，后放脾血，中间心血不动，右手点土穴（气海）顺时针旋转（收法）。治疗子宫肌瘤加土穴（曲骨）、双侧土穴（石门），轻点（收法）；点水穴（水分），顺时针旋转7圈（收法）。

（5）施术者左手点土穴（血海）、土穴（阴陵泉）、土穴（三阴交），固定不动2分钟，为活阴血，拉拇指1次（收法）。

（6）受术者俯卧位，点木穴（雌骨）、金穴（雄骨），上推9次（收法）。

（7）双手同时点双侧金穴（右肾俞）、木穴（左肾俞），逆时针旋转7圈（放法），点土穴（命门），固定不动2分钟。

（8）施术者捏受术者鼻子，嘱其鼓腹部，拉其拇指3次。

注：本治疗用时大约20分钟。“大陵”之穴在妇科疾病中为木穴（左大陵）。

本术可通经活络，调理任、督、冲脉之血气及阴脉之海。主治不孕症、月经失调、痛经、闭经、子宫肌瘤等。

（九）强心通经术

（1）受术者坐位，施术者左手握受术者左手中指，从指尖向上推9遍，后点特定穴（中魁）2分钟。向内弯曲3次（收法）。

（2）施术者推受术者手小指上推7遍，补肾水，拉弯1次（收法）。

（3）点受术者火穴（左内关）、火穴（左外关），向上推7次、顺时针旋转3圈（收法）；双手分别点双侧金穴（左天池）、木穴（右天池），上推3次，顺时针旋转3圈，1分钟（收法）。

（4）受术者卧位，施术者双手分别点受术者双脚土穴（公孙），上推9次、下点7次，5分钟（通冲脉）。

（5）施术者推按金穴（鱼际）上推1分钟（收法），下按1分钟（放法）。

（6）施术者双手拉受术者双手中指3次（放法）。放松受术者胸部（开胸手法）5分钟。

（7）受术者俯卧位，施术者点受术者背部木穴（分骨），2分钟（稳定心血）。

本术可通经活络，调理心阴不足、气血不足、血脉瘀阻，主治心脏病、脑血栓后遗症等。另此治疗术可预防、保健、保养心脏血管，每日操作2次，早、晚各1次，每次20分钟。

（十）偏瘫治疗术

（1）受术者取坐位，施术者左手握受术者患侧中指中节，右手点其金穴（左大陵）、木穴（右大陵），各轻点1次、上推3次（收法），中指弯曲（收法）。

（2）施术者轻点（收法）火穴（曲泽）、金穴（左阳池）、木穴（右阳池）。同时点（放法）金穴（左天牖）、木穴（右天牖）1分钟，重点（放法）土穴（百会）3次。点土穴（大椎）顺时针旋转（收法）3圈、逆时针旋转（放法）3圈。

（3）活动受术者肩关节3分钟。

（4）受术者仰卧位，施术者左手点其金穴（膻中）1次，右手点气穴顺时针旋转（收法）7圈、逆时针旋转（放法）7圈，补气。

（5）施术者双手重点（放法）土穴（气冲）7次，重点（放法）木穴（右阳陵泉）、土穴（阴陵泉）各5次。施术者左手按受术者膝盖，右手点火穴（解溪），下推7次，恢复腿温。

（6）受术者俯卧，施术者轻点（收法）木穴（分骨—至阳）、特定穴（下合骨），轻点（收法）土穴（命门）3次，各1分钟。

（7）施术者重点（放法）金穴（左委中）、木穴（右委中）、金穴（左足跟腱）、木穴（右足跟腱）。

（8）活动受术者腿部2分钟（解除强硬），最后拉其中指1次（收法）。

注：本治疗用时大约25分钟。

本术可疏通筋脉、调和气血、调节阴阳之海，主治偏瘫、四肢麻木、面瘫等。

（十一）眩晕治疗术

（1）受术者坐位，施术者左手拉受术者左手中指中节，施术者右手点（收法）受术者木穴（右大陵）3次，中指向内弯1次（收法），后松手（放法）。

（2）施术者拉受术者左手中指背面2次，点金穴（左阳池），点1次、上推7次（收法）。换右手治疗，手法同左手。

（3）施术者点受术者金穴（左天牖）、木穴（右天牖）各3次。

（4）点土穴（印堂）顺时针旋转3圈、逆时针旋转3圈（收放平衡），重点（收法）土穴（百会）2分钟，点金穴（左太阳）（收法）、木穴（右太阳）（放法），各1分钟。

（5）点（放法）土穴（天突）1次、土穴（中脘）1次，点土穴（神阙）1分钟，顺时针旋转3圈、逆时针旋转1圈。

（6）在受术者背部点金穴（左风池）、木穴（右风池），上推7次（收法）；点土穴（大椎）1分钟；后点木穴（至阳），逆时针旋转3圈（放法）。

（7）分别拉受术者左、右手中指各7次。

注：本治疗用时大约15分钟。

本术可醒脑开窍、调整平衡、疏通经络、升阳降浊、补气调血，主治眩晕、头痛、心慌、胸闷等。

（十二）关节矫正术

1. 左腕关节脱臼　按捏受术者木穴（右大陵），点按金穴（左阳池），活动关节，复位（因病而异）手法要轻要快。

2. 肘关节脱臼　拉受术者中指、捺捏火穴（曲泽）、捺捏金穴（天井）（因病而异），手法复位。

3. 肩关节脱臼　下压受术者中指背面3次，捺压抬肩，握土穴（曲池）肘关节上顶，手法轻快。

4. 骨折红肿　掐受术者中指根部，捺火穴（养老），如左边掐右边中指、示指，抚摸骨折部位、轻。

5. 关节畸形　顶受术者土穴（中庭），按土穴（中脘），深按水穴（水分）、水穴（中极）、木穴（至阳）、土穴（命门），重按金穴（左秩边）、木穴（右秩边），后点土穴（神阙）；患腿向后屈，膝盖伸直向下按，后向上推9次、下推7次为恢复腿温。

本术主治关节脱臼，关节畸形，脊柱侧弯，颈、腰椎间盘突出、滑脱，小关节紊乱等。

（十三）肩周炎治疗术

（1）受术者取坐位，施术者左手握受术者患侧示、中、环指，施术者右手拇指点受术者金穴（左阳池）1次、上推3次，拉（收法）示、中、环指各1次、松手（放法）。

（2）点受术者土穴（曲池），下推（放法）7次；点水穴（臑会）、火穴（肩髎），顺时针旋转（收法）2圈、逆时针旋转（放法）2圈；点火穴（左肩井）、水穴（右肩井）下推（放法）7次。

（3）放松活动受术者肩部2分钟。

（4）点患侧阳陵泉，上推（收法）7次、下推（放法）3次、重点按（收法）2次。

（5）点土穴（条口）2分钟。

（6）在鱼际下0.5寸点鱼肩穴（压痛点），重点数次。

（7）捏（收法）火穴（后溪）2分钟（收法）。

（8）捏点（放法）水穴（束骨）3分钟，拉（放法）示、中、环指各5次。

注：此治疗术用时大约20分钟。

本术可通经活络、止痛除湿、滑利关节，主治肩周炎，上肢麻木、无力等，如肩部挫伤、肱二头肌肌腱炎、肩峰下滑囊炎等，可重点土穴（足三里），固定不动1分钟，平补。点健侧土穴（曲池），让受术者活动患侧肩部2分钟，平补平泻。最后活动受术者肩部3分钟。

（十四）骨质增生治疗术

凡有骨质增生者，先收放骨血、筋血、皮血，使全身气血流畅，然后再根据不同病变部位，有重点地治疗。

1. 颈椎骨质增生 受术者取坐位，令受术者全身放松，施术者左手拇指重捺受术者大椎，同时，施术者右手拇指轻捺木穴（左阳池），双手配合，连续施术1~3分钟。施术者再以左手拇指和中指捺受术者金穴（左风池）、木穴（右风池）各1~2分钟；以顺对针方向摇转受术者头颈3次，再逆时针方向摇受术者头颈3次。与此同时，分别牵拉受术者右、左手中指，并摇动受术者上肢几次。

2. 腰椎骨质增生 受术者取俯卧位，施术者令其四肢伸直放松，松开腰带，针对右侧足太阳膀胱经施术，重点金穴（左委中）、木穴（右委中）数次，再上顶土穴（命门），下捻木穴（分骨—至阳）3~5分钟，以点为主，压痛点加重指力。

3. 膝关节骨质增生 受术者平仰卧位，两腿伸直，施术者先用双手叠放在受术者膝关节处轻压片刻，再在髌骨上端1寸处加重指力下按，在髌骨下端1寸处加重指力上顶左火穴、右水穴数次。然后让受术者屈膝，足掌平放，点压曲泉，金穴（左膝眼）、木穴（右膝眼）各数次，继点压火穴（左申脉）、火穴（左照海）、金穴（左解溪）、木穴（右解溪）数次，并需十余分钟的时间。

在治疗过程中，以上3种骨质增生治疗方法可以互相参照，灵活运用，不可死搬硬套。

（十五）腰椎病治疗术

（1）受术者坐位，施术者左手握受术者左手，施术者右手点受术者左手中指指腹中节1分钟，再右手点金穴（左阳池）1分钟，施术者换左手操作，同右手。

（2）施术者左手点受术者金穴（左天牖）、木穴（右天牖）各1分钟，施术者左右手同时点受术者金穴（左太阳）、木穴（右太阳）顺时针旋转（收法）各3圈，左手点土穴（百会）重点（放法）7次。

（3）受术者仰卧位，施术者左手点受术者土穴（中脘），右手点气穴各2分钟。

（4）受术者俯卧位，施术者双手拇指轻点受术者背部肌肉，后施术者左手点木穴（分骨—至阳），右手点土穴（命门），左手下推、右手向上推各7次。

（5）施术者双手同时点火穴（左志室）、水穴（右志室），向上推7次；后点十七椎（第5腰椎）顺时针旋转3圈、逆时针旋转3圈。

（6）施术者双手分别点金穴（左委中）、木穴（右委中），重点按3次，后用手掌轻按脊椎5分钟。

（7）施术者取受术者土穴（神阙），顺时针旋转 7 圈，补气。

注：本治疗用时大约 25 分钟。

本术可通经活络、除湿止痛，主治腰痛、腰椎间盘突出、腰椎骨质增生、腰椎椎管狭窄等。

（十六）小儿脑瘫治疗术

（1）受术者取坐位，施术者左手握点受术者左手特定穴（中魁），右手点木穴（右大陵），轻点 1 次，上推（收法）3 次，拉手（放法）1 次。换右手治疗，手法同左手。

（2）施术者重点（放法）受术者土穴（百会）、土穴（印堂）7 次。双手分别点金穴（左太阳）、木穴（右太阳），顺时针旋转（收法）5 圈。

（3）施术者双手分别点（放法）四神聪（左金、右木、前火、后水）3 次。

（4）受术者仰卧位，施术者点（收法）其土穴（中脘）、金穴（左章门）、木穴（右章门），点（放法）金穴（左云门）、木穴（右云门）。

（5）施术者点（收法）受术者金穴（膻中）、气穴，顺时针旋转各 3 圈。

（6）施术者左手点（收法）受术者土穴（气冲），右手点（放法）其木穴（太冲）1 次，后向上推膝盖 7 次，恢复体温。

（7）受术者俯卧位，施术者左手点其木穴（至阳）、右手点土穴（命门）（收法）。

（8）施术者点受术者木穴（雌骨）、金穴（雄骨）各 1 分钟；特定穴（下合骨）上推 7 次，拉双侧中指 1 次。

注：本治疗用时大约 25 分钟。

本术可调节阴阳之海、通经活络、强骨骼、利关节，主治小儿脑瘫、偏瘫、四肢麻木或无力等。

（十七）急性腰扭伤治疗术

（1）受术者坐位，施术者左手握受术者左手，中指为主；右手拇指点受术者金穴（左阳池），然后向手背方向弯曲 3 次，最后点中指背面（阳）中节中间向上掐 7 次。

（2）施术者左手握受术者手内侧（阴）中指，右手点木穴（右大陵），屈拉（收法）中指 3 次，松手（放法）。

（3）点受术者土穴（百会）1 分钟，同时点金穴（左太阳）、木穴（右太阳）各 1 分钟，点双侧锁骨 1 分钟，受术者有热感后点土穴（神阙），固定不动（土生长）1 分钟，点气穴顺时针旋转 3 圈、逆时针旋转 3 圈，1 分钟。

（4）点背部土穴（命门）上推（收法）7 次，点金穴（左肾俞）、木穴（右肾俞）上推（收法）3 次，让受术者弯腰、吸气，左右活动腰部，如活动受限者，重点土穴（长强）3 次。

（5）用膝关节轻顶受术者木穴（至阳）3 次（为通气）。

（6）双手同时拉受术者双中指向下拉 3 次，后取气穴（补气）。

此外，治疗急性腰扭伤气滞血瘀者，可增加点木穴（右委中）、木穴（右阳陵泉），顺时针旋转 5 圈、逆时针旋转 5 圈，平补平泻，捏双侧脚第 3 足趾根部，让受术者活动腰部 1 分钟。肾气不足者增加点土穴（气海）、金穴（膻中）、土穴（命门），施以收法顺时针旋转3圈，拉受术者双手中指3次。

注：此手法用时大约15分钟。

本术可通经理气、活络止痛，主治急性腰扭伤、急性损伤性腰痛等。

（十八）坐骨神经痛治疗术

受术者侧卧位，施术者点按足临泣，循足少阳胆经，指力向受术者身体上方依次按至环跳，有轻手法和重手法两种。轻手法是施术者用手掌轻压受术者的下肢外侧，逐渐向环跳移动；重手法是施术者用拇指用力点按受术者的下肢外侧各个穴位。用力的轻重以受术者所能承受的最大指力为限。

注：此手法大约用时15分钟。

（十九）失眠治疗术

（1）受术者取坐位，施术者左手握受术者左手，右手点其金穴（左阳池），左手拉中指1次（收心血）；点木穴（右大陵），轻握中指（放心血）。

（2）施术者双手分别点受术者四神聪（左金、右木、前火、后水）收放清脑；后拉中指1次，放心血补充脑血。

（3）施术者双手对点受术者金穴（左太阳）、木穴（右太阳）3次（平衡阴阳）。

（4）施术者左手点受术者金穴（膻中）、右手点土穴（神阙），固定不动2分钟（生长），以补充元气。

（5）施术者左手点受术者土穴（大椎）及特定穴（上合骨）顺时针旋转（收法）7圈、逆时针旋转（放法）3圈，调理周身之阳气。

（6）施术者左手点受术者土穴（命门），右手点特定穴（下合骨）同时上推9次（收法），打通阳脉之海。

（7）拉受术者双手中指各1次（同收同放）。

本术主治失眠、多梦、神经衰弱等。

（二十）面神经麻痹治疗术

（1）受术者取坐位，施术者拉受术者左手中指中节，点受术者左手木穴（右大陵）1分钟（放法）；施术者拉受术者左手中指，点背面金穴（左阳池）1分钟（收法）。

（2）施术者双手分别点受术者金穴（左天牖）、木穴（右天牖），固定不动1分钟。

（3）施术者左手拉受术者中指背面特定穴（中魁），右手点土穴（百会），固定不动1分钟（生长）；施术者双手分别点金穴（左太阳）、木穴（右太阳）1分钟，再对点（收法）3次。

（4）施术者双手分别点受术者土穴（地仓）、金穴（左颊车）、木穴（右颊车），顺时针旋转（收法）3圈。

（5）施术者点受术者金穴（膻中）顺时针旋转（收法）3圈，补气，后固定不动1分钟（生长）。

（6）施术者点受术者土穴（神阙）1分钟，上推（收法）3次，下推（放法）1次，补先天之元气；双手拉中指1次。

本术可通经活络、平衡阴阳、调精理气、活血化瘀，主治面神经麻痹。

（二十一）高血压病治疗术

（1）受术者仰卧位，施术者左手握受术者左手中指背面特定穴（中魁）1分钟

（收心血），右手治疗同左手。

（2）施术者右手点受术者火穴（神门），上推7次（疏通手少阴心经经气）；点土穴（曲池）、土穴（印堂）、土穴（百会），固定不动，平补平泻，以降心火穴（即收即放）。

（3）施术者点受术者金穴（膻中）、土穴（神阙），顺时针旋转3圈，固定1分钟；逆时针旋转3圈，固定1分钟，平补平泻元气；后捏特定穴（中魁）向内弯曲1次（稳定心血）；点土穴（三阴交）、火穴（左天池）顺时针旋转2圈、逆时针旋转3圈，拉第3足趾1次（收法）。

（4）受术者俯卧位，施术者左手点特定穴（上合骨—至阳），右手点特定穴（下合骨）对挤7次，调和阴阳；拉受术者左右中指各3次。

本术可主治高血压、头痛、头晕等。

（二十二）心脏病治疗术

（1）受术者取坐位，施术者左手握受术者左手中指，施术者右手点受术者木穴（右大陵）、同时拉中指（收心血），使肝血上升。

（2）施术者右手点受术者火穴（左内关），逆时针旋转3圈；同时弯曲受术者手中指1次（放心血），使肺血下降。

（3）施术者拉受术者中指，点分骨、合骨收骨血，同时点土穴（大椎）、特定穴（下合骨）（分阴分阳），用五种旋转手法。

（4）施术者点受术者金穴（左天池）、木穴（右天池）、金穴（左云门），顺时针旋转5圈，3分钟；拉中指、小指各1次，拉（收法）第1足趾3次，促使脾血上升、安定心血；点土穴（神阙），固定不动（生长），补充元气。

（5）施术者点受术者木穴（右章门），上推（收法）3次，点土穴（大包），固定不动1分钟（生长）；点（收法）火穴（极泉），1分钟；点火穴（少海）3次，收肝血、脾血使心血充实。

（6）施术者点受术者木穴（至阳）、土穴（命门）、火穴（心俞）、木穴（肝俞）、金穴（左肾俞）、木穴（右肾俞）、土穴（会阴），上推7次、下捺3次，后拉受术者双手中指远节1次。

本术可主治心脑血管疾病。

（二十三）糖尿病治疗术

（1）受术者取坐位，施术者左手握受术者左手特定穴（中魁），右手点其金穴（左大陵），上推7次，拉中指3次（收心血）；施术者握受术者右手，点木穴（右大陵），上推7次，拉中指3次（放心血）。

（2）施术者双手分别点受术者金穴（左天牖）、木穴（右天牖），下点3次，点土穴（百会）1分钟，点金穴（左太阳）、木穴（右太阳），顺时针旋转3圈、逆时针旋转3圈（平收平放）；拉环指1次，调活气血运转。

（3）受术者仰卧位，施术者点其金穴（膻中）1分钟、点土穴（中脘）1分钟不动（生长），点土穴（神阙）1分钟（补元气），点土穴（大包）1分钟不动（生长），点金穴（左章门）、木穴（右章门），逆时针旋转（放法）3圈，拉弯手指3次，收放肝血。

（4）施术者点受术者土穴（足三里）、土穴（三阴交）、火穴（解溪）各1分钟，点土穴（公孙）1分钟，拉第1足趾（收放脾胃）。

（5）受术者俯卧位，施术者双手分别点其火穴（合骨）、木穴（分骨—至阳）附近对挤9次，调理阴阳；点土穴（命门）1分钟不动，后双手拉受术者双手中指1次。

本术可主治糖尿病。

（二十四）颈椎病治疗术

1. 混合型颈椎病治疗术

（1）受术者取坐位，施术者点按受术者左手特定穴（中魁），上推3次，1分钟。换右手治疗，手法同左手。

（2）施术者点受术者金穴（左天牖）1分钟，木穴（右天牖）1分钟，如头晕、头痛加点土穴（印堂）、土穴（百会）各1分钟；点金穴（左太阳）、木穴（右太阳），顺时针旋转3圈，对挤3次。

（3）如受术者有手麻症状，加点土穴（手三里），顺时针旋转3圈，1分钟，逆时针旋转3圈，1分钟（平收平放）；拉（收法）环指、小指各1次。如伴有胸闷症状，加点金穴（膻中）、土穴（中脘）、土穴（气海），固定不动；拉（放法）手中指1次。

（4）施术者点土穴（大椎）7次，顺时针旋转1分钟；点金穴（左风池）、木穴（右风池）、金穴（左风门）、木穴（右风门），顺时针旋转3圈、逆时针旋转3圈（平收平放），1分钟。

（5）点受术者第3胸椎、第7胸椎，矫正胸椎、扶正颈椎，采用复位手法。点火穴（左天柱）、水穴（右天柱）上推7次。

（6）分别用顺时针、逆时针旋转受术者头部，颈肩部肌肉按捏3分钟；对点木穴（右阳陵泉）、土穴（阴陵泉）1分钟，点木穴（太冲）、土穴（三阴交）1分钟。

（7）取受术者土穴（气海）补气，清点背部放松3分钟，拉中指1次。

2. 交感神经型颈椎病治疗术

（1）受术者坐位，施术者左手拇指点受术者左手火穴（后溪），右手点土穴（合谷），上推7次，1分钟，拉中指1次（收法）。换右手治疗，手法同左手。

（2）若受术者头晕、头痛，加点金穴（左太阳）、木穴（右太阳），顺时针旋转5圈、逆时针旋转5圈（平收平放）；施术者点受术者土穴（百会），固定不动（收法）3分钟，补气。

（3）点受术者金穴（左风池）、木穴（右风池），上推9次、下捺9次（平收平放），1分钟，后结合传统推拿手法的拨法，左右拨按5分钟。

（4）点受术者土穴（大椎），固定不动1分钟（生长）；施术者双手重点（收法）火穴（左肩井）、土穴（右肩井）1分钟。手痛、手麻者加点土穴（曲池）、水穴（手三里）、火穴（肩髎）、水穴（肩髃），后拉（收法）受术者示、中指各3次。

（5）活动受术者头部，即前压头部、后顶头部，顺时针旋转、逆时针旋转1分钟（注意手法力度，保护受术者颈椎）。

（6）施术者左手点土穴（命门）、右手点土穴（气海），对点（收法）1分钟，补气，拉受术者左、右手中指各1次。

3. 颈型颈椎病治疗术

（1）受术者坐位，施术者双手分别点其金穴（左天牖）、木穴（右天牖），固定不动1分钟，平补平泻。

（2）施术者双手分别点受术者金穴（左太阳）、木穴（右太阳），顺时针旋转30°，晃3次；点金穴（左风池）、木穴（右风池），上推下捺1分钟。

（3）重点受术者土穴（大椎），固定不动1分钟，后放松颈部1分钟（手法因人而异，不宜过重）。

（4）施术者双手分别点受术者火穴（左肩井）、水穴（右肩井），左边重点、右边轻点，各1分钟。

（5）对受术者金穴（左天宗）、木穴（右天宗）采用五种旋转手法，1分钟即可。

（6）土穴（阴陵泉）、木穴（右阳陵泉）对挤点1分钟；点木穴（太冲），不宜过重；拉受术者双手中指3次。

第二节　经络收放保健术

一、益脑增智健身术

益脑增智健身术是根据张氏经络收放疗法中的“清脑术”和诊治经验，结合我们开展张氏经络收放疗法的临床体会而研究编制的，是健身防病的一种锻炼功法。本功法可以加速头部血液循环，促进大脑新陈代谢，长期坚持锻炼可以达到清脑醒神、防病增智、松弛神经之功效，对神经衰弱、失眠、神经性头痛、眩晕、脑震荡后遗症的治疗有显著疗效。本功法共有八节，动作易学、易记、易做。本功法可不受时间、地点、条件的限制，可随时进行任意一节或几节，可由他人给受术者操作，也可自己进行锻炼，睡觉前后，用餐前后均可进行。

预备式：站立，双脚分开，与肩同宽；双肩自然下垂，双手半握空拳。微闭双目，平稳呼吸30次，排除杂念，清心守神。

第一节：振神清脑。双脚跟同时离地、慢慢抬起，然后脚跟突然着地，每隔5~10秒重复1次，做10~20次。每次都能使头脑感到受振动为宜。强度和频率可依病情、体质自由掌握。

第二节：明目通窍。

第一式：双目微闭，用双手拇指和示指分别挤压两眼内、外眼角各30次，以使两眼角感到有酸麻胀为度。

第二式：两手拇指分别按左右侧太阳穴或其附近，两手示指分别轮刮两眼上、下眼眶各30~50次。然后用拇指向下、向上自然从中间向两侧挤压上下眼眶内缘15~30次。

第三式：两手拇指分别按于颧骨上，用两手示指分别自中间向侧挤压眉棱骨5~10次，然后向两边轮刮眉棱骨及其附近骨骼5~10次。

第四式：用两手或拇指指腹内侧掌部揉两眼球，轻重交替，揉10~20次；然后逆时针、顺时针交替按揉眼球 10~20 次。

第三节：清脑醒神。

第一式：用并拢的两手指，适度拍打前额部 30~50 次，力求前额的每个部位都要拍打到，并可延伸拍打太阳穴及其附近部位。

第二式：用拇指、示指或手掌逐步按揉前额各部位 3~5 次。

第三式：用两手拇指分别重按双侧太阳穴及其附近部位 20~30 次。

第四式：用两手弯曲的示指内侧，分别自前额中间向两边太阳穴逐一分理肌肉，每部位分理 3~5 次。

第四节：神归百会。

第一式：用手掌适度拍打头顶各部位，每部位拍打 3~5 次，分别延伸至前额、枕骨、两耳旁部位。

第二式：两手四指弯曲散开，用指端向头顶部适度冲击（敲打）20~30 次。

第三式：用拇指、示指按揉头皮各部位。

第四式：两手弯曲四指，梳理头发 3~5 遍。

第五节：安神补脑。

第一式：用两手手掌分别交替适度拍打后颈各部位 20~30 次。

第二式：用两手拇指分别按抹后颈各部位 5~10 次。

第三式：用两手拇指分别重压两侧风池 10~15 次。

第四式：用两手手指梳理后颈部位头发 5 遍。

第六节：耳聪益脑。

第一式：用两手手指分别适度拍打双耳 30~50 次。

第二式：用两手拇指、示指分别按揉两耳各部位，每部位按 5~10 次。

第三式：用两手示指和拇指分别轮刮两耳轮 5~10 次。

第四式：先用两手拇指、示指分别轻轻梳理耳部，再用手掌挤压耳朵 3~5 次。

第七节：巧手增智。

第一式：搓手 15~25 次，两手分别用拇指挤压对侧手掌各部位。

第二式：分别用两手拇指挤压对侧手第 2 掌指侧（合谷部位外侧），可找到挤压痛酸敏感点。

第三式：活动每个手指小关节 3~5 次，挤压各指端 5~10 次，轻重交替。

第四式：两手分别交替掐按劳宫（手掌心）3~5 次。

第八节：摩掌益神。

第一式：按揉全脚掌，使脚掌各部位有发热感。

第二式：活动各足趾关节 3~5 次，挤压各足趾甲 5~10 次。

第三式：重按涌泉（脚掌心）5~15 次；重按脚跟前中心（失眠穴）5~15 次。

第四式：可用热水加少许醋泡洗脚。

收式：平稳呼吸，慢慢睁眼，恢复常态，自然有一种松弛舒服感。

二、明目增视功

明目增视功是根据张德文先生的明目增视术和治疗青光眼、近视眼、白内障等病的临床经验而研制的专门治疗青少年假性近视、缓解视神经疲劳的锻炼功法。主要用以配合张氏经络收放疗法临床治疗各种眼病的疗效巩固，保证治疗效果，防止复发。该功法共有八节，本功法有利于眼部，特别是视网膜营养物质的供应，加速头部血液循环，改善视网膜、视神经的功能，促进视网膜、视神经新陈代谢，对治疗青少年假性近视、弱视、散光的短期疗效十分显著。长期坚持练功，可达到松弛神经、增视醒神，清脑防病的功效。对白内障、青光眼、青少年假性近视、弱视散光、神经衰弱、失眠、神经性头痛等均有显著疗效。适用于青少年、中老年有各种眼病的患者学习练功，也适用于广大学生和各年龄段的人们预防眼病。

预备式：缓慢深呼吸 5 次，全身放松，微闭双目，平稳呼吸 10~20 次，排除杂念，意归眼部，含想明目，清心守神。

第一节：拍揉头面。双手交替拍打头部的各个部位，每个部位拍打 5~10 次，拍打的力度以能忍耐不痛为宜。双手揉搓脸部各个部位 2~3 遍，以使面部微微发热为度。

第二节：按揉太阳。用并拢弯曲的两手指分别适度敲打两侧太阳穴部位 30~50 次，可延伸敲打前额、面颊颧骨等部位，力求有震颤感。用拇指重按揉太阳穴及其附近部位 26~30 次。用两手弯曲的示指内侧，自前额中间分别向两边太阳穴逐步分理肌肉，每部位分理 5~10 次。

第三节：挤压眼眦。双目微闭，分别用拇指和示指挤压两眼的内眼角、外眼角各 30~50 次，可延伸至附近部位，以使两眼角感到有酸麻胀为宜。注意，操作前两手要洗干净，以免灰尘进入眼内，防止细菌感染。

第四节：轮刮眼骨。两手拇指分别按照太阳穴或其附近部位，用两手示指分别轮刮两眼上、下眼眶各 10~30 次。然后用拇指向下、向上自中间向两侧挤压上、下眼眶内缘 15~30 次；两拇指分别按于两侧颧骨上，用两示指自中间向两侧挤压眉棱骨 5~10 次，然后向两边轮刮眉棱骨及其附近骨骼 5~10 次。

第五节：滚动眼球。双目微闭，使眼球在眼内做浑天旋转，可由左向右、由上到下，变幻不同角度的旋转或牵拉各 10~20 次。用两手掌及拇指内侧掌部分别揉按两眼球，轻重交替按揉 10~12 次，然后逆时针、顺时针交替按揉眼球 10~20 次。

第六节：揉按耳朵。用两手指分别适度拍打双耳各 10~30 次，用手掌挤压双耳 3~5 次；用拇指、示指分别按揉两耳各部位，每部位按揉 5~10 次；用示指和拇指轮刮两耳轮 5~10 次；然后用拇指和示指重度挤压耳垂部 10~30 次；最后用拇指、示指轻轻梳理耳郭。

第七节：按摩玉枕。用两手掌分别交替适度拍打后颈、耳后、耳下后各部位 10~20 次；用弯曲的四指敲打各部位 20~30 次；用拇指分别按揉各部位 5~10 次；用拇指重点各部位 10~15 次，以感到酸麻胀向眼部放射为宜；用手指梳理后颈部位头发 5 遍。

第八节：意炼金睛。微闭双目，平稳呼吸 5~10 次。

收功式：平稳呼吸，慢慢睁眼，恢复常态，自然有一种松弛舒服明亮感。

三、拍打健身术

拍打健身术是从张氏经络收放疗法的拍打手法衍生来的，在经络收放疗法中，拍打手法应用十分广泛。本健身术是根据张德文经验及临床体会整理的，适于各种患者康复治疗，也适于健康人预防疾病和健身。拍打健身法是一种简便易行的健身法，也是张氏经络收放疗法的健身法之一，历史悠久，操作简单，经济可行，健身祛病。拍打健身法有助于强筋壮骨，发达肌肉，活动关节，有促进血液循环、增强内脏功能和代谢的作用。拍打后全身会感到轻松，手指活动也会敏捷，精神愉快，是中风患者康复必练的健身祛病措施，是配合药物治疗的方法。

拍打健身术操作不受时间、地点限制，甚至不影响谈话和思考。可用自己的手掌或握拳拍打全身，也可用小沙袋，或提蝇拍状的稍有弹性的器械，或健身锤拍打全身。许多患者由于肢体活动受限，可以自制器械，只要能拍打身体即可。一般情况下，只要拍打肢体部位即可，在拍打肢体部位后，有重点地循环经络拍打 1 次穴位。因此，患者最好由尽力尽职尽责的护理人员帮助操作。

拍打健身法操作时要根据病情，重点是病变部位。操作要循序渐进，力度要由轻到重，时间可由短到长，拍打穴位数可由少到多，不可操之过急，否则欲速则不达。

第一节：拍打头部。采用坐式、站式、走式、卧式均可。预备姿势时施术者要思想放松，排除杂念，睛目微闭，全身放松，垂肩坠肘（预备姿势以下同）。然后施术者用手掌拍打受术者头部，拍打力度使受术者感到头部微微振动而不感到疼痛为适度。拍打时，要从一个部位拍到另一个部位，具有一定的顺序性和节奏感，以保证整个头颅各部位都得到拍打。受术者接受拍打时，要呼吸自然，精神宁静，心中默数（方法下同）。拍打次数一般 50~100 次，有病部位可以加重力度，次数亦可以增加（以下各动作相同）。若是护理员操作，护理员应该在受术者的后面，轻轻拍打，亦可由护理员手持患者的手臂或手掌让患者自己拍打。

作用：清醒头脑，提高智力，亦可防治头晕、头痛、脑供血不足等。尤其适宜中风患者。

第二节：拍打上肢。患者自己用右手手掌或握拳拍打左上肢的各面，自上而下，前后左右各个部位共拍打 25 次，分 5 次拍打，每次每部位拍打 5 次（另侧同此法）。当拍打手指部位时，手指（掌）可放在大腿上或支撑物上，拍打正反两面，逐个指头都要拍打。

作用：防治上肢肌肉发育不良，上肢麻木，上肢关节痛，改善上肢活动功能，提高手握力。

第三节：拍打双肩。先用右手手掌拍打左肩，各部位拍打 50~100 次。然后换对侧进行。

作用：防治肩关节周围炎，肩凝症，肌肉发育不良，肺部慢性炎症，改善肩关节活动功能。

第四节：拍打背部。先用右手掌（握拳）拍打左侧背部，再用左手掌（握拳）拍打右侧背部。从下至上，自左到右，各拍打 100~150 次。最好是借助于器械拍打。患者自己拍打背部比较困难，多由护理人员代劳操作。

作用：防治背痛疾、肌肉发育不良等。

第五节：拍打胸部。用左、右两手掌（握拳）交叉、交替拍打胸部，从上往下，由左向右，各部位拍打100次左右。在乳房部位，可适当增加力度，但不要伤及乳房组织。

作用：防治心、肺疾病，高血压等。

第六节：拍打腰腹部。用两手掌（握拳），以腰为轴，前后转动带动双手。随着转动，右手依次拍打左侧腰部、右侧腰部，左手依次拍打右侧腰部、左侧腰部，各部位拍打100~200次。速度可由慢加快，力度可由轻到重。

作用：防治腰酸、腰痛、骨质增生、消化不良、腹胀便秘等。

第七节：拍打臀部。左手掌（握掌）拍打右侧臀部，右手掌（握掌）拍打左侧臀部，各部位拍打200次，用力可稍大，最好借助于器械。

作用：防治臀肌发育不良、坐骨神经痛等。

第八节：拍打下肢。患者站立，先将左下肢抬起，大腿和小腿成直角，脚放在台阶上，用左手掌拍打大腿和小腿，从上往下拍打、从下往上一个来回拍打5次，反复5回，拍打内外各100~200次，然后换右下肢。患者可以坐在床上操作，可用同侧手掌（握拳）拍打同侧下肢。脚踝部位也要认真拍打。

作用：防治下肢发育不良、下肢麻木无力、脚趾痛等，改善下肢各关节功能。

四、点穴养生保健

“十二经络立世全”有调经养生之道，张德文曾教导门下弟子言：“点穴养生，经济实惠；普济众生，大有作为。”点穴是否可以养生保健？回答是肯定的。祖国传统医学数千年的实践经验已经证明了这一点。如《扁鹊心书》中曾记载：“人于无病时，常灸关元、气海、命门、中脘……亦可保百余年寿矣。”《医说》中也云：“若要安，三里莫要干。患风疾人，宜灸三里者，五脏六腑之沟渠也，常宜宣通，即无风疾。”说明我国劳动人民历来很重视运用经络养生防病保健，并取得了良好的效果。现在经络点穴养生防病仍被人们公认为是具有简便易行、疗效确切、费用低廉、省力省时等优点的传统养生法。

养生防病，包括无病早防和有病早治两个方面。然而在点穴养生中，这两个方面又不可截然分开。点穴养生的特点在于防治结合，也就是在人体处于未病状态时，或在疾病的萌芽阶段，积极地、有针对性地施以点穴，达到扶正祛邪，保持体格强健的目的。

人体衰老，常以有关脏腑的功能失调，不能胜任日常工作为特征，故点穴养生宜区别不同症状，选取有关穴位，运用不同的点穴方法，方能取得预期效果。

肾虚是常见的衰老病理基础。肾气不固，常可出现神经衰弱、精液妄流、腰酸疲乏、头晕耳鸣等症状，久而久之，易造成人体整个生命功能的衰退。可常施术肾俞、委中、承山等穴，以防衰老深化。脾胃气虚则运化能力弱，消化吸收功能不良，导致营养不良，津液不足，出现虚弱、便秘等症状。便秘还可使肠内食物残渣滞留，食物残渣在体内较长时间的积留，容易使细菌滋生繁殖并产生有害毒素，使机体发生慢性中毒，引起生命的老化。可定期施术曲池、足三里、三阴交等穴以预防。

虚胖无力是早衰的常见症状，常由脾不健运，或肾阳衰微，机体津液疏布障碍，脂肪代谢失常而引起。虚胖还常常并发高血压、脑溢血、冠心病、糖尿病、肝硬化、胆囊炎、胆石症等疾病，点曲池、足三里、大椎、外关等穴有治本之功。

长期的精神紧张、情绪激动、工作劳累和竞技过度，常常造成精力衰退，引起代谢失常和微循环障碍。久而久之，出现一系列的早衰症状。我们在点穴临床实践中发现，在这种情况下，可点穴神庭、印堂等并适当延长施术时间，可使精神安然，情绪稳定，睡眠状况良好，从而赢得次日充沛的精力，保持生命的活力和血液循环的畅通无阻。国外常报道口服阿司匹林和维生素 E 可预防血管硬化，我们通过临床观察，发现点按百会、风池、风府、天柱、足三里等穴位也有类似的效果。

近年有关研究资料表明，运用点穴养生防老，可以有针对性地进行，如脑血管系统功能差的可施术风府、哑门、百会、华佗夹脊、内关、膻中、三阴交等穴；内分泌功能差的可施术合谷、太冲、行间、涌泉、肾俞、膈俞、肝俞、胆俞、脾俞、胃俞、阳纲、意舍等穴；肝脏功能差的，可施术期门、章门、肝俞、志室等穴，以利调整；消化能力弱，营养吸收不良的人，可定期施术中脘、神阙、关元、天枢等穴。

在日常生活中，我们主张将经络点穴养生保健与饮食调整、体育锻炼等养生防病措施相结合，使其相得益彰。但在一些特殊情况（如疾病早期），其他方法曾不能立奏功效，唯经络点穴效最速，且针对性强，调整性好。又因为限于客观条件和各人的神经类型的不同（古称有阴阳二十五型人），有人不善坚持体育锻炼，用经络点穴养生保健则更易收到速效。我们临床上为他人开展养生保健治疗时，其方法是使受术者将意念高度集中于穴位之下，全身放松，医生和受术者均是如此。边施术边意守穴位，并调整呼吸，使之深长而细微，排除杂念，使身心置于一气穴之中，如此 10～20 分钟。如受术者有酸困之时更需如此施术。有些受术者偶有腹部症状，如有轻微腹胀、胃纳不佳、食欲不振时，常常是引起体力衰退的开始，此时应引起重视。施行手法治疗，可取神阙、气海、关元等穴，亦可用一手的拇指或示、中二指的指腹按压穴位若干次，再按揉穴位，并结合全身放松、意守穴位。

如有其他轻微症状，则宜按照不同症状，选取有关穴位，如咽喉痛选取曲池，咳嗽痰多选丰隆等，按点穴法进行治疗，常可取得较好的疗效。我们在进行点穴养生保健的探索中，归纳早衰的证型以脾胃气虚、肾气不足和脑力不济三者为多，故围绕此三种证型，我们分别拟定了各证的点穴处方，今录于下，供读者参考：

1. 补中益气强身方 此方在消化不良、胃纳不佳、疲乏无力时可用之，亦可作预防性施术。

取穴：中脘、神阙、天枢、关元、足三里。

2. 补肾壮阳固精方 此方在有腰膝酸软、梦遗滑精、乏力早泄之时可以用之，亦可作为预防性治疗。

取穴：肾俞、命门、身柱、委中、太溪。

3. 醒神健脑方 此方在工作劳累、精力不支、头昏脑涨时用之。

取穴：神庭、头维、印堂、足三里。

第四讲

张氏经络收放疗法肢体部位疾病诊疗

第一章　颈椎病

颈椎病，又称颈肩综合征，是以颈部麻木不仁或肩臂麻木疼痛，严重者出现眩晕、瘫痪为主要临床表现的病症。临床以肩臂麻木疼痛占大多数，故又称颈臂综合征。本病属中医“痹证”“骨痹”“骨痛”等范畴。

本病是中老年人的常见病之一，其中绝大多数的患者可以通过手法、牵引、针灸、药物等治疗手段使临床症状得到缓解。张氏经络收放疗法，通过随症选取土穴（如合谷、曲池、肩井等穴位附近）、火穴（如肩髎、内关、右天柱等穴位附近）、金穴（如右风池、右四神聪等穴位附近）、水穴（如手三里、肝俞等穴位附近）、木穴（如后溪、肩髃、左风池等穴位附近）。根据“木放、火收、金收、水放、土生长”的理论，金收为补，火收为补，故宜施行补法；水、木主放，故用泻法以泻其邪气、通经活络；土主生长，故宜平补平泻，以生土气。

一、病因病机

（一）内因

1. 先天畸形、颈椎隐裂、椎体融合、颈椎管狭窄　各种先天畸形虽在出生时已经存在，但出生后一般无临床症状。到40岁后，因精气始衰，临床发病患者逐渐增多，这说明先天畸形引起颈椎病的症状与年龄、劳损、外邪等各种因素有关。

2. 肝肾亏虚，筋骨衰退　肾藏精，主骨；肝藏血，主筋。《素问·上古天真论》认为“五八，肾气衰”“七八，肝气衰，筋不能动”“身体重，行步不正”。即论述了随着年龄的增长，脏气功能衰退，筋骨也会出现相应的功能障碍，出现各种临床症状，这说明肝肾亏虚是本病的重要内在原因。

（二）外因

1. 外伤所致　急性颈椎外伤是引起颈椎病的重要外因之一。颈椎的外伤性轻度骨折、轻微移位、颈部挫伤等，可伴有颈椎间盘的损伤及颈神经根的症状。

2. 慢性劳损　主要与患者长期从事某种职业有关。常见的如长期从事刺绣、缝纫、书写、操作计算机或打字等低头工作时，可引起颈椎关节囊、韧带等的松弛，从而加速颈椎的退行性变而逐步发生临床症状。

3. 风寒湿邪　年老体虚、肌肤腠理不固、气血生成不足，使筋骨失于濡养，风寒湿等外邪则易于侵袭，外邪痹阻经络，经络气滞血瘀，引起麻木不仁等临床症状。

4. 局部疮肿 常见的有咽部、喉部及颈后部的正对口、偏对口急性疮肿，因热毒壅滞，血败肉腐化脓，可波及邻近颈椎，引起颈椎小关节潮红、渗出、韧带松弛等变化，若刺激局部肌肉，则肌肉痉挛收缩，引起颈部疼痛、强直、斜颈，X线检查可见颈椎半脱位等。

（三）病机

1. 椎间盘退化 人在30岁以后，颈椎纤维环弹力降低，可产生裂隙，软板会出现变性，特别是髓核的含水量减少，弹性也逐步减小，最后可致椎间盘纤维化和钙化。椎间盘的退化导致椎间盘变薄，X线检查可见椎间隙狭窄。

2. 小关节改变 当颈椎间隙狭窄时，小关节承受的力增加，若时间过长可引起颈椎损害，使椎间孔相应变小。此型辨证属肝肾亏虚，气滞血瘀者多。

3. 韧带的改变 黄韧带在中年以后多有肥厚改变。显著肥厚时，可使椎管变小，脊髓后方受到压迫。前纵韧带、后纵韧带因急性外伤或慢性劳损，也可有微小撕裂，继发椎间盘纤维化或钙化。有钙化者，钙化影可以在X线片上明确显示。此型辨证属瘀血阻络，气血不足者多。

4. 骨质增生 由于椎间隙狭窄或韧带损伤引起血肿钙化，或小关节过度磨损，均可引起骨质增生。临床多以第5、第6颈椎为好发部位。骨质增生后形成骨刺，即可发生临床症状，但骨质增生也有稳定颈椎关节的作用，这主要与骨质增生的部位有关。当颈椎侧后缘骨质增生时，可影响椎动脉的血流，从而出现相应临床症状。此型辨证多属风寒湿闭阻经络，气滞血瘀，经络不通所致。

二、临床分型

颈椎病的临床分型较多，目前较通行的分型有：

（一）颈型颈椎病

颈型颈椎病发作时，颈项部疼痛，有时延及上背部，不能俯仰旋转，并且反复发作。合并有眩晕或偏头痛者，每次发作三五日后，可有一段时间的缓解。这主要是由于中年以后，体质渐弱，肝肾之气渐亏，再兼气血亏虚或外伤劳损等因素，导致颈椎关节囊松弛，韧带钙化，进而椎间盘退化，骨刺形成等，从而引起颈背疼痛反复发作。

（二）神经根型颈椎病

神经根型颈椎病临床表现以一侧肩臂疼痛、麻木或肌肉萎缩为多见，或有两臂麻痛感。主要是由于颈部椎间盘退化、骨质增生、关节囊松弛、颈椎间孔变窄等刺激颈神经根，受风寒和劳累后症状加重。根据患者的主诉及临床症状的轻重不同，临证又可分为疼痛、麻木和萎缩三型。

1. 疼痛型 发病较急，颈、肩、臂、手等部位均感觉到疼痛、酸胀，肌力和肌张力有所减弱。大多数患者为一侧发病，头部可微向患侧偏，以减轻症状。咳嗽时有振动性疼痛，夜间症状加重，患者休息时常常选择某种卧位，如侧卧时患侧向上等。

2. 麻木型 发病较慢，肩臂和上胸背等部位麻木不仁，或兼有轻度疼痛。部分患者麻木以前臂及手为主，夜间症状较明显，白天可无症状。伴有皮肤痛、温度觉减退但肌力和肌张力均正常。

3. 萎缩型 患侧上肢肌力明显减弱，大小鱼际肌肉萎缩松弛，肌力明显减退时影响正常劳动，严重者则会致残，但无疼痛酸麻等感觉。

（三）脊髓型颈椎病

脊髓型颈椎病临床表现为肢体沉重逐渐加重，行走不便，步履蹒跚，肢冷不温。病久则见肌肉萎缩，严重者肢体痿废，步履蹒跚易倒，最后无力行走，形成瘫痪，部分患者可兼有二便失控。本型多为颈椎间盘突向椎管压迫脊髓，或椎体后方骨刺小关节增生，黄韧带肥厚和钙化，椎板增厚，使椎管狭窄压迫脊髓，或者影响脊髓的血液循环引起。其上肢症状常见的有麻木、酸胀、疼痛、发抖或无力感。可发生于一个手指或多个手指，有时仅五指指尖部，手的尺侧或手背，有的发生于肩胛部、上臂或前臂，有的上肢远端及近端同时发生疼痛。其下肢症状常见有一侧下肢或两侧下肢的神经功能障碍，有单纯下肢运动障碍症状，如无力、发抖、打软等，有表现为单侧下肢感觉障碍者，如双足感觉异常，双下肢发麻等。也有交叉症状，如出现一侧上肢和对侧下肢发麻疼痛。四肢症状常见双下肢发木、无力，抬腿困难，步态不稳。可伴头痛、头晕或头皮痛等临床表现。

（四）椎动脉型颈椎病

椎动脉型颈椎病常见的临床症状有头晕目眩，尤其以体位性眩晕为特点，可伴头痛、性情急躁易怒、复视、眼震等表现。本型可见眩晕时作、恶心、呕吐、头重脚轻、走路不稳或发飘，或同时有偏头痛，呈胀痛或跳痛，与眩晕同时出现或交替发作，部分患者可合并有耳鸣、听力下降等症状。少数患者可有突然晕厥或跌倒，且较少发生。本病主要因钩椎关节处的骨质增生压迫导致椎动脉导管腔狭窄，椎动脉供血不足所致。

（五）交感神经型颈椎病

交感神经型颈椎病临床症状多不典型，或眼睑无力，眼胀痛，易流泪；或耳鸣，听力下降；或感咽部不适，有异物感，易恶心；或皮肤多汗或少汗，血压不稳，忽高忽低，心跳加速等。

三、诊断要点

根据患者的年龄、有无外伤史、主诉、症状等，进行临床诊断。

1. 体格检查 首先应观察颈部外形，有些患者可因颈背部肌肉痉挛紧张而轻度强直，个别患者颈部轻度侧弯，可使对侧椎间孔扩大，从而缓解神经根压迫。如诊断颈部的骨质增生，上关节移位时，可使用仰头伸颈法。即仰头伸颈时出现疼痛、麻木或头晕、耳鸣，回到自然位置或低头屈颈位则症状消失或者缓解，以此可以断定颈部的增生或关节的突出移位。

2. 触摸颈椎 以第 7 颈椎棘突（大椎）定位，向上触摸以确定棘突的位置、棘突有无压痛、棘突两侧有无条索状硬结或压痛等症状。

3. 颈部活动功能检查 患者做前屈低头、后伸仰头、左右侧弯及左右旋转动作观察活动是否灵活，功能有无障碍等。颈型颈椎病和神经根型颈椎病常有一定程度的功能障碍，急性期功能障碍较重，慢性期的颈椎病患者，在活动颈部时，偶尔可闻及清晰的弹响声。

4. 其他物理检查　颈椎病患者可见侧弯试验阳性、击顶试验阳性、前斜角肌揉压试验阳性、屈颈试验阳性、伸颈试验阳性，或者肌力减弱，症状严重时可出现生理反射减弱，病理反射阳性等。

5. 麻木区的测定与颈椎病变定位　病变在第3、第4颈椎之间者，如第3、第4颈椎椎间盘突出时，则麻木区和疼痛区位于颈根、肩部和上臂外侧，病程长者可致三角肌、肱二头肌萎缩；如第3、第4颈椎椎间隙狭窄，可压迫第4神经根出现颈部疼痛，后枕部疼痛、枕大神经压痛，枕部感觉障碍等症状。病变在第4、第5颈椎之间者，如第4、第5颈椎椎间盘突出，麻木区和疼痛放射至拇指和上臂桡侧、拇指背外侧、手桡侧，病程较长者可致肱二头肌萎缩；如第4、第5颈椎椎间隙狭窄，可刺激第5颈椎神经根，出现颈部疼痛，颈肩至上臂外侧和前臂桡侧再至腕部有放射疼痛及麻木等症状。病变在第5、第6颈椎之间者，麻木区分布在背部上方、肩部、前臂桡侧及拇指和示指，如第5、第6颈椎椎间盘突出，麻木区和疼痛可放射至背和示指、中指，病程较长者可致肱三头肌萎缩；如第5、第6颈椎椎间隙狭窄，可刺激第6颈椎神经根，可沿颈部，颈肩至上臂外侧和前臂桡侧再至腕部疼痛和麻木并放射至拇指和示指、肩胛内上缘有压痛，第5、第6颈椎棘突常有压痛。病变在第6、第7颈椎，第1胸椎之间的，麻木区偏于前臂尺侧及环指和小指，如第6、第7颈椎椎间盘突出，麻木区和疼痛可放射至前臂尺侧环指和小指，病程较长者可致肌肉萎缩；如第6、第7颈椎椎间隙狭窄，可刺激第7颈椎神经根，麻痛症状沿颈部，颈肩顶至上臂外侧和前臂桡侧再至腕部及手中指，肱三头肌肌力减弱，肌腱反射减弱，偶有伸腕及伸指肌力减弱；如第7颈椎至第1胸椎椎间隙狭窄，可刺激压迫第8颈椎神经根，麻痛症状则沿上臂内侧至环指和小指，肩胛内下缘有压痛点。

6. 颈椎X线检查　对于颈椎的骨质增生、椎间盘退变钙化、颈部软组织各韧带的钙化等，可以通过X线检查得到具体的结果。阅读颈椎X线片时要注意以下方面：

（1）颈椎生理弧度的改变：正常颈椎呈向前弧形曲度，颈椎病患者的生理弧度可减小、消失，甚至成角，反张的弧形弯曲等。多因颈项部的疼痛和椎间盘变性所引起。

（2）椎体边缘骨质增生：多见于第5至第7颈椎的前后缘之上下角，临床上，后缘的骨质增生较前缘的骨刺更容易引发患者的症状。

（3）椎间隙变狭窄：多数患者是1个椎间隙变狭窄，但也有两个以上椎间隙同时变狭窄的，读X线片时可与相邻无明显狭窄的椎间隙做比较。椎间隙狭窄可因髓核变性、纤维环弹力降低、髓核突出等引起。

（4）椎间孔的变化：常见的变化有椎间孔狭窄、小关节增生或错缝、钩突骨质增生等可使椎间孔变形和变小，是临床引起颈臂综合征的最重要因素。

（5）韧带钙化：项韧带可出现条状或片状钙化，前纵韧带和后纵韧带也可出现点状钙化。韧带钙化表明颈椎的椎间盘已发生退行性变，同时亦可视为机体的保护性反应，可增加相应颈椎的稳定性。

四、治疗方法

（一）经络收放疗法治疗

1. 混合型颈椎病

处方：金穴（左天牖）、木穴（右天牖）、土穴（印堂）、土穴（百会）、金穴（左太阳）、木穴（右太阳）、土穴（手三里）、金穴（膻中）、土穴（中脘）、土穴（气海）、土穴（大椎）、金穴（左风池）、木穴（右风池）、金穴（左风门）、木穴（右风门）、火穴（左天柱）、水穴（右天柱）、木穴（右阳陵泉）、土穴（阴陵泉）、木穴（太冲）、土穴（三阴交）、土穴（气海）。

选穴意义：金穴（左天牖）、木穴（右天牖）属手少阳三焦经穴，用于调经理气，平衡阴阳；土穴（印堂）为经外奇穴，可醒脑开窍；土穴（百会）属督脉穴，督脉总督一身之阳气，可升提阳气；金穴（左太阳）、木穴（右太阳）属经外奇穴，本穴阳气多，可温养阳气；土穴（大椎）属督脉，可通阳泄热、疏风解表、安神健脑、活血通络；金穴（左风池）、木穴（右风池）属足少阳胆经穴，可疏风通络，通少阳之脉；火穴（左天柱）属膀胱经穴，可治肩背麻木，水穴（右天柱）性质属水，因水放为泻，故宜施行泻法；木穴（太冲）属足厥阴肝经，为原穴，又为厥阴所注为“输”，厥阴肝主筋，可治筋骨疾病；土穴（阴陵泉）属足太阴脾经，为脾经合穴；木穴（右阳陵泉）为足少阳胆经穴，胆经之下合穴，八会穴之筋会；土穴（三阴交）属足太阴脾经，为补中焦脾胃之要穴；土穴（手三里）属手阳明大肠经，可通经活络，调理肠胃；金穴（膻中）属任脉经穴，属心包经募穴，八会穴之气会，是宗气聚会之处，系任脉、足太阴脾经、足少阴肾经、手太阴肺经、手少阴心经之交会穴，任脉总任一身之阴经，为“阴脉之海”，可调理脏腑经气，平和阴阳；土穴（中脘）属任脉，为胃之募穴，八会穴之腑会，可和胃降逆安神；金穴（左风门）、木穴（右风门）属足太阳膀胱经，可祛风解表。土穴（气海）属任脉，为肓之原穴，可补肾气，固先天之本。全方金、木、火、水、土五行穴俱全，相互滋生，又相互制化，共同调补肝肾、强筋壮骨，以达到治愈颈椎疾病的目的。

操作要点：金穴（左天牖）、金穴（左太阳）、金穴（左风池）、金穴（左风门）、金穴（膻中）、火穴（左天柱）性质属金、属火，为收穴，施以收法；木穴（右天牖）、木穴（右太阳）、木穴（右风池）、木穴（右风门）、水穴（右天柱）、木穴（右阳陵泉）、木穴（太冲）性质属木、属水，为放穴，施以放法；土穴（印堂）、土穴（百会）、土穴（大椎）、土穴（阴陵泉）、土穴（三阴交）、土穴（气海）、土穴（中脘）、土穴（手三里）性质属土，为生长之穴，施以平收平放法。

操作方法：

（1）受术者取坐位，施术者点按受术者左手特定穴（中魁），上推 3 次，1 分钟。换右手治疗，手法同左手。

（2）施术者点受术者金穴（左天牖）1 分钟，木穴（右天牖）1 分钟，如头晕、头痛加点土穴（印堂）、土穴（百会）各 1 分钟；点金穴（左太阳）、木穴（右太阳），顺时针旋转 3 圈、对挤 3 次。

（3）如受术者有手麻症状，加点土穴（手三里），顺时针旋转3圈、1分钟，逆时针旋转3圈、1分钟（平收平放）；拉（收法）环指、小指1次。如有伴胸闷症状，加点金穴（膻中）、土穴（中脘）、土穴（气海），固定不动；拉（放法）手中指1次。

（4）施术者点受术者土穴（大椎）7次，顺时针旋转1分钟；点金穴（左风池）、木穴（右风池）、金穴（左风门）、木穴（右风门），顺时针旋转3圈、逆时针旋转3圈（平收平放）1分钟。

（5）点第3胸椎、第7胸椎，矫正胸椎、扶正颈椎，采用复位手法。点火穴（左天柱）、水穴（右天柱）上推7次。

（6）左右转受术者头部，颈肩部肌肉按捏3分钟；对点木穴（右阳陵泉）、土穴（阴陵泉）1分钟，点木穴（太冲）、土穴（三阴交）1分钟。

（7）取土穴（气海）补气，轻点背部放松3分钟，拉中指1次。

2. 交感神经型颈椎病

选穴：火穴（后溪）、土穴（合谷）、金穴（左太阳）、木穴（右太阳）、土穴（百会）、金穴（左风池）、木穴（右风池）、土穴（大椎）、火穴（左肩井）、水穴（右肩井）、土穴（曲池）、土穴（手三里）、火穴（肩髎）、水穴（肩髃）、土穴（命门）、土穴（气海）。

选穴意义：火穴（后溪）属手太阳小肠经，手太阳所注为“输”，又为八脉交会穴之一，通督脉，用放泻法可通经脉；土穴（合谷）、水穴（肩髃）、土穴（曲池）、土穴（手三里）属手阳明大肠经穴，阳明经为多气多血之经，手阳明大肠经与手太阴肺经相表里，共同参与水谷的腐热、传导与布散；金穴（左太阳）、木穴（右太阳）为经外奇穴，本穴阳气多，可温养阳气；土穴（百会）属督脉，督脉总督一身之阳气，可升提阳气；金穴（左风池）、木穴（右风池）、火穴（左肩井）、水穴（右肩井）属足少阳胆经穴，可疏风通络，通少阳之脉；土穴（大椎）属督脉，可通阳泄热、疏风解表、安神健脑，故泻之以温通督脉阳气，疏风活血通络；火穴（肩髎）为手少阳三焦经穴，可治肩臂麻木；土穴（气海）属任脉，为肓之原穴，可补肾气，固先天之本；土穴（命门）属督脉，通督脉之气，补肾气。以上诸穴相配，金、木、火、水、土五行穴俱全，收放有序，补泻有度，从而达扶正祛邪，益气养血活血的目的。

操作要点：火穴（后溪）、金穴（左太阳）、金穴（左风池）、火穴（左肩井）、火穴（肩髎）性质属金、属火，为收穴，施以收法；木穴（右太阳）、木穴（右风池）、水穴（右肩井）、水穴（肩髃）性质属木、属水，为放穴，施以放法；土穴（合谷）、土穴（百会）、土穴（大椎）、土穴（曲池）、土穴（手三里）、土穴（命门）、土穴（气海）性质属土，为生长之穴，施以平收平放法。

操作方法：

（1）受术者坐位，施术者左手拇指点受术者左手火穴（后溪），右手点土穴（合谷）、上推7次1分钟，拉中指1次（收法）。换右手治疗，手法同左手。

（2）头晕、头痛加点金穴（左太阳）、木穴（右太阳），顺时针旋转5圈、逆时针旋转5圈（平收平放）；施术者点受术者土穴（百会），固定不动（收法）3分钟，补气。

(3) 点受术者金穴（左风池）、木穴（右风池），上推9次、下捺9次（平收平放），1分钟，后结合传统推拿手法的拨法，左右拨按5分钟。

(4) 点受术者土穴（大椎），固定不动1分钟（生长）；施术者双手重点（收法）受术者火穴（左肩井）、水穴（右肩井）1分钟。手痛、手麻者加点土穴（曲池）、土穴（手三里）、火穴（肩髎）、水穴（肩髃），后拉（收法）受术者示指、中指各3次。

(5) 活动受术者头部，即前压头部、后顶头部，顺、逆时针旋转各1分钟（注意手法力度，保护受术者颈椎）。

(6) 施术者左手点土穴（命门）、右手点土穴（气海），对点（收法）1分钟，补气，拉受术者左、右手中指各1次。

3. 颈型颈椎病

选穴：金穴（左天牖）、木穴（右天牖）、金穴（左太阳）、木穴（右太阳）、金穴（左风池）、木穴（右风池）、土穴（大椎）、火穴（左肩井）、水穴（右肩井）、金穴（左天宗）、木穴（右天宗）、土穴（阴陵泉）、木穴（右阳陵泉）、木穴（太冲）。

选穴意义：金穴（左天牖）、木穴（右天牖）属手少阳三焦经穴，用于调经理气疏通经络，调畅气血；金穴（左太阳）、木穴（右太阳）为经外奇穴，本穴阳气多，可温养阳气；金穴（左天宗）、木穴（右天宗）属手太阳小肠经穴，手太阳小肠经出肩解、绕肩胛，交上肩，故手太阳小肠经是治疗颈肩病的重要经脉之一，手法施以收补法，以补小肠经经气，经气盛则经脉通，则疾病自解。火穴（左肩井）、水穴（右肩井）为足少阳胆经穴，可治头项强痛、肩背疼痛、上肢不遂等疾病，用平收平放法以通少阳之脉，可活络消肿。金穴（左风池）、木穴（右风池）为足少阳胆经穴，可治颈项强痛等疾病，收金穴、放木穴，以调少阳经气。木穴（右阳陵泉）为足少阳胆经之下合穴，八会穴之筋会，用放法，为治疗颈椎病的要穴；土穴（大椎）属督脉，主治头项强痛，可通阳泄热，安神健脑；土穴（阴陵泉）属足太阴脾经，且阴陵泉为足太阴脾经之合穴，主治膝痛、颈痛；木穴（太冲）属足厥阴肝经，为原穴，又为厥阴所注为“输”，厥阴肝主筋，可治筋骨疾病。全方金、木、火、水、土相互配合，生克制化，共取通经活血、活血止痛之功。

操作要点：金穴（左天牖）、金穴（左太阳）、金穴（左风池）、金穴（左天宗）火穴（左肩井）性质属金、属火，为收穴，施以收法；木穴（右天牖）、木穴（右太阳）、木穴（右风池）、木穴（右天宗）、木穴（右阳陵泉）、木穴（太冲）、水穴（右肩井）性质属木、属水，为放穴，施以放法；土穴（大椎）、土穴（阴陵泉）性质属土，为生长之穴，施以平收平放法。

操作方法：

(1) 受术者坐位，施术者双手点其金穴（左天牖）、木穴（右天牖），固定不动1分钟，平补平泻。

(2) 施术者双手点受术者金穴（左太阳）、木穴（右太阳），顺时针旋转30°，晃3次；点金穴（左风池）、木穴（右风池）上推下捺1分钟。

(3) 重点土穴（大椎），固定不动1分钟，后放松颈部1分钟（手法因人而异，不宜过重）。

（4）双手点火穴（左肩井）、水穴（右肩井），左边重点、右边轻点，各 1 分钟。

（5）对金穴（左天宗）、木穴（右天宗）采用五种旋转手法，1 分钟即可。

（6）土穴（阴陵泉）、木穴（右阳陵泉）对挤点 1 分钟；点木穴（太冲），不宜过重；拉受术者双手中指 3 次。

（二）功能锻炼

颈椎病患者也可通过颈项的功能锻炼，增强局部肌力，滑利颈椎关节，缓解症状，使病情逐步好转。下面对常用的锻炼颈项功能方法，进行简要介绍，以供患者日常锻炼之用。需要注意的是，预备姿势皆为立正姿势，两脚稍微分开，两手撑腰。还原动作宜缓慢进行，以呼吸一次做一个动作为宜。

1. 与项争力

动作一：头颈向右转，双目向右后方看。

动作二：还原至预备姿势。

动作三：低头看地（以下颌能触及胸骨柄为佳）。

动作四：还原至预备姿势。

2. 往后观看

动作一：头颈向右转，双目向右后方看。

动作二：还原至预备姿势。

动作三：头颈向左转，双目向左后方看。

动作四：还原至预备姿势。

3. 回头望月

动作一：头颈尽力向右后上方转，上身躯干也随同略向右转，双目转视右后上方，仰望天空。

动作二：还原至预备姿势。

动作三：头颈尽力向左后上方转，上身躯干也随同略向左转，双目转视左后上方，仰望天空。即与第一步动作相同，方向相反。

动作四：还原至预备姿势。

以上三种锻炼方法和动作主要是练习患者颈部的伸屈与旋转功能，没有练习患者颈部侧弯的动作，因为侧弯动作可引起一侧椎间孔受压，产生副作用。对于轻症患者，侧弯无副作用时，也可以加练侧弯动作。其中，往后观看和回头望月，都是练习颈项旋转的动作，而往后观看的旋转角度更大一些，眩晕型颈椎病患者如有副作用，则不宜使用。

第二章　肩关节周围疾病

肩关节周围疾病多属中医“痹症”和“伤筋”的范畴，是由于外邪侵袭经络，气血闭阻，运行不畅引起的，临床以肩周围麻木、酸痛、重着及屈伸不利，旋转不能为主要表现。

本章主要介绍张氏经络收放疗法治疗肩部挫伤、冈上肌腱炎、肱二头肌长头肌腱炎、肱二头肌肌腱炎、肩峰下滑囊炎、肩关节周围炎等。通过随症选取土穴（如合谷、肩井等穴位附近）、火穴（如肩井等穴位附近）、金穴（如肩髎、天宗等穴位附近）、水穴（如肘髎穴位附近）、木穴（如肩髃穴位附近）。虽然穴位选取与针灸取穴位置相似，但是背后的理论与采用的手法和针灸学中不尽相同。根据“木放、火收、金收、水放、土生长”的理论，金收为补，火收为补，故金穴、火穴宜施行补法；水、木主放，故用泻法以泻其邪气，通经活络；土主生长，故土穴宜平补平泻，以生土气。除此之外，针灸、肩部理筋整复手法、中药内服或外用治疗该疾病亦有疗效。

第一节　肩部挫伤

肩部挫伤，也称肩部伤筋，是由于打击或碰撞等原因使人体肩部受伤引起的肩关节周围疾病之一，伤到关节者称为肩部伤筋，本病是临床上最常见的肩关节疾病之一。

一、病因病机

本病任何年龄均可发生，挫伤常发生在肩部上方或外侧方，临床上常以闭合伤为其特点。临床上根据受伤的时间长短，又可分为新伤和陈旧伤两类。受伤后微小血管破裂，血溢脉外，停于皮下，相继出现一系列经筋功能紊乱的症状。中医则认为是气滞血瘀，脉络不通所致。

二、临床表现

受伤后，临床表现轻重不一。轻者出血易于消散吸收而痊愈，重者病变部位较深，并有组织纤维的断裂，局部瘀血红肿，皮下青紫斑块，肿胀疼痛并伴有压痛。关节功能活动受限，但多为暂时性功能受限。亦有少数临床症状较重的病例，可导致组织的部分纤维断裂或并发小的撕脱性骨折，症状往往迁延数日甚至数周。

三、诊断要点

有明显外伤史，临证时当根据临床症状首先判断筋断或不断，是否合并骨折。其次，通过仔细检查排除骨折，如怀疑骨折时可进行X线检查来确定。等创伤性炎症期过后，根据肩关节功能恢复情况，也可以帮助诊断。如炎症期过后，肩关节功能恢复不良，则可能伴有骨折。

临床上，多数患者对一般性创伤发生时多不在意，大多在休息之后开始出现症状，并且逐渐加重，有瘀肿或无瘀肿，但有压痛，5日左右减轻，这是本病临床主要特点，根据这一临床特点，亦可有助于诊断。

在具体诊断时，要注意和肩部扭伤做鉴别。肩部扭伤多为间接外力所致，多发生于软组织和肌腱韧带等的起止点处或为关节一过性的扭挫伤，扭挫混存肩部，在临床一般少见。

四、治疗方法

（一）经络收放疗法治疗

选穴：金穴（左阳池）、土穴（曲池）、水穴（臑会）、金穴（肩髎）、火穴（左肩井）、水穴（右肩井）、木穴（右阳陵泉）、土穴（条口）、火穴（后溪）、水穴（束骨）。

选穴意义：金穴（左阳池）属手少阳三焦经穴，三焦之原穴，可理气活血，是调节全身血液循环的重要穴位；土穴（曲池）属手阳明大肠经穴，阳明经为多气多血之经；水穴（臑会）、金穴（肩髎）为手少阳三焦经穴，可祛湿通络；火穴（左肩井）、水穴（右肩井）属足少阳胆经穴，可活络消肿；木穴（右阳陵泉）属足少阳胆经穴，胆之下合穴，八会穴之筋会；土穴（条口）属足阳明胃经穴，为经络收放疗法特定穴，是治疗颈、肩、腰、腿等疾病的要穴之一；火穴（后溪）属手太阳小肠经穴，手太阳小肠经所注为“输”，又是八脉交会穴之一，通督脉，用放法可通经脉；水穴（束骨）属足太阳膀胱经穴，可治颈、肩、腰痛。全方金、木、火、水、土五行穴位相互配合，生克制化，共取益气活血，通经活络止痛之功。

操作要点：金穴（左阳池）、金穴（肩髎）性质属金，为收穴，施以收法；火穴（后溪）、火穴（左肩井）性质属火，为收穴，施以收法；木穴（右阳陵泉）、水穴（臑会）、水穴（右肩井）、水穴（束骨）性质属木、属水，为放穴，施以放法；土穴（曲池）、土穴（条口）性质属土，为生长之穴，施以平收平放法。

操作方法：

（1）受术者取坐位，施术者左手握受术者患侧示、中、环指，施术者右手拇指点受术者金穴（左阳池）1次、上推3次，拉（收法）示、中、环指1次、松手（放法）。

（2）点受术者土穴（曲池），下推（放法）7次；点水穴（臑会）、金穴（肩髎），顺时针旋转（收法）2圈、逆时针旋转（放法）2圈；点火穴（左肩井）、水穴（右肩井）下推（放法）7次。

(3) 放松活动受术者肩部2分钟。

(4) 点受术者患侧木穴（右阳陵泉），上推（收法）7次、下推（放法）3次、重点按（收法）2次。

(5) 点受术者土穴（条口）2分钟。

(6) 在受术者鱼际下0.5寸点鱼肩穴（压痛点），重点数下。

(7) 捏（收法）受术者火穴（后溪）2分钟。

(8) 捏点（放法）受术者水穴（束骨）3分钟，拉（放法）示、中、环指5次。

注：此治疗术用时大约20分钟。

本术可通经活络、止痛除湿、滑利关节，主治肩周炎，上肢麻木、无力等。如肩部挫伤、肱二头肌肌腱炎、肩峰下滑囊炎等，可重点土穴（足三里），固定不动1分钟，平补。点健侧土穴（曲池），让受术者活动患侧肩部2分钟，平补平泻。最后活动受术者肩部3分钟。

（二）功能锻炼

功能锻炼也是治疗肩部挫伤的常用方法之一，主要包括以下几种。

1. 耸肩 动作由小到大，速度由慢到快，适量而活跃，一般于吊带期内即可开始。

2. 耸肩环绕 臂侧平举，屈肘，以指松散接触肩部，按顺时针或逆时针方向环绕，动作适量。

3. 展旋动作 用单侧或双侧，手心始终向上，手自腰侧旋向后方伸直，移向侧方，屈肘，手心仍向上，手背从前方过头，伸肘，顺滑至侧方，再沿前方降下，手心仍向上，回复原势。然后，再进行第2次动作。双臂同时做亦可，展旋时配合左右弓箭步及上身的前俯后仰。

第二节 漏肩风

漏肩风（肩关节周围炎）是以肩部长期固定疼痛，活动受限为主症的疾病。由于风寒是本病的重要诱因，故常称为“漏肩风”；因本病多发于50岁左右的成人，故俗称“五十肩”；因患肩局部常畏寒怕冷，尤其后期常出现肩关节的粘连，肩部呈现固结状，活动明显受限，故又称“肩凝症”“冻结肩”等。

本病相当于西医学的肩关节周围炎。西医学认为本病是软组织退行性、炎症性病变，与肩部受凉、慢性劳损、外伤等有关。早期单侧肩部酸痛，偶见两侧同时受累。其痛可向颈部和上臂放散，或呈弥散性疼痛。

一、病因病机

多因个体虚弱、肩关节劳损、风寒侵袭肩部，使经气不利所致。肩部感受风寒，阻痹气血，或劳作过度、外伤，损及筋脉，气滞血瘀；或年老气血不足，筋骨失养，皆可使肩部脉络气血不利，不通则痛。肩部主要由手三阳经所主，内、外因素导致肩部经络阻滞不通或失养，是本病的主要病机。

二、临床表现

疼痛为本病的特征，表现为日轻夜重，晚间常可痛醒，晨起肩关节稍活动后疼痛可减轻。由于疼痛，肩关节活动明显受限。局部按压出现广泛性压痛。后期病变组织产生粘连，功能障碍加重，而疼痛程度减轻。因此，本病早期以疼痛为主，后期以功能障碍为主。

三、诊断要点

肩周疼痛、酸重，夜间为甚，常因天气变化及劳累而诱发或加重，患者肩前、肩后及肩外侧均有压痛，主动和被动外展、后伸、上举等功能明显受限，后期可出现肌肉萎缩。

手太阳经“出肩解，绕肩胛，交肩上”，其病“肩似拔”，当肩后部压痛明显时，为手太阳经症；手阳明经“上肩，出髃骨之前廉”，其病“肩前臑痛”，当肩前部压痛明显时，为手阳明经证；手少阳三焦经“上肩”，其病肩、臑、肘、臂……皆痛，当肩外侧压痛明显时，为手少阳经证。兼有明显的感受风寒史，遇风寒痛增，得温痛缓，畏风恶寒，为外邪内侵；肩部有外伤或劳作过度史、疼痛拒按，舌黯或有瘀斑，脉涩，为气滞血瘀；肩部酸痛，劳累加重，或伴见头晕目眩，四肢乏力，舌淡、苔薄白、脉细弱，为气血虚弱。

四、治疗方法

选穴：金穴（左阳池）、土穴（曲池）、水穴（臑会）、金穴（肩髎）、火穴（左肩井）、水穴（右肩井）、木穴（右阳陵泉）、土穴（条口）、火穴（后溪）、水穴（束骨）。

选穴意义：金穴（左阳池）属手少阳三焦经穴，三焦之原穴，可理气活血，是调节全身血液循环的重要穴位；土穴（曲池）属手阳明大肠经穴，阳明经为多气多血之经；水穴（臑会）、金穴（肩髎）为手少阳三焦经穴，可祛湿通络；火穴（左肩井）、水穴（右肩井）属足少阳胆经穴，可活络消肿；木穴（右阳陵泉）属足少阳胆经穴，胆之下合穴，八会穴之筋会，通经活络，用放法为治疗颈、肩、腰、膝等病的要穴；土穴（条口）属足阳明胃经穴，为经络收放疗法肩关节疾病的特定穴，是治疗颈、肩、腰、腿等疾病的要穴之一；火穴（后溪）属手太阳小肠经穴，手太阳小肠经所注为“输”，又是八脉交会穴之一，通督脉，用放法可通经脉；水穴（束骨）属足太阳膀胱经穴，可治颈、肩、腰痛。全方金、木、火、水、土五行穴位相互配合，生克制化，共取补益阳明，益气活血，通经活络止痛之功。

操作要点：金穴（左阳池）、金穴（肩髎）性质属金，为收穴，施以收法；火穴（后溪）、火穴（左肩井）性质属火，为收穴，施以收法；木穴（右阳陵泉）、水穴（臑会）、水穴（右肩井）、水穴（束骨）性质属木、属水，为放穴，施以放法；土穴（曲池）、土穴（条口）性质属土，为生长之穴，施以平收平放法。

操作方法：

（1）受术者取坐位，施术者左手握受术者患侧示、中、环指，施术者右手拇指点受术者金穴（左阳池）1次、上推3次，拉（收法）示、中、环指1次、松手（放法）。

（2）点受术者土穴（曲池），下推（放法）7次；点水穴（臑会）、金穴（肩髎），顺时针旋转（收法）2圈、逆时针旋转（放法）2圈；点火穴（左肩井）、水穴（右肩井）下推（放法）7次。

（3）放松活动受术者肩部2分钟。

（4）点受术者患侧木穴（右阳陵泉），上推（收法）7次、下推（放法）3次、重点按（收法）2次。

（5）点受术者土穴（条口）2分钟。

（6）在受术者鱼际下0.5寸点鱼肩穴（压痛点），重点数次。

（7）捏（收法）受术者火穴（后溪）2分钟。

（8）捏点（放法）受术者水穴（束骨）3分钟，拉（放法）示、中、环指5次。

第三节　肱二头肌肌腱炎

一、病因病机

本病常发生于长期反复过度活动的体力劳动者，因肱二头肌长头腱鞘经常受肌腱的刺激，则发生急性或慢性创伤性炎症，表现为局部充血、渗出、瘀肿，其肌腱的表面浆膜与鞘的内膜呈现病理性变化，进而出现组织变性、肥厚等病理演变。除此之外，肩袖损伤、钙盐沉积、肩关节囊内病变等，均可累及肱二头肌长头肌腱而发病。

二、临床表现

本病多发于中年人，肱二头肌腱鞘炎也常为本病的原因之一，某些年龄较大的患者，常与其他肩部疾病并存，如肱二头肌长头肌腱炎多与肩关节周围炎同时存在。急性期主要表现为三角肌保护性痉挛，局部肿胀，疼痛及压痛，活动时加重，休息后减轻。

检查时，压痛在肩前外侧，屈肘时抗阻力痛为阳性，肱二头肌收缩时，触摸局部可有捻发音感，当合并肩关节周围炎时，可见关节僵硬及肌肉萎缩。

三、诊断要点

临床应根据病史、发病年龄、症状与体征进行诊断。特别是当屈肘时，肱二头肌抗阻力痛阳性，同时局部可感到有细微的摩擦感为本病的最主要特征，即可诊断本病。

X线检查常无明显改变，多为阴性结果。但如果进行结节间沟切线位摄片可确定结节间沟是否平整，以及是否有增生性改变。对于某些慢性期患者可获得异常影像，造影可证明肱二头肌长头腱鞘不完全闭锁。

四、治疗方法

（一）经络收放疗法治疗

选穴：金穴（左阳池）、土穴（合谷）、土穴（手三里）、土穴（曲池）、火穴（手五里）、水穴（肘髎）、金穴（肩贞）、木穴（肩髃）、土穴（曲池）、土穴（肩井）、土穴（大椎）。

选穴意义：土穴（合谷），火穴（手五里）、土穴（手三里）、水穴（肘髎）、木穴（肩髃）同属手阳明大肠经穴，同一经脉之穴，五行属性各不相同，金、木、火、水、土之穴共存，施以金收、木放、火收、水放、土生长之法，共同促进手阳明大肠经经气旺盛，使气旺血行，则疼痛自解；金穴（左阳池）属手少阳三焦经穴，三焦之原穴，可理气活血，是调节全身血液循环的重要穴位，金穴（肩贞）属手太阳小肠经穴，手太阳小肠经出肩解、绕肩胛，交上臂，故手太阳小肠经为治疗肩关节周围疾病的重要经脉之一；土穴（大椎）属督脉，可通阳泄热、解表祛风、安神健脑，故泻之以温通督脉阳气，疏风活血通络；土穴（曲池）属手阳明大肠经穴，阳明经为多气多血之经；土穴（肩井）属足少阳胆经穴，可活络消肿。全方金、木、火、水、土五行穴位相互配合，生克制化，共取补益阳明，益气活血，通经活络止痛之功。

操作要点：金穴（左阳池）、金穴（肩贞）、火穴（手五里）性质属金、属火，为收穴，施以收法；水穴（肘髎）、木穴（肩髃）性质属水、属木，为放穴，施以放法；土穴（合谷）、土穴（手三里）、土穴（大椎）、土穴（肩井）、土穴（曲池）性质属土，为生长穴，施以平收平放法。

操作方法：

（1）受术者坐位，施术者点受术者金穴（左阳池）上推 7 次，顺时针、逆时针旋转腕关节 1 分钟。

（2）重点土穴（合谷）1 分钟（力度因人而异），拉拇指 3 次；点土穴（手三里）上推 9 次、下捺 7 次，轻点（放法）土穴（曲池）1 分钟。

（3）点火穴（手五里），顺时针旋转 3 圈；水穴（肘髎）下捺（放法）3 次；点金穴（肩贞），顺时针旋转 5 圈，木穴（肩髃）下捺 3 次。

（4）点土穴（曲池），活动肘关节 1 分钟，放松肌肉关节。

（5）点土穴（肩井）、土穴（大椎），固定不动 1 分钟；活动肩关节 5 分钟，放松背部。

（6）可用推、点、按、捏、挤等手法，后拉患侧手拇指。

（二）功能锻炼

1. 肩后旋运动 主要使用器械练习，方法如下：正立，两脚分开与肩同宽，患臂在体后，健臂在体前分握滑轮绳索的两端，借助拉绳一上一下地交替动作进行练习。具体练习的时候，动作宜缓慢，各进行 30~50 次为宜。也可持棍于体后，左右交替上拉，各做 3~5 次即可，或进行搓澡式训练亦可。

2. 展肩运动 以两手手指相交叉，放于枕后，交替做两臂夹紧与展开动作，各进行 30~50 次为宜。

第三章 急性损伤性腰痛

急性损伤性腰痛是指由各种急性损伤所引起的腰痛，且急性发病，中医列为“腰部伤筋”的范畴，古人认为此病乃由外伤以后血脉瘀阻所致。本章主要介绍急性腰扭伤、急性腰部韧带损伤、腰椎间盘突出症和腰椎椎管狭窄症的辨证治疗。此类疾病当分急性期和慢性缓解期，急性期病机多见气滞、血瘀、络阻，慢性期多为肝肾不足。因此，需要在常规“木放、火收、金收、水放”手法的基础上，在急性期治疗时侧重于泻法，慢性期治疗时侧重于补法。除此之外，也可以配合理筋整复手法、功能锻炼，药物治疗，必要时须采用手术治疗。

第一节 急性腰扭伤

急性腰扭伤是指腰、腰骶及骶髂两侧的肌肉、关节、韧带及筋膜等软组织的急性损伤病症，俗称“闪腰”。本病多发于青壮年和体力劳动者，男性多于女性。本病属中医“腰痛病”范畴。

腰骶关节是脊柱运动的枢纽，由于骶骨呈45°前倾角，与第5腰椎形成不稳定结构；骶髂关节则是躯干和下肢的连接部位，依靠骶髂韧带和髂腰韧带维系，而腰部两侧的肌肉和韧带起到运动腰部和维持脊柱稳定的重要作用，因此腰部的扭伤多发生在腰骶关节、骶髂关节和腰背两侧骶棘肌。

一、病因病机

凡跌仆、闪扭伤及腰脊，必筋肌损伤，气血瘀滞而痛。《金匮翼》有“瘀血腰痛者，闪挫及强力举重得之。盖腰者，一身之要，屈伸俯仰，无不由之，若一有损伤，则血脉凝涩，令人卒痛不能转侧，其脉涩，日轻夜重者是也”的记载。

急性腰扭伤主要是闪、扭、挫，腰部运动姿势不正而致肌肉拉伤导致肌痉挛为闪腰；用力不当，或抬扛重物时肌肉配合不协调，使腰部肌肉、韧带受到剧烈扭转、牵拉等使腰部受伤为扭腰；外物撞击腰部为直接外力所致，从而产生损伤与血肿称挫腰。腰扭伤轻者表现为骶棘肌和腰背筋膜不同程度的痉挛与出血；较重者可发生棘上韧带、棘间韧带的撕裂损伤；严重者可发生后关节紊乱与滑膜嵌顿。

二、临床表现

1. 腰部剧烈疼痛 可呈刺痛、胀痛或牵扯样痛，常牵掣臀部及下肢疼痛。部位较局限，肌痉挛明显。因损伤部位和性质不同，急性腰肌筋膜损伤常有撕裂感，以腰部脊柱一侧或两侧疼痛，近腰骶部多见；急性腰部韧带损伤有突然撕裂痛，以脊柱正中或骶髂关节部位疼痛明显；急性腰椎后关节滑膜嵌顿疼痛剧烈，以棘突旁损伤的后关节处明显。

2. 腰部功能障碍 俯仰转侧均感困难，甚至不能翻身起床、站立或行走，咳嗽或深呼吸时疼痛加重。急性腰肌筋膜损伤，不能直腰、俯仰、转身，动则疼痛加重；急性腰部韧带损伤，弯腰时疼痛加重；急性腰椎后关节滑膜嵌顿，腰部不敢运动，动则剧痛，甚至不能直立或行走。

三、诊断要点

1. 局部压痛 腰部受伤后多有局限性压痛，压痛点固定，与受伤组织部位一致。急性腰肌筋膜损伤多见于脊柱一侧或两侧压痛；急性腰部韧带损伤、棘上韧带损伤，压痛浅表，常跨越两个棘突及两个以上棘突有压痛；棘间韧带损伤压痛较深，局限于两个棘突间深压痛；骶髂韧带、髂腰韧带损伤压痛在损伤侧的骶髂关节，骶髂韧带损伤压痛较浅，髂腰韧带损伤则压痛较深。

2. 肌肉痉挛 多数患者有单侧或双侧腰部肌肉痉挛，多发生骶棘肌、腰背筋膜等处，这是疼痛刺激引起的一种保护性反应，站立或弯腰时加重。

3. 脊柱侧弯 疼痛引起肌肉痉挛而致双侧不对称性的、可改变脊柱正常的生理曲度，多数表现为不同程度的可逆性脊柱侧弯畸形，一般是脊柱向患侧侧弯。疼痛和肌肉痉挛解除后，侧弯可自行消失。

4. 功能障碍 全部患者均有腰部运动功能障碍。急性腰肌筋膜损伤者，腰部诸方向运动功能均明显受限；急性腰部韧带损伤者，尤以腰部前屈、后伸功能受限最为明显；急性腰椎后关节滑膜嵌顿者，疼痛剧烈，诸方向运动可受限，尤以后伸运动功能受限明显。

5. 影像学检查 X线片可见腰椎生理曲度改变，脊柱侧弯或后凸，两侧后关节不对称，椎间隙左右不等宽等。

四、治疗方法

（一）经络收放疗法治疗

选穴：金穴（左阳池）、木穴（右大陵）、土穴（百会）、金穴（左太阳）、木穴（右太阳）、土穴（神阙）、土穴（命门）、金穴（左肾俞）、木穴（右肾俞）、土穴（长强）、木穴（至阳）。

选穴意义：金穴（左阳池）属手少阳三焦经，可理气活血，是调节全身血液循环的重要穴位；木穴（右大陵）属手厥阴心包经，心包之原穴、输穴，可宁心安神，舒筋理气，和营通络，为经络收放疗法治疗第一要穴；土穴（百会）属督脉，居头顶，总督一身之阳气，可升提阳气；金穴（左太阳）、木穴（右太阳）为经外奇穴，本穴阳气多，可温养阳气；土穴（神阙）属任脉，为生元之穴，是气经过和留止的部位；土穴（命门）属督脉，可通阳脉之气，补肾气；金穴（左肾俞）、木穴（右肾俞）属足太阳膀胱，肾之背俞穴，是肾之经气输注之处，主治腰痛；木穴（至阳）属督脉，此穴阳气旺，可清热除湿，通络止痛，调理血气，是经络收放疗法特定穴之一；土穴（长强）是督脉，主治腰痛。以上诸穴，金、木、土相配，以后天养先天，为治疗此型的要方。

操作要点：金穴（左阳池）、金穴（左太阳）、金穴（左肾俞）性质属金，为收穴，施以收法；木穴（右大陵）、木穴（右太阳）、木穴（右肾俞）、木穴（至阳）性质属木，为放穴，施以放法；土穴（百会）、土穴（神阙）、土穴（命门）、土穴（长强）性质属土，为生长之穴，施以平收平放法。

操作方法：

（1）受术者坐姿，施术者左手握受术者左手，中指为主；右手拇指点受术者金穴（左阳池），然后向手背方向弯曲3次，最后点中指背面（阳）中节中间向上掐7次。

（2）施术者左手握受术者手内侧（阴）中指，右手点木穴（右大陵），屈拉（收法）中指3次，松手（放法）。

（3）施术者点受术者土穴（百会）1分钟，同时点其金穴（左太阳）、木穴（右太阳）1分钟，点双侧锁骨1分钟，受术者有热感后点土穴（神阙），固定不动（土生长）1分钟，点气穴顺时针旋转3圈、逆时针旋转3圈，1分钟。

（4）点背部土穴（命门）上推（收法）7次，点金穴（左肾俞）、木穴（右肾俞）上推（收法）3次，让受术者弯腰、吸气，左右活动腰部，如活动受限者，重点土穴（长强）3次。

（5）用膝关节轻顶受术者木穴（至阳）3次（为通气）。

（6）双手同时拉受术者双中指向下拉3次，后取气穴补气。

（二）传统手法治疗

该手法治疗主要适用于棘上韧带撕裂或棘上韧带于棘突上剥离者。具体操作方法：受术者端坐，施术者坐于受术者背后，先以双手拇指触摸棘突，找到棘上韧带剥离处，然后嘱咐受术者稍向前弯腰，此时施术者以一手拇指按于棘上韧带上端，向上推按牵引，另一手拇指左右拨动已剥离韧带，找准剥离面，此时嘱咐受术者直腰，施术者双手拇指顺其脊柱纵轴方向顺压于原位。可反复顺压数次，使该韧带贴附于原位。

对于棘上韧带、棘间韧带断裂者，首先进行过伸复位，而后应予以固定。常用的固定方法有腰椎固定、竹帘固定、“工”形夹板固定和石膏固定，固定时间一般为4~5周。

第二节　急性腰部韧带损伤

腰部韧带主要包括前纵韧带、后纵韧带、黄韧带、棘间韧带、棘上韧带、横突间韧带及脊柱各关节囊韧带，这些韧带在一定程度上具有维持脊柱和腰部关节稳定性的作用，因为解剖位置的特殊性，使其容易发生组织变性，更易因突然受力过大而产生急性损伤，导致腰部疼痛及活动受限等临床表现，此即为腰部韧带损伤，属中医“伤筋”的范畴。在临床上，棘上韧带、棘间韧带和髂腰韧带急性损伤较为常见。

棘上韧带是架在各椎骨棘突上的索状纤维组织，自上而下纵行，韧性较强，但在腰骶部位比较薄弱，再加上此处恰为腰部活动范围较大的区域，因而此处易受损伤。

棘间韧带处于相邻棘突之间，其纤维较短，较棘上韧带脆弱。腰部日常的屈伸动作，使其经常受到牵引和挤压，易引起其变性，且变性程度与年龄的增长呈正相关，由于正常情况下腰部承受压力较大，所以第 4 腰椎、第 5 腰椎和第 1 骶椎之间的棘间韧带损伤发病率较高。

髂腰韧带起于髂嵴后部的内侧面，终止于第 5 腰椎横突，呈向内向下的斜行位置，具有限制第 5 腰椎的前屈和保护椎间盘的作用。腰部完全屈曲时，骶棘肌完全放松，脊柱的稳定性主要依靠韧带来维持，此时易造成该韧带的损伤。

急性腰部韧带损伤多见于青壮年体力劳动者，应积极救治，否则易转化成慢性劳损。

一、病因病机

（一）弯腰搬取重物致伤

棘上韧带、棘间韧带、黄韧带及髂腰韧带均有限制脊柱过度前屈的作用，通常情况下会受到骶棘肌的保护而免受损伤，但在人体充分弯腰搬重物时，骶棘肌即处于松弛状态，而臀部肌肉和大腿后部肌肉强力收缩，此时上半身及重物的重量全部由韧带承担，极易造成韧带的急性损伤。

（二）高处摔下致伤

1. 下肢伸展位摔伤　此时两侧股后肌紧张，骨盆后倾，腰骶部韧带易受强力牵拉而导致牵扯性损伤。

2. 下肢坐位，腰部前屈位摔伤　此时股后肌更为紧张，牵拉骨盆致其倾斜度更大，加上腰部处于前超位，则腰后部韧带受力更大，极易导致损伤。

（三）直接外力撞击致伤

直接外力作用于腰背部易使腰部过度前屈，或腰部直接受到外力挫伤，均可导致韧带受到强力牵拉而造成急性腰部韧带损伤，需要注意的是此类损伤往往合并有骨折脱位或神经损伤。

临床上将急性腰部韧带损伤分为稳定性和非稳定性两大类：

1. 稳定性损伤　韧带扭伤和撕裂，不伴有骨折或脱位，属轻度损伤。

2. 非稳定性损伤　棘上韧带、棘间韧带的撕裂，属中度损伤；韧带撕裂伴有棘突骨折、关节突骨折及关节囊撕裂，属次重度损伤；后纵韧带撕裂和椎间盘后部撕裂，属重度损伤。

二、临床表现

（1）多有明显的外伤史，如弯腰负重，搬取重物，或从高处摔下，或肩负重物突然失力，多突然发病。

（2）发病时患者常自觉腰部突发脆响声或有撕裂样感觉，随即局部突发疼痛，常呈撕裂样或刀割样，当即坐卧困难，偶伴有下肢放射性疼痛，之后可出现局部瘀斑肿胀。

（3）体格检查可见腰部肌肉痉挛，活动明显受限，前屈时疼痛加重；棘突和棘突压痛明显；仰卧屈髋试验阳性。

（4）棘上韧带、棘间韧带断裂者，X线侧位片可见棘突间距增宽。需要注意的是，X线检查对棘上韧带和棘间韧带损伤有意义，而对一般韧带损伤多不能明确诊断。

三、临床诊断

（1）多有明显外伤史。
（2）发病时腰部有撕裂样剧痛，活动受限，屈曲时疼痛加重。
（3）腰部棘上、棘间处压痛明显，腰部肌肉痉挛，仰卧屈髋试验阳性。
（4）X线检查可见棘突间距增宽。

四、治疗方法

（一）经络收放疗法

选穴：金穴（左委中）、木穴（右委中）、土穴（腰俞）、土穴（命门）、土穴（腰阳关）、水穴（气海俞）、水穴（关元俞）、水穴（小肠俞）、水穴（膀胱俞）、水穴（下髎）、水穴（中髎）、水穴（上髎）、土穴（长强）、金穴（左承山）、木穴（右承山）、金穴（左肾俞）、木穴（右肾俞）。

选穴意义：土穴（长强）、土穴（腰俞）、土穴（腰阳关）属督脉，主治腰痛；土穴（命门）属督脉，可通督脉之气，补肾气；金穴（左肾俞）、木穴（右肾俞）属足太阳膀胱经，肾之背俞穴，是肾之经气输注之处，可培补元气，强肾护肾；水穴（气海俞）属足太阳膀胱经穴，元气通过和留止的部位，可疏肝气、养肝血、调任脉；水穴（关元俞）、水穴（小肠俞）、水穴（膀胱俞）、水穴（下髎）、水穴（中髎）、水穴（上髎）同属足太阳膀胱经，且属性一致，施以放法，可通经活络止痛；金穴（左委中）、木穴（右委中）为足太阳膀胱经合穴，膀胱之下合穴，足太阳膀胱经循行于腰背部，是治疗腰背部疾病的要穴，故有“腰背委中求”之称；金穴（左承山）、木穴（右承山）属足太阳膀胱经穴，可舒筋解痉，主治腰腿痛。以上诸穴金、木、水、土相配，调气机、补气血、壮腰强筋，理气通络，为治疗腰背韧带损伤之要方。

操作要点：金穴（左肾俞）、金穴（左委中）、金穴（左承山）性质属金，为收穴，施以收法；木穴（右肾俞）、木穴（右委中）、木穴（右承山）性质属木，为放穴，施以放法；水穴（气海俞）、水穴（关元俞）、水穴（小肠俞）、水穴（膀胱俞）、水穴（下髎）、水穴（中髎）、水穴（上髎）性质属水，为放穴，施以放法；土穴（长强）、土穴（腰俞）、土穴（腰阳关）、土穴（命门）性质属土，为生长穴，施以平收平放法。

操作方法：

（1）受术者俯卧位，施术者用常规手法点、按、推等手法放松局部3分钟，手法力度宜轻。

（2）施术者双手分别点受术者金穴（左委中）、木穴（右委中）；随后施术者左手点土穴（腰俞）、右手点土穴（命门），对挤1分钟，补气，理顺腰椎；最后按土穴（腰阳关）不动。

（3）施术者轻点（平收平放）受术者水穴（气海俞）、水穴（关元俞）、水穴（小肠俞）、水穴（膀胱俞）不动。

（4）施术者双手分别点受术者水穴（下髎）、水穴（中髎）、水穴（上髎），从下向上点推（收法）3次，后重点土穴（长强），让受术者吸气3次。

（5）施术者双手分别点金穴（左承山）、木穴（右承山）1分钟，后点金穴（左委中）、木穴（右委中），让受术者活动腰部，最后拉受术者双手中指1次。

（二）固定治疗

此法适用于棘上韧带、棘间韧带断裂者，首先进行过伸复位，而后应予以固定。常用的固定方法有腰椎固定、竹帘固定、“工”形夹板固定和石膏固定，一般固定时间为4~5周。

（三）功能锻炼

韧带损伤者，一般应卧床休息，休息时间应视病情而定，一般1周即可。韧带断裂者休息时间应延长3~4周。韧带扭伤者，早期应进行腰背肌肉锻炼，以防长期卧床而导致腰背肌无力。如属不稳定性损伤，应在韧带愈合后再进行肌肉锻炼，锻炼方式以仰卧式和俯卧式腰背肌锻炼为主。具体方法如下。

1. 俯卧式腰背肌锻炼

动作一：患者俯卧位，头转向一侧。

动作二：两腿交替向后做过伸动作，共做5组。

动作三：两腿同时做过伸动作，共做5组。

动作四：两腿不动，上身躯体向后背伸，共做5组。

动作五：上身与两腿同时背伸，共做5组。

动作六：还原，自然呼吸。

2. 仰卧式腰背肌锻炼

动作一：患者仰卧位，双手叉腰，双腿叉开与肩同宽，半屈膝呈90°。

动作二：以头部，双肘和双脚作为支撑，腰部用力缓慢挺起躯干做架桥动作，初步锻炼时4~6次即可，随后可逐步增加次数。

需要注意的是，腰背肌锻炼时，应当缓慢柔和，循序渐进，量力而行，不要急于求成。

第三节　腰椎间盘突出症

腰椎间盘发生退行性变以后，由于损伤、过劳等因素导致纤维环部分或全部破裂，进而连同髓核一并向外膨出，压迫神经根或脊髓引起腰痛和一系列神经相关症状，称为腰椎间盘突出症，亦称为腰椎间盘纤维环破裂症。本病为腰腿痛常见原因之一，其主要症状为腰痛及下肢痛。

本病多见于青壮年男性体力劳动者，近几年脑力劳动者的发病率亦呈攀升趋势，发病部位以第4、第5腰椎为最多见，第5腰椎至第1骶椎次之，第3、第4腰椎少见。

一、病因病机

本病的病因主要是椎间盘本身的退行性变，再加某种外因，如外伤、慢性劳损，以及感受寒湿等，在内、外两种因素的综合作用下，腰椎间盘纤维环发生破裂，以致髓核突出而发病。

（一）内因

腰椎间盘退行性变是本病的最主要内因，亦是导致本病的根本原因。正常情况下，腰部既要承受上身体重的压力，又要经常进行屈伸运动而受到磨损，尤以下腰部为甚，因此在30岁左右椎间盘就开始变性。如果纤维环与髓核的退行性变一致时，多出现椎间盘变窄、椎间盘普遍突出。如果在这种平衡蜕变的同时软骨板亦骨化，则椎体趋向稳定，此时除腰部活动受限以外，并不产生腰痛。如果二者退行性变不一致，纤维环变化较早且明显，其坚韧性减低，髓核压力不变，即使无明显外伤，亦可造成纤维环的破裂，从而引起本病的发生。

（二）外因

1. 腰椎间盘受到暴力损伤 在椎间盘自然变性的基础上，如果再受到较大的旋转或扭曲力，纤维环即可在后侧呈环形或辐射状断裂。环状破裂多位于椎间盘的周围部，在临床上可造成腰痛。辐射状破裂，多自髓核向外延续达椎间盘的边缘，但外层纤维环可保持完整，此时髓核可在较大的压力作用下被挤入裂隙内，以后腰部不断活动用力，则迫使髓核逐渐向外突出，压迫神经根，造成坐骨神经痛。成年及壮年时期，髓核的含水量高，膨胀性大，纤维环一旦破裂，髓核可因压力大而突出。老年后髓核脱水，膨胀力减小，虽纤维环破裂，髓核多不突出。

2. 腰椎间盘的慢性劳损 日常生活和工作中多次重复地轻微腰部损伤，如提举重物或经常弯腰活动，对腰椎间盘可产生挤压，挤压不断地作用于椎间盘，既可由量变到质变，也可使纤维环发生退行性变，在此基础上如出现腰部外伤，更易造成纤维环的破裂而发病。

3. 外感风寒湿热邪气 不少腰椎间盘突出患者，无外伤及劳损病史，可因风寒湿或湿热之邪侵袭而发病。寒湿之邪，其性收引重浊，可引起小血管收缩和痉挛，从而影响局部的血液循环，进而导致椎间盘的营养不良而使椎间盘变性。另外，肌肉紧张和痉挛可增加对椎间盘的压力，对已有变性改变的椎间盘，可造成进一步的损伤，因而可发生椎间盘突出。湿热之邪胶着难解，着于腰部，亦可发生腰椎间盘突出。

4. 精神紧张 在临床上亦可见到单纯因精神紧张而发病者，这是由于肌肉缺乏适当的松弛，增加了对椎间盘的压力，而使变性的腰椎间盘突出。

二、临床类型

（一）根据髓核突出方向分类

1. 后突出 发病机制是向后突出的髓核压迫神经根，产生下腰痛，此类突出临床较为多见。

2. 前突出 发病机制是髓核向前突出，而其前方是前纵韧带和腹腔，故此类突出无症状，亦无临床意义。

3. 椎体内突出 发病机制是髓核经过已闭塞的血管，向软骨板和椎体内突出，形成杯状缺口，此类多发生在青年期。

（二）根据向后突出的具体部位分类

1. 单侧型 髓核突出和神经根受压只限于一侧，此型临床最为多见，表现为同侧的腰及下肢麻木疼痛。

2. 双侧型 髓核自后纵韧带两侧突出，两侧神经根皆受压迫，临床表现为两侧腰部和双侧下肢均出现麻木疼痛。

3. 中央型 椎间盘自后中部突出，一般不压迫神经根，而只压迫下行的马尾神经，产生马鞍区麻痹和大小便障碍等症状，如突出较明显亦可压迫神经根。

（三）根据突出的程度分类

1. 隐藏型 此型为纤维环不完全破裂所致，此时其外层尚保持完整，髓核在受压的情况下向破裂软弱部分突出。在这种情况下，如椎间盘承受的压力较大，纤维环破裂较多，则髓核继续向外突出；如能适当休息，髓核完全可以回纳，破裂的纤维环亦可以愈合。本型有时亦可伴有坐骨神经痛，但经休息后可好转。

2. 突出型 纤维环裂隙较大，但不完全，外层尚保持完整，髓核突出较大，呈球形，此型可发展为破裂型，但通过适当手法治疗完全可以康复。

3. 破裂型 纤维环完全破裂，髓核可突入椎管内，临床症状较为严重，多呈持续性，一般需进行手术治疗。

三、临床表现

（一）症状

本病最突出的表现为腰部疼痛及下肢沿坐骨神经的放射性疼痛。

1. 腰痛 来源于腰部组织的损伤，疼痛多在下腰部、腰骶部或局限于一侧，并因疼痛和肌肉痉挛而影响腰部屈伸活动，严重者影响患者的工作和生活，但经过充分的卧床休息多能缓解。亦可因劳累、受凉等因素而复发。

2. 下肢放射性疼痛 乃神经根受压所致，疼痛沿下肢坐骨神经或某个神经根的分布区向下放射，一般由臀部开始向下肢放射至大腿后侧、小腿外侧，乃至足背、足趾，一般疼痛部位固定，患者多能指出具体部位。

放射性疼痛多因站立、用力、咳嗽、打喷嚏或运动而加剧，休息后可减轻，但亦有少数患者在站立、行走时疼痛减轻，而在夜间休息时疼痛加重，但经过充分休息后多能有所缓解。病程较久或神经根受压严重者，常伴有下肢麻木感，麻木区与受压神经根分布区域一致，但仅限于小腿的外侧或足部，中央型突出可发生鞍区麻木。部分患者可有下肢凉感，查体可发现患肢温度较健侧为低，亦有部分患者可累及足背动脉，表现为足背动脉搏动减弱。

根据放射性疼痛出现时间的不同，可分为以下几种情况：①腰部损伤的同时出现下肢放射痛。②腰部损伤数月乃至数周后才出现坐骨神经痛。③腰部损伤之初表现为腰痛，一两日后出现下肢放射性疼痛。下肢痛常伴有大腿、小腿及足部感觉异常。

（二）体征

本病体征包括腰部和脊柱体征及神经根受压体征。

1. 腰部和脊柱体征

（1）姿势的异常：为了避免神经根受压，机体会本能地将腰部固定于某一姿势。受病变的严重程度及机体的自我调节能力的影响，腰部可出现过度前凸、变平或侧弯等异常姿势。①腰椎过度前凸：多由后外侧的小型突出所致。腰椎过度前凸可使马尾移位于椎管后部，从而避开了突出物的刺激和压迫，前凸幅度增大，可使腰椎间隙前宽后窄，有力地阻止了小型突出物继续向后移动，使破裂的纤维环松弛，有利于修复，同时也保护了后纵韧带。②腰椎曲线变平或倒转：此种姿势是由于较大的、足以阻止腰部后伸的后外侧或后方突出物所致，常伴有严重的坐骨神经痛和腰椎侧凸，任何使腰部伸直的动作均可加重下肢疼痛。③脊柱侧弯：发病率较高，约占椎间盘突出患者的80%以上。脊柱侧弯既可表现在患侧亦可表现在健侧。侧弯是一种松弛神经根，减轻疼痛的保护性反应，侧凸的方向可以表明突出物的位置与神经根的关系。一般情况下，突出物在神经根的前内侧时，为了使突出物躲开神经根，脊柱多偏向健侧，如突出物处于神经根的前外侧，脊柱必凸向患侧。但亦不尽然，如突出物在神经根的前外方，早期脊柱可凸向患侧，使神经根远离突出物，以减少压迫，同时凸出一侧间隙增宽，便于突出物部分回至椎间盘内，晚期突出物已固定粘连无回吸可能，脊柱即凸向健侧，使神经根松弛，以减少对神经根的挤压。

（2）脊柱运动受限：脊柱屈曲、伸展、侧弯及旋转运动均有不同程度的受限，尤以屈曲和后伸运动受限最为严重。原因在于脊柱屈曲时，椎间盘前部受到挤压，后部间隙随之增宽，髓核向后移位，使成熟型突出物的张力增大，同时脊髓上移牵拉神经根，疼痛增加使运动受限，当脊柱伸展时突出物增多，加之黄韧带移位，直接挤压突出物和神经根，此时疼痛加重而限制脊柱运动。

（3）压痛点和放射痛：压痛点多在腰椎棘突之间及椎旁1~2厘米处，与突出物处于同一水平面，用力下压时，压力渗透至黄韧带、神经根和突出物，可引起下肢放射性疼痛，疼痛的部位与神经根分布的区域有关。此类放射性疼痛不同于一般扭伤或劳损引起的牵扯痛。

如卧位时，压痛点不易找出，可采用站立位按压的方式寻找压痛点。具体方法是：嘱受术者站立并使脊柱略向后伸，骶棘肌放松，施术者站于受术者身后，以左手按于受术者的髂前上棘处，右手拇指按压寻找压痛点。

2. 神经根受压体征

（1）直腿抬高试验、足部过度背屈试验、起坐伸膝试验、屈颈试验及颈静脉压迫试验均呈阳性表现。

（2）神经肌肉系统检查：突出物压迫神经根，可使其支配区域的感觉出现障碍，肌力减弱，腱反射减弱或消失，严重者可致肌肉萎缩。

（三）实验室检查

主要是为了排除结核、类风湿及脊髓瘤等，而本病血、尿一般项目检查多数情况下均属正常。具体的检查项目包括血常规、血沉、类风湿因子等，必要时进行腰穿，测定脑脊液压力并进行脑脊液常规检查，尿常规检查主要排除肾脏和痛风等疾病。

（四）X 线检查

临床患者应常规拍摄腰椎正侧位 X 线片，侧位片可显示受累椎间隙变窄，有时前宽后窄，椎体上下缘骨质增生或腰椎前凸消失，正位片可见脊柱侧凸。X 线检查旨在排除腰椎其他病变，如结核、肿瘤、强直性脊柱炎和腰椎先天畸形等疾病，其本身对腰椎间盘突出诊断仅作参考。而 CT 检查和 MRI 检查则能清晰显示腰椎相关部位的病变。

（五）特殊检查

在上述诊断方法不能明确诊断的情况下，可采用脊髓造影的检查方法。

椎间盘突出者，脊髓造影多显示在椎管一侧硬膜的外前方形成小而规则的充盈缺损或压迹，压迹的位置正对椎间隙。脊髓肿瘤，可随肿瘤的大小造成椎管的部分或完全梗阻，造影剂中可形成杯状缺口或充盈缺损，此类缺损常常与椎体相对，缺损的范围可延及临近的椎间隙和椎体，并且因肿瘤的部位不同，充盈缺损也有不同的类型。脊髓造影的优点在于能看到整个椎管的情况，可以用于鉴别肿瘤和椎管狭窄症。

四、临床诊断

（1）好发于青壮年男性，有外伤、劳累及受凉或受湿的病史。

（2）腰部疼痛，有固定的棘间及椎旁压痛点，疼痛向臀部及下肢放射，腰后伸时按压压痛点则疼痛加重。

（3）持续或间歇性加重的单侧或双侧坐骨神经痛，可因咳嗽、打喷嚏而发作，直腿抬高或加强试验阳性。

（4）腰椎表现为侧弯、平直或后凸畸形，活动受限。

（5）病程长者，可出现患肢肌肉萎缩，感觉迟钝，踝及足踇趾背伸肌力减弱，腱反射减弱或消失。

五、治疗方法

（一）经络收放疗法治疗

1. 气滞血瘀

选穴：土穴（长强）、金穴（左肾俞）、木穴（右肾俞）、土穴（腰俞）、土穴（腰阳关）、土穴（命门）、水穴（三焦俞）、水穴（大肠俞）、水穴（上髎）、水穴（中髎）、水穴（下髎）、金穴（左委中）、木穴（右委中）、金穴（左承山）、木穴（右承山）、木穴（右环跳）、木穴（风市）、木穴（右阳陵泉）、木穴（阳交）。

选穴意义：土穴（长强）、土穴（腰俞）、土穴（腰阳关）、土穴（命门）同属督脉，可通督脉之气，补肾气，可治腰背强痛；金穴（左肾俞）、木穴（右肾俞）属足太阳膀胱经，肾之背俞穴，是肾之经气输注之处，可培补元气，强肾护肾；水穴（三焦俞）、水穴（大肠俞）、水穴（下髎）、水穴（中髎）、水穴（上髎）同属足太阳膀胱经，且属性相同，施以放法，可通经活络止痛；金穴（左委中）、木穴（右委中）为足太阳膀胱经合穴，膀胱之下合穴，足太阳膀胱经循行于腰背部，是治疗腰背部疾病的要穴，故有“腰背委中求”之称；金穴（左承山）、木穴（右承山）属足太阳膀胱经穴，可舒筋解痉，主治腰腿痛；木穴（右环跳）、木穴（风市）、木穴（阳交）为足少阳胆经穴，可祛风化湿、通经活络，主治腰腿痛；木穴（右阳陵泉）为足少阳胆经合穴，胆之下合穴，八会穴之筋会，主治全身筋之疾病及腰腿痛。以上诸穴，金、木、水、土相配，调气机、补气血、壮腰强筋、理气通络，为治疗气滞血瘀之要方。

操作要点：金穴（左肾俞）、金穴（左委中）、金穴（左承山）性质属金，为收穴，施以收法；木穴（右肾俞）、木穴（右委中）、木穴（右承山）、木穴（右环跳）、木穴（风市）、木穴（右阳陵泉）、木穴（阳交）性质属木，为放穴，施以放法；水穴（三焦俞）、水穴（大肠俞）、水穴（上髎）、水穴（中髎）、水穴（下髎）性质属水，为放穴，施以放法；土穴（长强）、土穴（腰俞）、土穴（腰阳关）、土穴（命门）性质属土，为生长穴，施以平收平放法。

操作方法：

（1）用轻点、按手法放松受术者腰部，缓解其局部肌肉痉挛症状。

（2）点受术者土穴（长强），上推（收法）9次；点金穴（左肾俞）、木穴（右肾俞），对挤（平收平放）3次。

（3）点受术者土穴（腰阳关）、土穴（命门），对挤（平收平放）3次；点水穴（三焦俞）、水穴（大肠俞），上推下捺（平收平放）3次。

（4）点受术者水穴（下髎）、水穴（中髎）、水穴（上髎），从下向上点推（收法）3次。

（5）点受术者患侧木穴（右环跳），上推；重点（放法）木穴（风市）、木穴（右阳陵泉）、木穴（阳交）。

（6）施术者左手重点受术者金穴（左委中）、右手点其木穴（右委中）3次，后重点金穴（左承山）、木穴（右承山），让受术者活动腰部。

（7）用复位手法对受术者突出部位复位，即五种旋转手法。

2. 寒湿阻络

选穴：土穴（长强）、金穴（左肾俞）、木穴（右肾俞）、土穴（腰阳关）、土穴（命门）、水穴（三焦俞）、水穴（大肠俞）、水穴（下髎）、水穴（中髎）、水穴（上髎）、金穴（左环跳）、木穴（右环跳）、木穴（右阳陵泉）、金穴（左委中）、木穴（右委中）、土穴（气海）、土穴（关元）。

选穴意义：土穴（长强）、土穴（腰阳关）、土穴（命门）同属督脉，可通督脉之气，补肾气，可治腰背强痛；金穴（左肾俞）、木穴（右肾俞）属足太阳膀胱经，肾之背俞穴，是肾之经气输注之处，可培补元气，强肾护肾；水穴（三焦俞）、水穴（大肠俞)、水穴(下髎)、水穴(中髎)、水穴(上髎)同属足太阳膀胱经穴，且属性相同，施以放法，可通经活络止痛；金穴(左委中)、木穴(右委中)为足太阳膀胱经合穴，膀胱之下合穴，主治腰背痛，足太阳膀胱经循行于腰背部，是治疗腰背部疾病的要穴，故有“腰背委中求”之称；金穴(左环跳)、木穴(右环跳)属足少阳胆经穴，可通经止痛；木穴(右阳陵泉)为足少阳胆经合穴，胆之下合穴，八会穴之筋会，主治全身筋之疾病及腰腿痛。土穴(气海)、土穴(关元)属任脉，为育之原穴，可补肾气，固先天之本。以上诸穴金、木、水、土相配，可温补肾阳，有壮腰强筋之功，为治疗寒湿腰痛之要方。

操作要点：金穴(左肾俞)、金穴(左委中)、金穴(左环跳)性质属金，为收穴，施以收法；木穴(右肾俞)、木穴(右委中)、木穴(右环跳)、木穴(右阳陵泉)性质属木，为放穴，施以放法；水穴(三焦俞)、水穴(大肠俞)、水穴(上髎)、水穴(中髎)、水穴(下髎)性质属水，为放穴，施以放法；土穴(长强)、土穴(腰阳关)、土穴(命门)、土穴(气海)、土穴(关元)性质属土，为生长穴，施以平收平放法。

操作方法：

(1)用轻点、按手法放松受术者腰部，缓解其局部肌肉痉挛症状。

(2)点受术者土穴(长强)，上推(收法)9次；点金穴(左肾俞)、木穴(右肾俞)，对挤(平收平放)3次。

(3)点受术者土穴(腰阳关)、土穴(命门)，对挤(平收平放)3次；点水穴(三焦俞)、水穴(大肠俞)，上推下捺(平收平放)3次。

(4)点受术者水穴(下髎)、水穴(中髎)、水穴(上髎)，从下向上点推(收法)3次。

(5)点受术者金穴(左环跳)、木穴(右环跳)，上推；重点(放法)木穴(右阳陵泉)。

(6)施术者左手重点受术者金穴(左委中)、右手重点受术者木穴(右委中)，让受术者活动腰部。

(7)点受术者土穴(气海)，固定不动(平收平放)1分钟；点土穴(关元)，顺时针旋转3圈、逆时针旋转3圈，约1分钟，平收平放。

(8)用复位手法对突出部位复位，即五种旋转手法。

3. 肝肾亏虚　治疗以补肝肾为主，手法可用经络收放点穴疗法，穴位多用补法，本型以肾虚为主，多属肾虚腰痛。

选穴：金穴(左太阳)、木穴(右太阳)、土穴(百会)、金穴(膻中)、土穴(气海)、土穴(血海)、土穴(长强)、土穴(腰俞)、金穴(左章门)、木穴(右章门)、土穴(腰阳关)、土穴(命门)、水穴(三焦俞)、水穴(大肠俞)、水穴(上髎)、水穴(中髎)、水穴(下髎)、金穴(左委中)、木穴(右委中)、金穴(左肾俞)、木穴(右肾俞)。

选穴意义：金穴(左太阳)、木穴(右太阳)为经外奇穴，本穴阳气多，可温养阳气；土穴(百会)属督脉之穴，督脉总督一身之阳气，可升提阳气；金穴(膻中)属任脉经穴，属心包经募穴，八会穴之一，是宗气聚会之处，系任脉、足太阴脾经、足少阴肾经、手太阴肺经、手少阴心经之交会穴，任脉总任一身之阴经，为“阴脉之海”，可调理脏腑经气，平和阴阳；土穴（气海）属任脉，为肓之原穴，可补肾气，固先天之本；土穴（血海）属足太阴脾经穴，精血同源，使血旺则精足；土穴（长强）、土穴（腰俞）、土穴（腰阳关）三穴同属督脉，主治腰痛，施以生长之法；土穴（命门）属督脉，可通督脉之气，补肾气；金穴（左章门）、木穴（右章门）为脾之募穴，八会穴之一，脏会章门为足厥阴肝经与足少阴胆经交会穴，有疏调肝脾，清热利湿，活血化瘀之功；水穴（三焦俞）、水穴（大肠俞）、水穴（下髎）、水穴（中髎）、水穴（上髎）同属足太阳膀胱经穴，施以放法，可通经活络止痛；金穴（左肾俞）、木穴（右肾俞）属足太阳膀胱经，肾之背俞穴，是肾之经气输注之处，可培补元气，强肾护肾；金穴（左委中）、木穴（右委中）为足太阳膀胱经合穴，膀胱之下合穴，主治腰背痛，足太阳膀胱经循行于腰背部，是治疗腰背部疾病的要穴，故有“腰背委中求”之称。以上诸穴金、木、水、土相配，以后天养先天，先天助后天，为治肝肾不足腰痛之要方。

操作要点：金穴（左太阳）、金穴（膻中）、金穴（左章门）、金穴（左委中）、金穴（左肾俞）性质属金，为收穴，施以收法；木穴（右太阳）、木穴（右章门）、木穴（右委中）、木穴（右肾俞）性质属木，为放穴，施以放法；水穴（三焦俞）、水穴（大肠俞）、水穴（上髎）、水穴（中髎）、水穴（下髎）性质属水，为放穴，施以放法；土穴（百会）、土穴（气海）、土穴（血海）、土穴（长强）、土穴（腰俞）、土穴（腰阳关）、土穴（命门）性质属土，为生长穴，施以平收平放法。

操作方法：

（1）施术者双手分别点受术者金穴（左太阳）、木穴（右太阳）对挤3次（平收平放），点土穴（百会）1分钟。

（2）施术者点受术者金穴（膻中）顺时针旋转3圈补气，点土穴（气海）顺时针旋转3圈、逆时针旋转3圈，后上推下捺7次（平收平放），点土穴（血海）顺时针旋转3圈、逆时针旋转3圈1分钟（平收平放）。

（3）施术者点受术者金穴（左章门）、木穴（右章门）上推。

（4）受术者俯卧位，施术者用轻点按手法放松受术者腰部，缓解局部肌肉痉挛症状。

（5）施术者点受术者土穴（长强）上推9次（收法），点金穴（左肾俞）、木穴（右肾俞）对挤3次（平收平放）。

（6）施术者点受术者土穴（腰阳关）、土穴（命门）对挤3次（平收平放），点水穴（三焦俞）、水穴（大肠俞）、土穴（腰俞）为上推下捺3次（平收平放）。

（7）施术者点受术者水穴（下髎）、水穴（中髎）、水穴（上髎）从下向上点推3次（收法）。

（8）施术者左手点受术者金穴（左委中）、右手重点木穴（右委中）；让受术者活动腰部。

（9）用复位手法对突出部位复位，即五种旋转手法。

4. 湿热阻滞 本型多见于腰部热痛、四肢酸软无力，舌质红、苔黄腻，脉濡数或滑。治疗宜清热利湿，通络止痛。手法可用经络收放疗法之放法为主，可选用局部穴位和肢体穴位。

选穴：土穴（长强）、土穴（腰俞）、土穴（腰阳关）、水穴（下髎）、水穴（中髎）、水穴（上髎）、水穴（大肠俞）、土穴（命门）、木穴（太冲）、金穴（左委中）、木穴（右委中）、金穴（左环跳）、木穴（右环跳）、土穴（气冲）。

选穴意义：土穴（长强）、土穴（腰俞）、土穴（腰阳关）、土穴（命门）同属督脉，可通督脉经气，补肾气，是治疗腰部疾病的要穴；水穴（大肠俞）、水穴（上髎）、水穴（中髎）、水穴（下髎）同属足太阳膀胱经穴，属性相同，有舒筋活络、活血止痛之功效；土穴（气冲）属足阳明胃经穴，可通经止痛，理气活络；金穴（左委中）、木穴（右委中）为足太阳膀胱经合穴，膀胱之下合穴，主治腰背痛，足太阳膀胱经循行于腰背部，是治疗腰背部疾病的要穴，故有“腰背委中求”之称；金穴（左环跳）、木穴（右环跳）属足少阳胆经穴，可通经止痛；木穴（太冲）属足厥阴肝经穴，为原穴，又为厥阴所注为“输”，厥阴肝主筋，可理筋活血。以上诸穴金、木、水、土相配，生克制化，共同起清利湿热、通络止痛之功。

操作要点：金穴（左委中）、金穴（左环跳）性质属金，为收穴，施以收法；木穴（右委中）、木穴（右环跳）、木穴（太冲）性质属木，为放穴，施以放法；水穴（大肠俞）、水穴（上髎）、水穴（中髎）、水穴（下髎）性质属水，为放穴，施以放法；土穴（长强）、土穴（腰俞）、土穴（腰阳关）、土穴（命门）、土穴（气冲）性质属土，为生长穴，施以平收平放法。

操作方法：

（1）点受术者土穴（长强），上顶（收法）7 次；点土穴（腰俞）、土穴（腰阳关），下压（放法）3 分钟。

（2）点受术者水穴（下髎）、水穴（中髎）、水穴（上髎），从下向上轻点、推（放法）3 次，通经活络。

（3）点受术者水穴（大肠俞），逆时针旋转（放法）3 圈，清热解毒；点土穴（命门），固定不动 1 分钟。

（4）施术者双手对点金穴（左环跳）、木穴（右环跳）3 次，施术者左手重点受术者金穴（左委中）、右手轻点受术者木穴（右委中），让受术者活动腰部。

（5）用五种旋转手法按压受术者腰部 5 分钟，扶正受术者腰椎。

（6）受术者仰卧位，施术者双手点其双侧土穴（气冲）1 分钟，后点木穴（太冲）1 分钟。

（二）牵引治疗

目前多采用骨盆牵引，适用于本病不宜使用推拿和其他疗法的患者，效果较好。通过牵引可使椎间隙增大，后部张开，进而椎间盘空隙成为真空，此时在后纵韧带张力作用下有利于椎间盘组织回纳，同时牵引可使椎间孔空间变大，从而减轻对神经根的挤压。

第四节　腰椎椎管狭窄症

腰椎椎管狭窄症是指腰椎椎管、神经根管或椎间孔的骨性或纤维性结构狭窄，引起马尾或神经根受压，从而造成以持续性腰腿痛和间歇性跛行为主要临床表现的疾病。其病理改变包括黄韧带肥厚、椎间隙狭窄及小关节肥大、椎板肥厚等。

本病属中医“腰腿痛”的范畴。其发病除与先天肾精不足、肾气自然衰退及劳役伤肾等内因有关之外，还与反复的外伤、慢性劳损和感受风寒湿邪等外因有一定关系。如《灵枢·本神》有“肾藏精”。《素问·宣明五气》云：“肾主骨。”《素问·阴阳应象大论》云：“肾生骨髓……在体为骨。”这些均说明肾之精气具有促进骨的生长发育功能，因此凡是骨骼发育不良的疾病，在中医看来均属肾精不足，无以充养骨髓所致，骨髓空虚则导致腰腿痿弱，类似于本病的间歇跛行表现。肾气的衰退和机体的慢性损伤，与现代医学的腰椎椎管狭窄症亦有一定关系。隋代巢元方《诸病源候论》云：“夫腰痛，皆由伤肾气所为。”唐代孙思邈《千金要方》云：“肾虚，役用伤肾是以痛。”此类情况相当于腰椎退行性变，如黄韧带肥厚，椎体后缘骨质增生、小关节肥大等造成的腰椎椎管狭窄。腰椎椎管狭窄症与风寒湿邪侵袭也有一定关系。风寒湿之邪外袭，从皮毛侵及经络，经络气血凝滞，也会发生腰腿痛。其病理机制当为风寒湿之邪侵袭机体，导致机体气血凝滞，营卫不得宣通，不通则痛。如《金匮翼》载有“瘀血腰痛”“血脉凝涩，经络壅滞”，本病为脉络受阻、瘀血为病。肾主腰脚，其经贯脊络肾，肝藏血主筋，治之宜从肝、肾二经着手，采用活血化瘀，通经活络，滋肝补肾法进行加减、辨证论治。

一、病因病机

（一）先天性腰椎椎管狭窄

先天性腰椎椎管狭窄是指椎管本身由于先天遗传或后天发育因素导致椎管的管腔变窄，往往表现为椎管的前后径和横径呈均匀一致性狭窄，椎管的容积减少，任何组织进入椎管将进一步使其容量变小。如先天性椎弓根短小、椎弓根间距短小，两侧椎弓根在棘突处相交的角度减小、椎板肥厚等因素均可造成椎管的狭窄。先天性腰椎椎管狭窄症临床较为少见。

（二）获得性腰椎椎管狭窄

构成椎管的组织退行性变是造成椎管狭窄的主要原因，因此中年以后，随着腰椎的附件和软组织的退行性变，发生椎管狭窄症的机会较多。

二、临床表现

间歇跛行是腰椎椎管狭窄症最突出的症状，也是诊断本病最重要的临床症状依据。常表现为走路或锻炼以后，出现单侧或双侧下肢麻木、沉重、疼痛、无力，行动持续则加重，休息或下蹲可减轻。原因在于运动可使椎管或神经根管相应的神经根部充血，正常人可无症状，但椎管狭窄的患者由于其椎管内空间的减小，在这种情况下容易导致椎管内压增强，进而静脉瘀血，直接影响小血管的血液供应，继而出现缺血性神经炎，导致间歇跛行。充分休息后，造成这种缺血性神经炎的直接原因被解除，所以症状可随之减轻或消除。

三、诊断要点

本病的诊断应当在全面了解病史、症状、体征及 X 线检查和必要的辅助检查的基础上，进行综合分析，方可得出正确诊断。因为本病的病因往往不是单一因素，狭窄的部位、范围和程度也各不相同，故而不能片面强调某一数据或表现异常。其诊断要点如下。

（1）本病多发于中年以上体力劳动者。

（2）缓发性持续性的腰腿痛，其特点是站立或行走过久时疼痛加重，休息后减轻。

（3）间歇跛行，此为腰椎椎管狭窄症的最突出症状，也是诊断本病的最重要依据。

（4）腰部过伸试验阳性，此为诊断腰椎椎管窄症的重要体征。

（5）查体可见直腿抬高试验阳性，下肢感觉出现障碍，腱反射迟钝及肌力减弱和肌肉萎缩等。

（6）X 线检查有异常发现，可表现为：①脊柱弧度的改变，前凸、加大或减小；②椎间隙变窄；③关节突关节退变肥大；④广泛性骨质增生；⑤腰椎椎管中矢径短小。

（7）椎管造影显示有部分或完全性梗阻。

四、治疗方法

腰椎椎管狭窄症病因复杂，其临床表现和体征也不相同，病程长短不一，病情轻重不同。因此在治疗上必须区分轻重缓急，辨证施治。

（一）经络收放疗法治疗

本病急性期常表现为风寒湿邪侵袭和气滞血瘀，而缓解期常表现为肝肾不足，筋脉失养。具体治疗如下。

1. 急性期——风寒湿邪侵袭　多属寒湿腰痛范畴。

选穴：土穴（气海）、土穴（神阙）、木穴（太冲）、土穴（长强）、土穴（命门）、土穴（腰阳关）、土穴（腰俞）、金穴（左肾俞）、木穴（右肾俞）、金穴（左环跳）、木穴（右环跳）、金穴（左委中）、木穴（右委中）、金穴（左承山）、木穴（右承山）。

选穴意义：土穴（气海）属任脉，为育之原穴，可补肾气，固先天之本；土穴（神阙）属任脉，可生元补气、温阳散寒；土穴（长强）、土穴（命门）、土穴（腰阳关）、土穴（腰俞）同属督脉，可通督脉经气，补肾气，是治疗腰部疾病的要穴；金穴（左环跳）、木穴（右环跳）属足少阳胆经穴，可调经止痛；金穴（左承山）、木穴（右承山）属足太阳膀胱经，可舒筋解痉；金穴（左肾俞）、木穴（右肾俞）属足太阳膀胱经，肾之背俞穴，为肾之经气输注之处，可调经理气。金穴（左委中）、木穴（右委中）为足太阳膀胱经合穴，膀胱之下合穴，主治腰背痛，足太阳膀胱经循行于腰背部，是治疗腰背部疾病的要穴，故有“腰背委中求”之称；木穴（太冲）属足厥阴肝经，为原穴，又为厥阴所注为“输”，可清肝泻火，燥湿生风。以上诸穴金、木、土相配，可温补肾阳、散寒除湿、壮腰强筋，为治寒湿腰痛之要方。

操作要点：土穴（气海）、土穴（神阙）、土穴（命门）、土穴（长强）、土穴（腰俞）、土穴（腰阳关）性质属土，为生长穴，施以平收平放法；木穴（太冲）、木穴（右委中）、木穴（右环跳）、木穴（右承山）、木穴（右肾俞）性质属木，为放穴，施以放法；金穴（左委中）、金穴（左环跳）、金穴（左承山）、金穴（左肾俞）性质属金，为收穴，施以收法。

操作方法：

（1）施术者双手分别点受术者土穴（气海）、土穴（神阙）、木穴（太冲）1分钟，顺时针旋转3圈、逆时针旋转3圈。

（2）受术者俯卧位，施术者对点挤（平收平放）土穴（长强）、土穴（命门）1分钟，点按土穴（腰阳关）、土穴（腰俞）1分钟，放松腰部。

（3）点受术者金穴（左肾俞）、木穴（右肾俞）上推（收法）9次，补气；以重手法对点挤（收法）金穴（左环跳）、木穴（右环跳），轻点轻按（平收平放）金穴（左委中）、木穴（右委中），点金穴（左承山）、木穴（右承山）向上推（收法）7次。

（4）用经络收放旋转手法点、按、推、捏受术者腰部5分钟。

2. 急性期——扭挫伤　多属气滞血瘀型腰痛范畴。

选穴：火穴（左攒竹）、水穴（右攒竹）、土穴（中脘）、土穴（气海）、金穴（左阳陵泉）、木穴（右阳陵泉）、金穴（左风市）、木穴（右风市）、土穴（血海）、土穴（阴陵泉）、金穴（左阴包）、木穴（右阴包）、金穴（左肾俞）、木穴（右肾俞）、土穴（命门）、土穴（腰阳关）、金穴（左委中）、木穴（右委中）。

选穴意义：火穴（左攒竹）、水穴（右攒竹）属足太阳膀胱经穴，可清热明目、祛风通络，是治疗急性期腰痛的要穴；土穴（中脘）属任脉，为胃之募穴，八会穴之腑会，可和胃降逆安神；土穴（气海）属任脉，为肓之原穴，可补肾气，固先天之本；金穴（左阳陵泉）、木穴（右阳陵泉）为足少阳胆经穴，胆经之下合穴，八会穴之筋会，是治疗此症之要穴；金穴（左风市）、木穴（右风市）属足少阳胆经穴，可祛风化湿、通经活络；土穴（血海）属足太阴脾经穴，精血同源，使血旺则精足；土穴（阴陵泉）属足太阴脾经，且阴陵泉为足太阴脾经之合穴；金穴（左阴包）、木穴（右阴包）属足厥阴肝经穴，可通经止痛、活血化瘀；金穴（左肾俞）、木穴（右肾俞）属足太阳膀胱经，肾之背俞穴，是肾之经气输注之处，主治腰痛；土穴（命门）、土穴（腰阳关）同属督脉，可通督脉之气，补肾气；金穴（左委中）、木穴（右委中）为足太阳膀胱经合穴，膀胱之下合穴，主治腰背痛，足太阳膀胱经循行于腰背部，是治疗腰背部疾病的要穴，故有“腰背委中求”之称。以上诸穴金、木、火、水、土相配，活血理气，为治血瘀兼气滞腰痛之要方。

操作要点：金穴（左阳陵泉）、金穴（左风市）、金穴（左阴包）、金穴（左肾俞）、金穴（左委中）性质属金，为收穴，施以收法；木穴（右阳陵泉）、木穴（右风市）、木穴（右阴包）、木穴（右肾俞）、木穴（右委中）性质属木，为放穴，施以放法；火穴（左攒竹）性质属火，为收穴，施以收法；水穴（右攒竹）性质属水，为放法，施以放法；土穴（中脘）、土穴（气海）、土穴（血海）、土穴（阴陵泉）、土穴（命门）、土穴（腰阳关）性质属土，为生长穴，施以平收平放法。

操作方法：

（1）施术者双手分别点受术者火穴（左攒竹）、水穴（右攒竹），重点（放法）1分钟。

（2）点受术者土穴（中脘）、土穴（气海），逆时针旋转3圈、顺时针旋转3圈（生长），平收平放；点金穴（左阳陵泉）上推（收法）7次，木穴（右阳陵泉）轻捺（放法）7次。

（3）施术者双手分别点受术者金穴（左风市）、木穴（右风市），同时上推（收法）3次；后点土穴（血海）、土穴（阴陵泉）不动（生长）。

（4）施术者双手分别点受术者金穴（左阴包）、木穴（右阴包）1分钟，轻晃（放法）3次。

（5）受术者俯卧，施术者点其金穴（左肾俞）、木穴（右肾俞）上推（收法）9次，补充肾气；施术者双手分别点土穴（命门）、土穴（腰阳关），对挤（平收平放）1分钟。

（6）施术者双手分别点受术者金穴（左委中）、木穴（右委中）上推3次，让受术者活动腰部1分钟。

（7）采用经络收放疗法点、按、推、捏、拉、拍等手法放松腰部，缓解受术者局部疼痛，最后拉受术者双手中指1次。

3. 缓解期——肾阳亏虚 多属肾虚腰痛范畴。

选穴：金穴（左太阳）、木穴（右太阳）、金穴（左阳池）、木穴（右阳池）、金穴（左天牖）、木穴（右天牖）、土穴（百会）、金穴（膻中）、土穴（三阴交）、土穴（血海）、金穴（左环跳）、木穴（右环跳）、金穴（左肾俞）、木穴（右肾俞）、土穴（命门）、土穴（腰阳关）。

选穴意义：金穴（左太阳）、木穴（右太阳）属经外奇穴，本穴阳气多，可温养阳气；金穴（左阳池）、木穴（右阳池）属手少阳三焦经穴，三焦之原穴，可理气活血，是调节全身血液循环的重要穴位；金穴（左天牖）、木穴（右天牖）属手少阳三焦经穴，用于调经理气；金穴（膻中）属任脉经穴，属心包经募穴，八会穴之一，是宗气聚会之处，系任脉、足太阴脾经、足少阴肾经、手太阴肺经、手少阴心经之交会穴，任脉总任一身之阴经，为“阴脉之海”，可调理脏腑经气，平和阴阳；土穴（百会）属督脉之穴，督脉总督一身之阳气，可升提阳气；土穴（三阴交）属足太阴脾经，与足三里相配，为补中焦脾胃之要穴，足之三阴交会穴，可益气和血；土穴（血海）属足太阴脾经穴，精血同源，使血旺则精足；金穴（左环跳）、木穴（右环跳）属足少阳胆经穴，可通经止痛；金穴（左肾俞）、木穴（右肾俞）属足太阳膀胱经，肾之背俞穴，是肾之经气输注之处，可培补元气，强肾护肾；土穴（命门）、土穴（腰阳关）同属督脉，可通督脉之气，补肾气。以上诸穴金、木、土相配，以后天养先天，先天助后天，为治疗肝肾不足腰痛之要方。

操作要点：金穴（左太阳）、金穴（左阳池）、金穴（左天牖）、金穴（膻中）、金穴（左环跳）、金穴（左肾俞）性质属金，为收穴，施以收法；木穴（右太阳）、木穴（右阳池）、木穴（右天牖）、木穴（右环跳）、木穴（右肾俞）性质属木，为放穴，施以放法；土穴（百会）、土穴（三阴交）、土穴（血海）、土穴（命门）、土穴（腰阳关）性质属土，为生长穴，施以平收平放法。

操作方法：

（1）施术者点受术者金穴（左阳池）上推（收法）7次，轻点木穴（右阳池），下捺（放法）3次，拉双手中指1次，木穴（右阳池）用放法。

（2）施术者双手分别点受术者金穴（左天牖）、木穴（右天牖），金穴重点3次，木穴轻点3次，为金收木放之法。

（3）施术者双手对点受术者金穴（左太阳）、木穴（右太阳）对点3次1分钟，金穴力度重，木穴力度轻，为金收木放之法，点土穴（百会）1分钟。

（4）施术者分别点受术者金穴（膻中）、土穴（血海）、土穴（三阴交）不动1分钟（生长）。

（5）施术者双手同时对点受术者金穴（左环跳）、木穴（右环跳），并上推9次，金穴重，木穴轻，为金收木放之法。

（6）施术者重点（收法）受术者金穴（左肾俞）、木穴（右肾俞）1分钟；左手（收法）重点土穴（命门），右手（收法）重点土穴（腰阳关）各7次。

（7）采用经络收放疗法的点、按、推、捏、揉等手法放松受术者，扶正其腰部。

注：肾阴不足型肾虚腰痛，肝肾亏虚、筋脉失养型马尾神经受压的操作方法同缓解期。肾阴不足型肾虚腰痛操作时加强滋阴之穴力度；肝肾亏虚、筋脉失养型马尾神经受压操作时穴位力度加重即可。

4. 马尾神经受压　多见于肝肾亏虚筋脉失养。

选穴：金穴（左阳池）、木穴（右阳池）、火穴（左攒竹）、水穴（右攒竹）、土穴（百会）、金穴（膻中）、土穴（三阴交）、土穴（血海）、水穴（右照海）、金穴（左环跳）、木穴（右环跳）、金穴（左肾俞）、木穴（右肾俞）、土穴（命门）、土穴（腰俞）。

选穴意义：金穴（左阳池）、木穴（右阳池）属手少阳三焦经穴，三焦之原穴，可理气活血，是调节全身血液循环的重要穴位；火穴（左攒竹）、水穴（右攒竹）属足太阳膀胱经穴，可清热明目、祛风通络；金穴（膻中）属任脉经穴，属心包经募穴，八会穴之一，是宗气聚会之处，系任脉、足太阴脾经、足少阴肾经、手太阴肺经、手少阴心经之交会穴，任脉总任一身之阴经，为“阴脉之海”，可调理脏腑经气，平和阴阳；土穴（百会）属督脉之穴，督脉总督一身之阳气，可升提阳气；土穴（三阴交）属足太阴脾经，与足三里相配，为补中焦脾胃之要穴，足之三阴交会穴，可益气和血；土穴（血海）属足太阴脾经穴，精血同源，使血旺则精足；水穴（右照海）属足少阴肾经，可滋阴益肾；金穴（左环跳）、木穴（右环跳）属足少阳胆经穴，可通经止痛；金穴（左肾俞）、木穴（右肾俞）属足太阳膀胱经，肾之背俞穴，是肾之经气输注之处，可培补元气，强肾护肾；土穴（命门）、土穴（腰俞）同属督脉，可通督脉之气，补肾气。以上诸穴金、木、水、火、土相配，以后天养先天，先天助后天，为治疗肝肾不足腰痛之要方。

操作要点：火穴（左攒竹）、金穴（左阳池）、金穴（膻中）、金穴（左环跳）、金穴（左肾俞）性质属金、属火，为收穴，施以收法；水穴（右攒竹）、木穴（右阳池）、水穴（右照海）、木穴（右环跳）、木穴（右肾俞）性质属木、属水，为放穴，施以放法；土穴（百会）、土穴（三阴交）、土穴（血海）、土穴（命门）、土穴（腰俞）性质属土，为生长穴，施以平收平放法。

操作方法：

（1）施术者点受术者金穴（左阳池），上推（收法）7 次，轻点木穴（右阳池），下捺（放法）3 次，拉双手中指 1 次。

（2）施术者双手分别点受术者火穴（左攒竹）、水穴（右攒竹），火穴重点 3 次，水穴轻点 3 次，为火收水放之法。

（3）施术者点受术者土穴（百会）1 分钟，固定不动（生长阳气）。

（4）施术者分别点受术者金穴（膻中）、土穴（血海）、土穴（三阴交）不动 1 分钟（生长）；后轻点（放法）水穴（右照海）1 分钟，补充肾气。

（5）施术者双手同时对点受术者金穴（左环跳）、木穴（右环跳），并上推 9 次，金穴重，木穴轻，为金收木放之法。

（6）施术者重点（收法）受术者金穴（左肾俞）、木穴（右肾俞）1 分钟；左手（收法）重点土穴（命门），右手（收法）重点土穴（腰俞）各 7 次。

（7）采用经络收放疗法的点、按、推、捏、揉等手法放松受术者，扶正其腰部。

（二）固定治疗

症状严重者，可以考虑采用屈曲型石膏背心或支架固定，从而限制腰骶过伸，进而减轻疼痛。

（三）休息与功能锻炼

病情较为严重者可卧床休息，以半卧位为佳。病情缓解后，应加强腹肌锻炼，增强腹肌力量，减轻腰肌紧张，恢复正常姿势，以增大椎管内空间，缓解压迫，进而调整静脉回流，减轻疼痛。

第四章 慢性腰痛

慢性腰痛病为临床常见症状之一，可见于各个年龄段，可伴发于临床各科疾病的过程中，皮肉筋骨、脏腑经络气血均可受累。

腰痛一病，古代文献早有论述，《素问·脉要精微论》指出："腰者，肾之府，转摇不能，肾将惫矣。"说明了肾虚腰痛的特点。《黄帝内经》在其他篇章还分别叙述了腰痛的性质、部位与范围，并提出病因以虚、寒、湿为主。《金匮要略》对腰痛进行辨证论治，肾虚腰痛用肾气丸、寒湿腰痛用干姜苓术汤治疗，两方一直为后世所重视。《诸病源候论》在病因学上，充实了"坠隋伤腰""劳损于肾"等病因，分类上分为卒腰痛与久腰痛。金元时期，对腰痛的认识已经比较充分，如《丹溪心法·腰痛》指出腰痛病因有"湿热、肾虚、瘀血、挫闪、痰积"，并强调肾虚的重要影响。清代，对腰痛病因病机和证治规律已有系统的认识和丰富的临床经验。《证治汇补·腰痛》指出："唯补肾为先，而后随邪之所见者以施治，标急则治标，本急则治本，初痛宜疏邪滞，理经髓，久痛宜补真元，养血气。"这种分清标本先后缓急的治疗原则，对临床很有意义。

慢性腰痛是常见病、多发病。鉴于腰部解剖结构复杂，病因多而临床表现又相似，较难鉴别。这就要求在临床上仔细检查，认真分析，首先分清是椎管外病变（腰部肌肉、韧带的劳损）、椎管内病变（椎间盘脱出症、硬脊膜外腔结缔组织增生、粘连性神经根炎、椎板增厚、椎体后缘骨质增生等），还是椎管内外混合病变，或是其他疾患等，如此才能选择正确的治疗方法。

在临床上，慢性腰痛多见于以下几种疾病：腰肌劳损、腰棘间韧带损伤、第3腰椎横突综合征、增生性脊柱炎等，本章将予以重点介绍。经络收放疗法治疗慢性腰痛，需要辨证选择相应的穴位和手法。如果上述治疗效果不佳，需采用手术治疗。

第一节 腰肌劳损

腰肌劳损是引起慢性腰痛的常见疾患之一，临床起病缓慢，表现为腰部酸痛，病程缠绵，阴雨天气或劳动之后酸痛常常加重，适当休息可以缓解，有人称之为"功能性腰痛"或"腰背肌筋膜炎"等，主要病变在腰背肌纤维、筋膜等软组织，多见于青壮年，外伤史不明显，常与职业和工作环境有一定关系。

一、病因病机

（一）急性腰肌扭伤失治误治

腰肌扭伤之后，未得到及时正确的治疗，或治疗方法不当，使受伤的软组织未能得到充分修复，致使局部无菌性炎症持续存在，产生的肌酸不能及时排出，刺激神经末梢引起疼痛。

（二）腰肌慢性积累性损伤

多见于长期工作姿势不良的人群，如采煤工人长期弯腰工作，使腰背肌处于牵伸状态而发生疲劳性损伤，再如口腔科医生，上身长期固定于侧屈体位，久之引起脊柱侧弯，两侧腰肌牵拉力不均匀，一侧松弛，一侧紧张，极易出现一侧腰肌劳损。

（三）腰骶椎或下肢畸形等

如隐性骶椎裂致使棘上韧带失去附着点，从而减弱了腰骶关节的稳定性，增大了腰部肌肉的负担，或小儿麻痹后遗症下肢畸形，使走路时姿势不平衡，从而产生腰肌劳损。

此外，脊柱骨折之后，由于脊柱内平衡的破坏，从而引起外在平衡的失调，也会产生腰肌劳损。

总之，导致腰肌劳损的原因很多，但腰肌劳损的病理过程都是一样的，即筋膜肌肉发生水肿、渗出等无菌性炎症，久则发生粘连及纤维样变，若再遭受风寒湿邪侵袭则可使局部症状加重。

二、临床表现

腰背部酸痛或胀痛，休息后可减轻，劳累后则加重，若适当活动或经常改变体位会使症状减轻。

腰部疼痛常与天气变化有关，遇阴雨天、潮湿环境或感受风寒，疼痛均可加重。

腰背部功能活动范围一般正常，腰部外形也多无变化，有时部分患者可出现一侧或双侧骶棘肌板硬、压痛，压痛点常在骶骨后肌肉止点处或腰椎横突部。

X 线检查多无异常发现，但少数患者在腰骶椎部位可有先天性变异或轻度骨质增生。

三、诊断要点

根据病史和临床表现，临床上对腰肌劳损的诊断一般并不困难。诊断要点如下：

（1）有腰部扭伤病史或腰部慢性劳损病史。

（2）慢性发病，腰部酸痛，劳累后加重，天气变化亦可加重，休息及轻度活动后症状可减轻。

（3）X 线检查一般无异常发现，少数患者可有先天性变异或轻度骨质增生。

（4）实验室检查指标正常。

四、治疗方法

（一）经络收放疗法

1. 外感风寒湿邪　即寒湿腰痛。

选穴：金穴（左阳池）、金穴（左大陵）、金穴（左委中）、金穴（左环跳）、金穴（左肾俞）、木穴（右阳池）、木穴（右大陵）、木穴（右委中）、木穴（右环跳）、木穴（右肾俞）、火穴（左昆仑）、火穴（左天池）、水穴（右昆仑）、水穴（右天池）、土穴（百会）、土穴（气海）、土穴（命门）。

选穴意义：金穴（左阳池）、木穴（右阳池）是手少阳三焦经的原穴，有生发阳气，沟通表里之功，是调节全身血液循环的重要穴位；金穴（左大陵）、木穴（右大陵）是手厥阴心包经的原穴、输穴，可宁心安神，和营通络，舒筋理气；金穴（左委中）、木穴（右委中）为足太阳膀胱经合穴，膀胱的下合穴，主治腰背痛，足太阳膀胱经循行于腰背部，是治疗腰背部疾病的要穴，故有“腰背委中求”之称；金穴（左环跳）、木穴（右环跳）为足少阳与足太阳之会，以祛半表半里之邪，助太阳之开，以散表邪，具有通阳疏风、散寒祛湿作用；金穴（左肾俞）、木穴（右肾俞）为肾之背俞穴，具有培补元气，强肾护肾的作用；火穴（左昆仑）、水穴（右昆仑）属足太阳膀胱经，可舒筋活络；火穴（左天池）、水穴（右天池）属手厥阴心包经，可补益心血；土穴（百会）属督脉，是百脉之会，百病所主，提升人体之阳气；土穴（气海）隶属任脉，为肓之原穴，有温阳益肾之功；土穴（命门）属督脉，可通督脉经气。以上诸穴金、木、水、火、土相配，阴阳同调，可温肾阳，散寒湿，壮腰筋，为治寒湿腰痛之妙方。

操作要点：金穴（左阳池）、金穴（左大陵）、金穴（左委中）、金穴（左环跳）、金穴（左肾俞）性质属金，为收穴，施以收法；木穴（右阳池）、木穴（右大陵）、木穴（右委中）、木穴（右环跳）、木穴（右肾俞）性质属木，为放穴，施以放法；火穴（左昆仑）、火穴（左天池）性质属火，为收穴，施以收法；水穴（右天池）、水穴（右昆仑）性质属水，为放穴，施以放法；土穴（百会）、土穴（气海）、土穴（命门）性质属土，为生长之穴，施以平收平放法。

操作方法：

（1）施术者左手握受术者一手手指，其手掌向下；右手点受术者金穴（左阳池），逆时针旋转（收法）3 圈；点木穴（右阳池），顺时针旋转（放法）3 圈；点金穴（左大陵），逆时针旋转（收法）3 圈；点木穴（右大陵）顺时针旋转（放法）3 圈。

（2）施术者点受术者土穴（百会）逆时针旋转 3 圈、顺时针旋转 3 圈（平收平放），点胸部火穴（左天池）、水穴（右天池）上推 7 次，补充心血；后点土穴（气海）不动，补气（生长）。

（3）施术者双手分别点受术者金穴（左委中）、木穴（右委中），金穴上推（收法）7 次，木穴轻点（放法）7 次；后重点（收法）火穴（左昆仑）、水穴（右昆仑）3 次。

（4）施术者左手点受术者金穴（左环跳）、右手点受术者木穴（右环跳），对点 9

次，金收木放之法；后点金穴（左肾俞）、木穴（右肾俞）上推1分钟，补气（收法）；点土穴（命门）不动（生长）。

（5）采用经络收放疗法五种旋转手法放松、扶正受术者腰椎5分钟。

2. 内伤肾之精气　多属肾虚腰痛。

选穴：金穴（左阳池）、金穴（左肾俞）、金穴（左天牖）、金穴（膻中）、金穴（左承山）、木穴（右阳池）、木穴（右天牖）、木穴（右肾俞）、木穴（右承山）、土穴（百会）、土穴（神阙）、土穴（血海）、土穴（阴陵泉）。

选穴意义：金穴（左阳池）、木穴（右阳池）是手少阳三焦经的原穴，有生发阳气，沟通表里之功，是调节全身血液循环的重要穴位；金穴（左肾俞）、木穴（右肾俞）属足太阳膀胱经，为肾之背俞穴，是肾之经气输注之处，可培补元气，强肾护肾；金穴（左天牖）、木穴（右天牖）属手少阳三焦经，可疏通经络，调畅气血；金穴（膻中）属任脉，为心包募穴和八会穴之气会，可补一身之元气；金穴（左承山）、木穴（右承山）属足太阳膀胱经穴，可舒筋解痉，主治腰腿痛；土穴（百会）属督脉，是百脉之会，百病所主，提升人体之阳气；土穴（神阙）属任脉，可培元固本；土穴（血海）属足太阴脾经，精血同源，使血旺则精足；土穴（阴陵泉）属足太阴脾经，为脾经合穴，健脾化湿，通利三焦，益气养血。以上诸穴金、木、土相配，以后天养先天，先天助后天，为治肾虚腰痛之良方。

操作要点：金穴（左阳池）、金穴（左肾俞）、金穴（左天牖）、金穴（膻中）、金穴（左承山）性质属金，为收穴，施以收法；木穴（右阳池）、木穴（右肾俞）、木穴（右天牖）、木穴（右承山）性质属木，为放穴，施以放法；土穴（百会）、土穴（神阙）、土穴（血海）、土穴（阴陵泉）性质属土，为生长穴，施以平收平放法。

操作方法：

（1）施术者点受术者金穴（左阳池）上推9次，拉中指1次（收法）；木穴（右阳池）轻点9次（放法）；点金穴（左天牖）、木穴（右天牖）轻点9次，金收木放之法。

（2）施术者分别点受术者土穴（百会）、金穴（膻中）、土穴（神阙）、土穴（血海）、土穴（阴陵泉），各顺时针旋转3圈、逆时针旋转3圈。

（3）施术者左手点受术者金穴（左肾俞）、右手点受术者木穴（右肾俞），对点（收法）7次，补充肾气。

（4）施术者重点受术者金穴（左承山）、木穴（右承山），同时让受术者活动腰部1分钟。

3. 外伤筋骨血脉　多属气滞血瘀型腰痛。

选穴：金穴（至阴）、金穴（左阳陵泉）、金穴（左委中）、金穴（左肾俞）、土穴（神阙）、木穴（右章门）、木穴（阴包）、木穴（右阳陵泉）、木穴（右委中）、木穴（右肾俞）、木穴（风市）、土穴（血海）、土穴（三阴交）。

选穴意义：金穴（至阴）属足太阳膀胱经井穴，可激发足太阳膀胱经经气以通太阳膀胱之经；金穴（左阳陵泉）、木穴（右阳陵泉）是筋之会穴，为筋气聚会之处，是治疗筋病的要穴，具有舒筋和壮筋的作用；金穴（左委中）、木穴（右委中）为足太阳膀胱经合穴，膀胱的下合穴，主治腰背痛，足太阳膀胱经循行于腰背部，是治疗腰背部疾病的要穴，故有“腰背委中求”之称；金穴（左肾俞）、木穴（右肾俞）为肾之背俞穴，是肾之经气输注之处，可培补元气，强肾护肾；土穴（神阙）属任脉，有培元固本作用；木穴（右章门）属足厥阴肝经，为脾之募穴和八会穴之脏会，可调五脏气血；木穴（阴包）属足厥阴肝经，具调经止痛作用；木穴（风市）属足少阳胆经的腧穴，为治疗风邪的要穴；土穴（血海）属足太阴脾经穴，精血同源，使血旺则精足；土穴（三阴交）属足太阴脾经，足之三阴交会穴，可益气和血。以上诸穴，金、木、土相配，相生相克，既活血又理气，为治血瘀兼气滞腰痛之要方。

操作要点：金穴（至阴）、金穴（左阳陵泉）、金穴（左委中）、金穴（左肾俞）性质属金，为收穴，施以收法；木穴（右章门）、木穴（阴包）、木穴（右阳陵泉）、木穴（右委中）、木穴（右肾俞）、木穴（风市）性质属木，为放穴，施以放法；土穴（神阙）、土穴（三阴交）、土穴（血海）性质属土，为生长之穴，施以平收平放法。

操作方法：

（1）施术者点受术者土穴（神阙）不动1分钟，点木穴（右章门），可双侧同时逆时针旋转（放法）3圈，放肝血。

（2）施术者左手点受术者金穴（至阴）、右手点木穴（阴包），左手顺时针旋转3圈、右手逆时针旋转3圈，为金收木放；后双手分别点金穴（左阳陵泉）、木穴（右阳陵泉），上推7次（收法）；后点土穴（血海）、土穴（三阴交），固定不动1分钟（平收平放）。

（3）施术者双手分别点受术者金穴（左肾俞）、木穴（右肾俞），上推9次（收法），补肾气；后轻点患侧木穴（风市）1分钟。

（4）采用经络收放疗法的点、按、推、捏、揉等手法放松、扶正受术者腰椎5分钟。

4. 肾虚血瘀寒凝 其选穴、选穴意义、操作要点、操作方法等同“外感风寒湿邪”，治疗时加强穴位力度即可。

（二）功能锻炼

加强腰背肌锻炼在疾病的恢复期具有重要作用。

1. 俯卧式腰背肌锻炼

动作一：患者俯卧位，头转向一侧。

动作二：两腿交替向后做过伸动作，共做5组。

动作三：两腿同时做过伸动作，共做5组。

动作四：两腿不动，上身躯体向后背伸，共做5组。

动作五：上身与两腿同时背伸，共做5组。

动作六：还原，自然呼吸。

2. 仰卧式腰背肌锻炼

动作一：患者仰卧位，双手叉腰，双腿叉开，与肩同宽，半屈膝成90°。

动作二：以头部、双肘和双脚作为支撑，腰部用力缓慢挺起躯干做架桥动作，初步锻炼时4~6次即可，随后可逐步增加次数。

需要注意的是：腰背肌锻炼时，应当缓慢柔和，循序渐进，量力而行。

第二节　腰棘间韧带损伤

腰棘间韧带损伤，主要是指腰椎棘突之间的韧带发生变性、撕裂或松弛，从而产生慢性腰部疼痛，所以腰棘间韧带损伤也是慢性腰痛的常见原因之一。棘间韧带是一种致密的胶原结缔组织，其功能是将相邻的棘突连接在一起，靠其韧力来加强脊柱的稳定性。正常情况下，腰棘间韧带可以辅助棘上韧带与黄韧带以限制脊柱过度前屈活动，正常情况下由于骶棘肌的保护而不易受损，然而因其变性或过于牵伸，亦常常受累，从而导致损伤。

一、病因病机

（一）外伤失治

正常生理功能状态下，人体主要靠臀部肌肉和大腿后部肌肉的收缩，以腰椎为杠杆，腰骶关节为支点将重物提起，当人体过度弯腰搬移重物时，如果此时骶棘肌处于松弛状态，失去对腰棘间韧带的保护作用，使着力点全部落在韧带上，这样就容易导致棘间韧带的损伤，伤后若久治不愈，就容易形成慢性腰痛。

（二）自然变性

30岁以后人群，其棘间韧带会发生不同程度的退变，由于组织变性使其韧性降低，轻度损伤即可将其撕裂，导致腰部疼痛。

（三）慢性劳损

多见于长期弯腰工作者。长期弯腰工作之人，棘间韧带亦经常受力，久之则易形成慢性劳损，导致腰痛。

二、临床表现

腰部疼痛，疼痛位于两棘突之间，多表现为酸痛，劳累后加重，休息后减轻，弯腰时加重，后伸腰时减轻。局部注射利多卡因，疼痛可以暂时缓解。卧床休息时腰部垫一小枕，保持腰部轻度后伸，则感到舒适。

三、诊断要点

根据病史和棘突间局限性压痛，可以明确诊断。诊断要点如下。

（1）有腰部扭伤病史或慢性劳损病史。

（2）疼痛位于两棘突之间，尤其多见于第5腰椎与第1骶椎之间。

四、治疗方法

1. 肾阳不足

选穴：金穴（左太阳）、木穴（右太阳）、土穴（百会）、土穴（神阙）、土穴（三阴交）、土穴（阴陵泉）、金穴（左环跳）、木穴（右环跳）、木穴（风市）、金穴（左肾俞）、木穴（右肾俞）。

选穴意义：金穴（左太阳）、木穴（右太阳）为经外奇穴，本穴阳气多，可温养阳气；土穴（百会）属督脉之穴，督脉总督一身之阳气，可升提阳气；土穴（神阙）属任脉，可生元补气，温阳散寒；土穴（三阴交）属足太阴脾经，与足三里相配，为补中焦脾胃之要穴，足之三阴交会穴，可益气和血；土穴（阴陵泉）属足太阴脾经，为脾经之合穴；金穴（左环跳）、木穴（右环跳）属足少阳胆经穴，可通经止痛；木穴（风市）属足少阳胆经穴，可祛风化湿、通经活络；金穴（左肾俞）、木穴（右肾俞）属足太阳膀胱经，肾之背俞穴，是肾之经气输注之处，可培补元气，强肾护肾。以上诸穴金、木、土相配，以后天养先天，先天助后天，为治肝肾不足腰痛之要方。

操作要点：金穴（左太阳）、金穴（左环跳）、金穴（左肾俞）性质属金，为收穴，施以收法；木穴（右太阳）、木穴（右环跳）、木穴（右肾俞）、木穴（风市）性质属木，为放穴，施以放法；土穴（百会）、土穴（神阙）、土穴（三阴交）、土穴（阴陵泉）性质属土，为生长之穴，施以平收平放法。

操作方法：

（1）施术者点受术者金穴（左太阳），上推顺时针旋转（收法）3 圈，木穴（右太阳）逆时针旋转（放法）3 圈；后点土穴（百会）1 分钟不动（生长）。

（2）施术者点受术者土穴（神阙）1 分钟（生长），补气；后点土穴（三阴交）、土穴（阴陵泉），逆时针旋转 3 圈、顺时针旋转 3 圈（平收平放）。

（3）施术者左手点受术者金穴（左环跳）、右手点受术者木穴（右环跳），同时上推（收法）9 次；后点（放法）木穴（风市）1 分钟。

（4）施术者双手重点（收法）受术者金穴（左肾俞）、木穴（右肾俞）1 分钟补气，拉双手中指 1 次。

（5）采用经络收放疗法五种旋转手法放松受术者，扶正其腰部。

2. 肾阴虚亏损

选穴：金穴（左太阳）、木穴（右太阳）、土穴（百会）、土穴（神阙）、土穴（三阴交）、土穴（阴陵泉）、金穴（左环跳）、木穴（右环跳）、木穴（风市）、金穴（左肾俞）、木穴（右肾俞）、水穴（涌泉）、土穴（气海）、土穴（关元）。

选穴意义：金穴（左太阳）、木穴（右太阳）为经外奇穴，本穴阳气多，可温养阳气；土穴（百会）属督脉之穴，督脉总督一身之阳气，可升提阳气；土穴（神阙）属任脉，可生元补气，温阳散寒；土穴（三阴交）属足太阴脾经，与足三里相配，为补中焦脾胃之要穴，足之三阴交会穴，可益气和血；土穴（阴陵泉）属足太阴脾经，为脾经之合穴；金穴（左环跳）、木穴（右环跳）属足少阳胆经穴，可通经止痛；木穴（风市）属足少阳胆经穴，可祛风化湿、通经活络；金穴（左肾俞）、木穴（右肾俞）属足太阳膀胱经，肾之背俞穴，是肾之经气输注之处，可培补元气，强肾护肾；水穴（涌泉）属足少阴肾经，可温热行气、泻实凝神、滋阴养肾；土穴（气海）、土穴（关元）属任脉，为肓之原穴，可补肾气，固先天之本。以上诸穴金、木、水、土相配，以后天养先天，先天助后天，为治肝肾不足腰痛之要方。

操作要点：金穴（左太阳）、金穴（左环跳）、金穴（左肾俞）性质属金，为收穴，施以收法；木穴（右太阳）、木穴（右环跳）、木穴（右肾俞）、木穴（风市）、水穴（涌泉）性质属木、属水，为放穴，施以放法；土穴（百会）、土穴（神阙）、土穴（三阴交）、土穴（阴陵泉）、土穴（气海）、土穴（关元）性质属土，为生长之穴，施以平收平放法。

操作方法：

（1）施术者点受术者金穴（左太阳）上推，顺时针旋转（收法）3 圈，木穴（右太阳）逆时针旋转（放法）3 圈；后点土穴（百会）1 分钟不动（生长）。

（2）施术者点受术者土穴（神阙）、土穴（气海）、土穴（关元）各 1 分钟（生长），补气；后点土穴（三阴交）、土穴（阴陵泉），逆时针旋转 3 圈、顺时针旋转 3 圈（平收平放）。

（3）施术者左手点受术者金穴（左环跳）、右手点木穴（右环跳），同时上推（收法）9 次；后轻点（放法）木穴（风市）1 分钟。

（4）施术者双手重点（收法）受术者金穴（左肾俞）、木穴（右肾俞）1 分钟补气，拉双手中指 1 次。

（5）施术者点受术者水穴（涌泉）1 分钟，固定不动（生长）。

（6）采用经络收放疗法五种旋转手法放松受术者，扶正其腰部。

3. 气滞血瘀

选穴：金穴（至阴）、金穴（左委中）、木穴（右委中）、金穴（左肾俞）、木穴（右肾俞）、土穴（膈俞）、土穴（神阙）、土穴（气海）、木穴（右章门）、木穴（阴包）、金穴（左阳陵泉）、木穴（右阳陵泉）、木穴（风市）、土穴（血海）、土穴（三阴交）。

选穴意义：金穴（至阴）属足太阳膀胱经井穴，可激发足太阳膀胱经经气以通太阳膀胱之经；金穴（左阳陵泉）、木穴（右阳陵泉）是筋之会穴，为筋气聚会之处，是治疗筋病的要穴，具有舒筋和壮筋的作用；金穴（左委中）、木穴（右委中）为足太阳膀胱经合穴，膀胱的下合穴，主治腰背痛，足太阳膀胱经循行于腰背部，是治疗腰背部疾病的要穴，故有“腰背委中求”之称；金穴（左肾俞）、木穴（右肾俞）为肾之背俞穴，是肾之经气输注之处，可培补元气，强肾护肾；土穴（膈俞）属足太阳膀胱经，为八会穴之血会，可养血活血，理血化瘀；土穴（神阙）属任脉，有培元固本作用；木穴（右章门）属足厥阴肝经，为脾之募穴和八会穴之脏会，可调五脏气血；木穴（阴包）属足厥阴肝经，具调经止痛作用；土穴（气海）属任脉，为肓之原穴，可补肾气，固先天之本；木穴（风市）属足少阳胆经的腧穴，为治疗风邪的要穴；土穴（血海）属足太阴脾经穴，精血同源，使血旺则精足；土穴（三阴交）属足太阴脾经，足之三阴交会穴，可益气和血。以上诸穴，金、木、水、土相配，相生相克，既活血又理气，为治血瘀兼气滞腰痛之要方。

操作要点：金穴（至阴）、金穴（左阳陵泉）、金穴（左委中）、金穴（左肾俞）性质属金，为收穴，施以收法；木穴（右章门）、木穴（阴包）、木穴（右阳陵泉）、木穴（右委中）、木穴（右肾俞）、木穴（风市）性质属木，为放穴，施以放法；土穴

(膈俞）土穴（神阙）、土穴（三阴交)、土穴（血海)、土穴（气海）性质属土，为生长之穴，施以平收平放法。

操作方法：

(1）施术者双手分别点受术者土穴（神阙)、土穴（气海）不动1分钟；点木穴(右章门)，可双侧同时逆时针旋转（放法）3圈，放肝血。

(2）施术者左手点受术者金穴（至阴)、右手点受术者木穴（阴包)，左手顺时针旋转3圈、右手逆时针旋转3圈，为金收木放；后双手分别点金穴（左阳陵泉)、木穴(右阳陵泉）上推7次（收法)。

(3）后点土穴（血海)、土穴（三阴交)，固定不动1分钟（平收平放)。

(4）后点金穴（左委中)、木穴（右委中)，顺时针旋转3圈、逆时针旋转3圈(平收平放)。

(5）施术者双手分别点受术者金穴（左肾俞)、木穴（右肾俞）上推9次（收法)，补肾气；后轻点患侧木穴（风市）1分钟。

(6）轻点（放法）土穴（膈俞）1分钟，行气化瘀。

(7）采用经络收放疗法的点、按、推、捏、揉等手法放松、扶正受术者腰椎5分钟。

第三节　腰椎横突综合征

腰椎横突综合征是以第3腰椎横突部位明显压痛为特点的慢性腰痛，多发生于第3腰椎，亦称“第3腰椎横突周围炎”。

本病多见于青壮年，大多数患者有扭伤史。主要由于突然弯腰，或长期弯腰工作时，腰背部肌肉收缩可使肥大的横突周围软组织被牵拉，此时附于横突上的深筋膜容易被撕裂而造成慢性纤维组织炎性变化或肌疝，部分患者可因肌肉上下滑动于第3腰椎横突形成保护性滑囊，然而一旦发生炎性变化即产生局部疼痛。

一、病因病机

（一）长期腰肌劳损

第3腰椎横突是所有腰椎横突中最长者，附着的肌肉也最多，除后面的骶棘肌、腰方肌之外，前面还有腰大肌，因此第3腰椎横突是肌肉收缩运动的一个重要支点。在长期的弯腰劳动中，肌肉附着处产生慢性牵拉性损伤，造成多数小肌疝，同时腰神经感觉支也会受牵拉而产生疼痛，引起局部肌肉痉挛或慢性劳损，使第3腰椎横突周围发生水肿、渗出、纤维增生等慢性炎症等。

（二）突然弯腰损伤

突然弯腰的情况下，第3腰椎周围的肌肉筋膜容易被撕裂，进而可出现损伤性炎症或肌疝等，临床则导致腰部疼痛。

二、临床表现

腰部一侧或两侧的慢性疼痛，晨起或弯腰时疼痛加重，稍事活动后疼痛即可减轻，疼痛多呈持续性，少数患者主诉疼痛向臀部或大腿外侧至膝关节外侧放射。

第 3 腰椎横突部位有明显压痛，有时可触及纤维性的软组织硬结，在第 2、第 3 腰椎椎旁或骶部常有麻木区或过敏区。

X 线检查除第 3 腰椎明显过长外，有时左右横突不对称，或向后倾斜。

三、诊断要点

根据病史和临床表现，一般均能正确诊断，诊断要点如下。

（1）有急性腰部扭伤病史或腰部慢性劳损病史。

（2）腰部一侧或两侧的慢性疼痛，晨起或弯腰时疼痛加重，稍事活动后疼痛即可减轻，疼痛多呈持续性，少数患者主诉疼痛向臀部或大腿外侧至膝关节外侧放射。

（3）第 3 腰椎横突部位有明显压痛，有时可触及一纤维性的软组织硬结，在第 2、第 3 腰椎椎旁或骶部常有麻木区或过敏区。

（4）X 线检查除第 3 腰椎明显过长外，有时左右横突不对称，或向后倾斜。

四、治疗方法

本病的常见中医辨证分型包括外感风寒湿邪、肾虚腰痛、外伤筋骨血脉。

（一）经络收放疗法

1. 外感风寒湿邪

选穴：金穴（左阳池）、金穴（左大陵）、金穴（左委中）、金穴（左环跳）、金穴（左肾俞）、木穴（右阳池）、木穴（右大陵）、木穴（右委中）、木穴（右环跳）、木穴（右肾俞）、火穴（左昆仑）、水穴（右昆仑）、土穴（百会）、土穴（气海）、土穴（命门）。

选穴意义：金穴（左阳池）、木穴（右阳池）是手少阳三焦经的原穴，有生发阳气，沟通表里之功，是调节全身血液循环的重要穴位；金穴（左大陵）、木穴（右大陵）是手厥阴心包经的原穴、输穴，可宁心安神，和营通络，舒筋理气；金穴（左委中）、木穴（右委中）为足太阳膀胱经合穴，膀胱的下合穴，主治腰背痛，足太阳膀胱经循行于腰背部，是治疗腰背部疾病的要穴，故有“腰背委中求”之称；金穴（左环跳）、木穴（右环跳）为足少阳与足太阳之会，以祛半表半里之邪，助太阳之开，以散表邪，具有通阳疏风、散寒祛湿作用；金穴（左肾俞）、木穴（右肾俞）为肾之背俞穴，具有培补元气、强肾护肾的作用；火穴（左昆仑）、水穴（右昆仑）属足太阳膀胱经，可舒筋活络；土穴（百会）属督脉，是百脉之会，百病所主，提升人体之阳气；土穴（气海）隶属任脉，为肓之原穴，有温阳益肾之功；土穴（命门）属督脉，可通督脉经气。以上诸穴金、木、水、火、土相配，阴阳同调，可温肾阳。

操作要点：金穴（左阳池）、金穴（左大陵）、金穴（左委中）、金穴（左环跳）、金穴（左肾俞）、火穴（左昆仑）性质属金、属火，为收穴，施以收法；木穴（右阳池)、木穴（右大陵)、木穴（右委中)、木穴（右环跳)、木穴（右肾俞)、水穴（右昆仑）性质属木、属水，为放穴，施以放法；土穴（百会)、土穴（气海)、土穴（命门）性质属土，为生长之穴，施以平收平放法。

操作方法：

(1) 施术者左手握受术者一手手指，其手掌向下；右手点受术者金穴（左阳池)，顺时针旋转（收法）3圈；点木穴（右阳池)，逆时针旋转（放法）3圈；点金穴（左大陵)，顺时针旋转（收法）3圈；点木穴（右大陵）逆时针旋转（放法）3圈。

(2) 施术者点受术者土穴（百会）逆时针旋转3圈、顺时针旋转3圈（平收平放)；后点土穴（气海）不动，补气（生长)。

(3) 施术者双手点受术者金穴（左委中)、木穴（右委中)，金穴上推（收法）7次，木穴轻点（放法）7次；后重点（收法）火穴（左昆仑)、水穴（右昆仑）3次。

(4) 施术者左手点受术者金穴（左环跳)、右手点木穴（右环跳)，对点9次，金收木放之法；后点金穴（左肾俞)、木穴（右肾俞）上推1分钟，补气（收法)；点土穴（命门）不动（生长)。

(5) 采用经络收放疗法五种旋转手法放松、扶正患者腰椎5分钟。

2. 肾虚腰痛

选穴：金穴（左阳池)、木穴（右阳池)、金穴（左天牖)、木穴（右天牖)、土穴（百会)、金穴（膻中)、土穴（神阙)、土穴（血海)、土穴（阴陵泉)、金穴（左肾俞)、木穴（右肾俞)、火穴（左志室)、水穴（右志室)、金穴（左承山)、木穴（右承山)、土穴（腰俞)。

选穴意义：金穴（左阳池)、木穴（右阳池）是手少阳三焦经的原穴，有生发阳气，沟通表里之功，是调节全身血液循环的重要穴位；金穴（左肾俞)、木穴（右肾俞）属足太阳膀胱经，为肾之背俞穴，是肾之经气输注之处，可培补元气、强肾护肾；火穴（左志室)、水穴（右志室）属足太阳膀胱经，益肾固精，清热利湿，强壮腰膝；土穴（腰俞）属督脉，可调经清热，散寒除湿，补益肾气；金穴（左天牖)、木穴（右天牖）属手少阳三焦经，可疏通经络，调畅气血；金穴（膻中）属任脉，为心包募穴和八会穴之气会，可补一身之元气；金穴（左承山)、木穴（右承山）属足太阳膀胱经穴，可舒筋解痉，主治腰腿痛；土穴（百会）属督脉，是百脉之会，百病所主，提升人体之阳气；土穴（神阙）属任脉，可培元固本；土穴（血海）属足太阴脾经，精血同源，使血旺则精足；土穴（阴陵泉）属足太阴脾经，为脾经合穴。以上诸穴金、木、火、水、土相配，以后天养先天，先天助后天，为治肾虚腰痛之良方。

操作要点：金穴（左阳池)、金穴（左肾俞)、金穴（左天牖)、金穴（膻中)、金穴（左承山)、火穴（左志室）性质属金、属火，为收穴，施以收法；木穴（右阳池)、木穴（右肾俞)、木穴（右天牖)、木穴（右承山)、水穴（右志室）性质属木、属水，为放穴，施以放法；土穴（百会)、土穴（神阙)、土穴（血海)、土穴（阴陵泉)、土穴（腰俞）性质属土，为生长穴，施以平收平放法。

操作方法：

(1) 施术者点受术者金穴（左阳池）上推9次，拉中指1次（收法)；木穴（右阳池）轻点9次（放法）；点金穴（左天牖）、木穴（右天牖）轻点9次，金收木放之法。

（2）施术者分别点受术者土穴（百会）、金穴（膻中）、土穴（神阙）、土穴（血海）、土穴（阴陵泉），各顺时针旋转3圈、逆时针旋转3圈（收法）。

（3）施术者左手点受术者金穴（左肾俞）、右手点木穴（右肾俞），对点（收法）7次，补充肾气。

（4）施术者双手同时点火穴（左志室）、水穴（右志室）上推7次，后点土穴（腰俞）顺时针旋转3圈、逆时针旋转3圈。

（5）施术者重点受术者金穴（左承山）、木穴（右承山），同时让受术者活动腰部1分钟。

3. 外伤筋骨血脉 多为气滞血瘀型腰痛。

选穴：土穴（神阙）、木穴（右章门）、金穴（左阳陵泉）、木穴（右阳陵泉）、金穴（左委中）、木穴（右委中）、金穴（左肾俞）、木穴（右肾俞）、木穴（风市）、金穴（至阴）、土穴（血海）、土穴（三阴交）、木穴（阴包）。

选穴意义：土穴（神阙）属任脉，可生元补气，温阳散寒；木穴（右章门）属足厥阴肝经穴，脾之募穴，八会穴之一，脏会章门为足厥阴肝经与足少阴胆经交会穴，有疏调肝脾，清热利湿，活血化瘀之功；金穴（左阳陵泉）、木穴（右阳陵泉）属足少阳胆经合穴，胆之下合穴，八会穴之筋会，主治全身筋之疾病及腰腿痛；金穴（左委中）、木穴（右委中）为足太阳膀胱经合穴，膀胱之下合穴，主治腰背痛，足太阳膀胱经循行于腰背部，是治疗腰背部疾病的要穴，故有“腰背委中求”之称；金穴（左肾俞）、木穴（右肾俞）属足太阳膀胱经，肾之背俞穴，是肾之经气输注之处，主治腰痛；木穴（风市）属足少阳胆经穴，可祛风化湿、通经活络；金穴（至阴）属足太阳膀胱经井穴，可激发足太阳膀胱经经气以通太阳膀胱之经；土穴（血海）属足太阴脾经穴，精血同源，使血旺则精足；土穴（三阴交）属足太阴脾经穴，足之三阴交会穴，可益气和血、滋补肝肾；木穴（阴包）属足厥阴肝经穴，可通经止痛；以上诸穴金、木、土相配，活血理气，为治血瘀兼气滞腰痛之要方。

操作要点：金穴（至阴）、金穴（左阳陵泉）、金穴（左委中）、金穴（左肾俞）性质属金，为收穴，施以收法；木穴（右章门）、木穴（阴包）、木穴（右阳陵泉）、木穴（右委中）、木穴（右肾俞）、木穴（风市）性质属木，为放穴，施以放法；土穴（神阙）、土穴（三阴交）、土穴（血海）性质属土，为生长之穴，施以平收平放法。

操作方法：

（1）施术者点受术者土穴（神阙）1分钟（平收平放）；后点木穴（右章门），可双侧同时逆时针旋转（放法）3圈，即放肝血。

（2）施术者点受术者金穴（至阴）顺时针旋转3圈，木穴（阴包）逆时针旋转3圈，为金收木放之法；后点金穴（左阳陵泉）、木穴（右阳陵泉），上推（收法）7次。

（3）施术者双手同时点受术者土穴（血海）、土穴（三阴交），固定不动1分钟（平收平放）。

（4）施术者双手分别点受术者金穴（左肾俞）、木穴（右肾俞），上推（收法）9

次，补肾气；后轻点受术者木穴（风市）1分钟，拉其双足第3趾1次。

（5）采用经络收放疗法的推、按、捏、点、挤等手法放松、扶正受术者腰椎5分钟。

（二）功能锻炼

1. 俯卧式“燕飞”

动作一：患者俯卧位，头转向一侧。

动作二：两腿交替向后做过伸动作，共做5组。

动作三：两腿同时做过伸动作，共做5组。

动作四：两腿不动，上身躯体向后背伸，共做5组。

动作五：上身与两腿同时背伸，共做5组。

动作六：还原，自然呼吸。

2. 站立式腰部肌肉康复练习

动作一：患者站立，两脚分开与肩同宽。

动作二：两手拇指向后叉腰并以拇指尖部顶按第3腰椎横突。

动作三：腰部自然旋转，持续5~10分钟。

动作四：腰部后伸，双手拇指捻散腰部以放松肌肉。

动作五：还原，自然呼吸。

第四节　增生性脊柱炎

增生性脊柱炎是一种以软骨退变，骨质增生为主的骨关节炎。亦称“肥大性脊柱炎”“老年性脊柱炎”或“腰椎骨刺”。本病一般无临床症状，仅有少数患者可出现慢性腰痛。本病多见于中老年人，男性多于女性，胖人、体力劳动者及运动员等发病较早。

一、病因病机

病因尚不清楚，但一般认为属中年人的椎体及周围软组织的老化，发生退行性变。表现为椎体软骨变性，椎体下沉，椎间隙变窄，椎体边缘骨刺形成，椎间小关节增生等，这与长期负重，慢性积累性损伤有密切关系。另外也与肥胖和内分泌障碍有关。严重者椎间盘软化，小关节软骨均发生变性，见软化、变薄、耗损、椎体滑脱、椎间孔变小、神经根受到牵拉和压迫。后关节突增生发生套叠，椎体出现假性滑脱。虽然椎间隙有增生，但不造成脊柱骨性强直。

二、临床表现

（1）慢性腰痛：中年人逐渐发生腰背痛，无明显外伤史，一般疼痛不剧烈，仅仅感到腰部酸痛，不灵活，甚至钝痛不适，或有束缚感。早晨起床或久坐站起时，疼痛不适感更为明显，稍事活动后疼痛可减轻或消失，但过度劳累后疼痛加重。有时疼痛可向臀部和大腿部放射，阴雨天症状加重。引起疼痛的原因可能是韧带牵拉、关节摩擦、小关节滑膜炎或神经根受骨刺刺激、小关节假性脱位等。

（2）脊柱变形：主要是圆背（亦称寒背），同时腰椎的生理前凸减小或消失，脊柱活动受限。X线检查见腰椎体边缘唇形变或骨刺形成，椎间隙变窄或不对称，有的形成骨桥，椎体下沉，后关节套叠，在过伸、中立及过屈腰部的侧位X线片中，椎体有滑移现象，呈阶梯状改变，即所谓假性脱位。

此外，患者有时可出现腰部棘突叩击痛，两侧腰肌紧张、压痛，沿臀上神经和坐骨神经的路径亦可有压痛，甚至出现坐骨神经根刺激症状，如直腿抬高试验阳性、拉塞格征阳性、克尼格征阳性，下肢腱反射减弱，感觉障碍，肌力降低等。

三、诊断要点

根据患者的年龄、病史、临床表现和X线检查，一般不难诊断。诊断要点如下。

（1）患者多为中老年人。

（2）慢性腰痛，无外伤病史，一般疼痛不剧烈，仅仅感到腰部酸痛，不灵活，甚至钝痛不适，或有束缚感。早晨起床或久坐站起时，疼痛不适感更为明显，稍事活动后疼痛可减轻或消失，但过度劳累后疼痛加重。

（3）脊柱变形：主要是圆背，同时腰椎的生理前凸减小或消失，脊柱活动受限。

（4）X线检查：腰椎体边缘唇形变或骨刺形成，椎间隙变窄或不对称，有的形成骨桥，椎体下沉，后关节套叠，在过伸、中立及过屈腰部的侧位X线片中，椎体有滑移现象，呈阶梯状改变，即所谓假性脱位。

四、治疗方法

增生性脊柱炎患者的腰痛不易根治，是一种老化的表现，不可避免。因此在治疗上应注意改善日常生活与工作条件，保持正常的脊柱姿势和功能活动，防止肌肉过于疲劳和韧带损伤。本病的常见中医辨证分型包括瘀血内阻和肝肾不足两型。

（一）经络收放疗法

1. 瘀血内阻

选穴：土穴（神阙）、木穴（右章门）、金穴（左阳陵泉）、木穴（右阳陵泉）、金穴（左委中）、木穴（右委中）、金穴（左肾俞）、木穴（右肾俞）、木穴（风市）、金穴（至阴）、土穴（血海）、土穴（三阴交）、木穴（阴包）、水穴（下髎）、水穴（中髎）、水穴（上髎）。

选穴意义：土穴（神阙）属任脉，可生元补气，温阳散寒；木穴（右章门）属足厥阴肝经穴，脾之募穴，八会穴之一，脏会章门为足厥阴肝经与足少阴胆经交会穴，有疏调肝脾，清热利湿，活血化瘀之功；金穴（左阳陵泉）、木穴（右阳陵泉）属足少阳胆经合穴，胆之下合穴，八会穴之筋会，主治全身筋之疾病及腰腿痛；金穴（左委中）、木穴（右委中）为足太阳膀胱经合穴，膀胱之下合穴，主治腰背痛，足太阳膀胱经循行于腰背部，是治疗腰背部疾病的要穴，故有“腰背委中求”之称；金穴（左肾俞）、木穴（右肾俞）属足太阳膀胱经，肾之背俞穴，是肾之经气输注之处，主治腰痛；木穴（风市）属足少阳胆经穴，可祛风化湿、通经活络；金穴（至阴）属足太阳膀胱经井穴，可激发足太阳膀胱经经气以通太阳膀胱之经；土穴（血海）属足太阴脾经穴，精血同源，使血旺则精足；土穴（三阴交）属足太阴脾经穴，足之三阴交会穴，可益气和血、滋补肝肾；木穴（阴包）属足厥阴肝经穴，可通经止痛；水穴（下髎）、水穴（中髎）、水穴（上髎）同属足太阳膀胱经，且属性相同，施以放法，可通经活络止痛。以上诸穴金、木、水、土相配，活血理气，为治血瘀兼气滞腰痛之要方。

操作要点：金穴（至阴）、金穴（左阳陵泉）、金穴（左委中）、金穴（左肾俞）性质属金，为收穴，施以收法；木穴（右章门）、木穴（阴包）、木穴（右阳陵泉）、木穴（右委中）、木穴（右肾俞）、木穴（风市）、水穴（下髎）、水穴（中髎）、水穴（上髎）性质属木、属水，为放穴，施以放法；土穴（神阙）、土穴（三阴交）、土穴（血海）性质属土，为生长之穴，施以平收平放法。

操作方法：

（1）施术者点受术者土穴（神阙）1分钟（平收平放）；后点木穴（右章门），可双侧同时逆时针旋转（放法）3圈，即放肝血。

（2）施术者点受术者金穴（至阴）顺时针旋转3圈，木穴（阴包）逆时针旋转3圈，为金收木放之法；后点金穴（左阳陵泉）、木穴（右阳陵泉），上推（收法）7次。

（3）施术者双手同时点受术者土穴（血海）、土穴（三阴交），固定不动1分钟（平收平放）。

（4）施术者点受术者金穴（左委中）、木穴（右委中）顺时针旋转3圈、逆时针旋转3圈（平收平放）。

（5）施术者双手点受术者金穴（左肾俞）、木穴（右肾俞），上推（收法）9次，补肾气；点受术者水穴（下髎）、水穴（中髎）、水穴（上髎），从下向上点推（收法）3次。

（6）施术者轻点受术者木穴（风市）1分钟，拉其双足第3趾1次。

（7）采用经络收放疗法的推、按、捏、点、挤等手法放松、扶正受术者腰椎5分钟。

2. 肝肾不足

选穴：金穴（左阳池）、木穴（右阳池）、金穴（左天牖）、木穴（右天牖）、金穴（左太阳）、木穴（右太阳）、土穴（百会）、金穴（膻中）、土穴（气海）、土穴（三阴交）、金穴（左环跳）、木穴（右环跳）、金穴（左肾俞）、木穴（右肾俞）、土穴（命门）、土穴（腰阳关）。

选穴意义：金穴（左阳池）、木穴（右阳池）属手少阳三焦经穴，三焦之原穴，可理气活血，是调节全身血液循环的重要穴位；金穴（左天牖）、木穴（右天牖）属手阳明大肠经穴，用于调经理气，平衡阴阳；金穴（左太阳）、木穴（右太阳）为经外奇穴，本穴阳气多，可温养阳气；土穴（百会）属督脉之穴，督脉总督一身之阳气，可升提阳气；金穴（膻中）属任脉经穴，属心包经募穴，八会穴之一，是宗气聚会之处，系任脉、足太阴脾经、足少阴肾经、手太阴肺经、手少阴心经之交会穴，任脉总任一身之阴经，为“阴脉之海”，可调理脏腑经气，平和阴阳；土穴（气海）属任脉，为育之原穴，可补肾气，固先天之本；土穴（三阴交）属足太阴脾经穴，足之三阴交会穴，可益气和血、滋补肝肾；土穴（命门）属督脉，可通督脉之气，补肾气；土穴（腰阳关）属督脉穴，主治腰痛；金穴（左环跳）、木穴（右环跳）属足少阳胆经穴，可通经止痛；金穴（左肾俞）、木穴（右肾俞）属足太阳膀胱经，肾之背俞穴，是肾之经气输注之处，可培补元气，强肾护肾。以上诸穴金、木、土相配，以后天养先天，先天助后天，为治肝肾不足腰痛之要方。

操作要点：金穴（左太阳）、金穴（左阳池）、金穴（左天牖）、金穴（膻中）、金穴（左环跳）、金穴（左肾俞）性质属金，为收穴，施以收法；木穴（右太阳）、木穴（右阳池）、木穴（右天牖）、木穴（右环跳）、木穴（右肾俞）性质属木，为放穴，施以放法；土穴（百会）、土穴（三阴交）、土穴（气海）、土穴（命门）、土穴（腰阳关）性质属土，为生长穴，施以平收平放法。

操作方法：

（1）施术者点受术者金穴（左阳池）上推 7 次；拉（收法）中指 1 次；木穴（右阳池）轻点（放法）7 次。

（2）施术者双手重点受术者金穴（左天牖）3 次、木穴（右天牖）轻点 3 次，为金收木放之法。

（3）施术者双手对点（收法）受术者金穴（左太阳）、木穴（右太阳）3 次，共 1 分钟；点土穴（百会）1 分钟，补气。

（4）施术者点受术者金穴（膻中）、土穴（气海）、土穴（三阴交）不动 1 分钟（生长）。

（5）施术者双手同时对点受术者金穴（左环跳）、木穴（右环跳），并上推（收法）9 次。

（6）施术者重点金穴（左肾俞）、木穴（右肾俞）1 分钟（收法）；施术者同时左手重点受术者土穴（命门）、右手重点土穴（腰阳关）7 次（收法）。

（7）采用经络收放疗法的点、按、推、捏、揉等手法放松、扶正受术者腰部。

（二）牵引治疗

在急性发作期可行腰背支架和骨盆牵引，以减低椎间盘内压力，缓解疼痛。患者仰卧，首先用帆布制成的束带状布兜缚在骨盆周围，为防止布兜压伤髂嵴部皮肤，布兜内可衬以泡沫海绵，然后用两根粗牵引绳通过布兜两侧下方的环形部分与床尾的滑轮进行向下的纵向牵引，在牵引时宜垫高床尾，利用自身的体重进行反牵引。牵引重量一般每侧 5~15 千克，每日牵引 1~2 次，每次 30~40 分钟。

第五章 膝关节病

膝关节病，是以膝关节及其周围组织出现疼痛、肿胀、甚至功能障碍为主要临床表现。膝关节中医称“膝骱”，在生理上，膝关节是人体最大的屈伸关节，又名滑车关节，由股骨的两髁半球状关节面及胫骨平台及髌骨组成，骨性结构不稳定。膝关节的主要功能是负重和伸屈运动，由关节囊、内侧副韧带、外侧副韧带、交叉韧带和膝周围的肌肉等连接。前方股四头肌经髌骨向下形成髌腱，止于胫骨结节部。内侧为半膜肌、半腱肌和缝匠肌等。外侧为髂胫束。后侧为股二头肌、腘肌、腓肠肌等。筋骨之间形成众多的滑液囊，因此中医有“膝为筋之府”之称。故临床上膝部伤筋最为多见。

根据中医理论，本病多属“筋”的病变，多属“痹证”的范畴。如《素问·脉要精微论》曰：“膝者，筋之府。屈伸不能，行则偻附，筋将惫矣。”现代中医临床多称本病为“膝痹”，是以膝部疼痛，或伴有沉重、酸软、肿胀、屈伸不利等为主要表现。

第一节 膝关节创伤性滑膜炎

膝关节创伤性滑膜炎是以膝关节充血、积液为主要临床表现，有急性创伤性滑膜炎和慢性劳损性滑膜炎两种。慢性劳损性滑膜炎女性多见，肥胖者更为多见。中医属“痹证”的范畴。急性创伤性滑膜炎多为关节积血，多由经脉损伤、气滞血瘀所致，以损伤部位出血为主要临床表现。

一、病因病机

膝关节的关节囊是人体最大的两个滑膜腔，内有滑膜覆盖。滑膜血管丰富，滑膜细胞分泌滑液，来营养没有血管的关节软骨，使关节面润滑，减少摩擦，滑液为黏蛋白碱性液体，可防止酸性代谢产物的有害作用。

滑膜炎是滑膜受到刺激后的反应，滑膜分泌物的失调导致滑膜腔积液。慢性滑膜炎多由急性创伤性滑膜炎失治转化而来，或其他的慢性劳损导致滑膜的炎症渗出，中医多属于“痹症”的范畴，为风、寒、湿侵袭而发病，辨证中挟湿者较多见。膝关节创伤性滑膜炎不仅影响关节功能，还可以造成关节进行性器质性损伤，严重者滑膜发生粘连，从而丧失膝关节功能。

二、临床表现

1. 急性损伤 膝关节有血肿，血肿多在伤后即时或之后1~2小时发生，膝关节及小腿部有大面积的瘀血斑。触诊时，膝关节皮肤肿胀、有紧张感，浮髌试验阳性。常有全身症状，如瘀血引起的发热、创伤局部热剧。本病常是其他损伤的并发症。

2. 慢性劳损或损伤性膝关节滑膜炎 此为急性创伤性滑膜炎处理不当所致，多见于老年人、肥胖者、体质多湿者，或伴有膝内翻、膝外翻或其他膝部畸形者，或有膝关节骨质增生者等。患者主诉多为两腿沉重不适，膝部伸屈困难，但被动运动无明显障碍，疼痛不剧烈，局部无红热现象，膝关节功能检查一般无明显阳性体征。常见髌韧带两侧膝眼处隆起、饱满，触诊时松软，甚则有囊性感，如关节腔积液超过10毫升，浮髌试验阳性。

三、诊断要点

本病多由创伤或劳损所致，膝关节肿胀，浮髌试验阳性。X线检查显示，膝关节的骨与关节结构无明显异常，仅为关节肿胀，可鉴别是否合并骨折。损伤后即出现肿胀者，多为瘀血所致，而损伤后期积液多为滑膜之炎症引起。辨证中若膝部肿胀、积液重者多为湿痹；膝部沉重怕冷，则为寒痹；膝部有青紫瘀斑则为瘀血。

四、治疗方法

对于慢性滑膜炎，要针对病因进行治疗，尤其是慢性损伤引起的膝滑膜炎，要避免损伤或重复损伤机制的运动。若是运动员，要适当减轻或停止训练。具体治疗方法分述如下。

（一）经络收放疗法治疗

选穴：火穴（内膝眼）、火穴（解溪）、水穴（犊鼻）、土穴（血海）、木穴（右阳陵泉）、木穴（阴包）、土穴（阴陵泉）、土穴（三阴交）、土穴（伏兔）、木穴（太冲）、金穴（左足跟腱）、金穴（左委中）、土穴（命门）。

选穴意义：火穴（内膝眼）、水穴（犊鼻）为经外奇穴，可舒筋利节，通经活络，主治膝腿疾病；土穴（血海）属足太阴脾经穴，精血同源，使血旺则精足；木穴（阴包）属足厥阴肝经穴，可通经止痛、活血化瘀；木穴（太冲）属足厥阴肝经，为原穴，又为厥阴所注为“输”，厥阴肝主筋，可治筋骨疾病；土穴（阴陵泉）属足太阴脾经，为脾经之合穴，可健脾化湿，通利三焦，益气养血，主治膝痛；木穴（右阳陵泉）为足少阳胆经穴，胆经之下合穴，八会穴之筋会，可舒筋止痛，通利关节；土穴（三阴交）属足太阴脾经，与足三里相配，为补中焦脾胃之要穴，足之三阴交会穴，可益气和血；火穴（解溪）属足阳明胃经穴，可祛风止痛，舒经活络；金穴（左委中）为足太阳膀胱经合穴，膀胱之下合穴，主治腰背痛，足太阳膀胱经循行于腰背部，是治疗腰背部疾病的要穴，故有“腰背委中求”之称；土穴（伏兔）属足阳明胃经穴，可散寒化湿，缓痉止痛；土穴（命门）属督脉，可通督脉之气，补肾气。以上诸穴相配，补泻结合，具有益气养血、活血止痛消肿之功，为治疗膝关节疾病的主要穴位。

操作要点：火穴（内膝眼）、火穴（解溪）、金穴（左委中）、金穴（左足跟腱）性质属金、属火，为收穴，施以收法；水穴（犊鼻）、木穴（太冲）、木穴（阴包）、木穴（右阳陵泉）性质属木、属水，为放穴，施以放法；土穴（阴陵泉）、土穴（血海）、土穴（三阴交）、土穴（伏兔）、土穴（命门）性质属土，为生长穴，施以平收平放法。

操作方法：

（1）受术者仰卧位，施术者双手分别点其火穴（内膝眼）、水穴（犊鼻），顺时针旋转2圈、上推5次（收法），点脂肪垫、左右拨按1分钟，缓解局部僵硬；施术者左手点按土穴（血海）、右手重点火穴（解溪）7次，疏通气血（放法）。

（2）施术者左手点受术者木穴（右阳陵泉）、右手点土穴（阴陵泉）对挤（放法）7次、平补平泻；左手点土穴（三阴交）、右手点土穴（伏兔）顺时针旋转3圈、逆时针旋转3圈（生长），平补平泻（左、右侧治法相同）。

（3）施术者左手下按受术者膝关节7次，右手点火穴（解溪），用力上推（收法）7次，恢复腿温，活血化瘀；拉第3足趾1次。

（4）施术者点受术者木穴（太冲）、土穴（伏兔）、木穴（阴包）各1分钟不动（生长），平补平泻。

（5）受术者俯卧位，重点（收法）其金穴（左足跟腱）、金穴（左委中）7次，共1分钟；弯曲其膝关节，活动1分钟，解除膝关节僵硬、肌腱粘连。

（6）施术者点（收法）受术者土穴（命门）1分钟，补气，按压腰部、扶正腰椎。

（二）功能锻炼

早期患者首先以石膏托固定膝部于10°伸直位，或用夹板固定，进行膝关节制动和休息。尽早进行股四头肌的收缩锻炼，对消除积液和防止股四头肌的萎缩和变形有积极作用。

在治疗中，特别要强调的是进行股四头肌的锻炼，对于慢性膝关节滑膜炎有重要意义。若在制动休息期间，不进行股四头肌锻炼，股四头肌会很快萎缩。当好转之后关节持重时，萎缩的股四头肌在没有足够肌力保护下持重活动，极易引起再损伤和滑膜液渗出。对于股四头肌的锻炼，中医可用导引、练功的方法进行治疗。如以蹬空增力式锻炼股四头肌肌力，以白鹤展翅式恢复和保持较好的膝关节功能等。

（三）其他疗法

1. 封闭抽吸法 对于积液严重者，可以在无菌环境下进行关节抽液，抽液后随即注入醋酸氢化泼尼松0.5毫升加2%利多卡因2毫升进行膝关节加压包扎（在关节周围放置棉花垫，最好用弹性绷带包扎）1~2周。若在急性血肿期可以将膝关节的瘀血尽量抽吸干净。然后将关节加压包扎，这对消肿、防止关节粘连有积极作用。

2. 关节矫形 对于关节有畸形、负重线不适当者，要做关节矫形，这样既是矫形，亦是对滑膜炎的一种积极的治疗。对于一些顽固的滑膜炎，要进行滑膜切除术，但会给膝关节的功能留下障碍。

第二节　膝关节内、外侧副韧带损伤

中医称膝关节为“膝骱”，是人体行走、站立之主要负重之骱，骨骱为筋之会，而膝骱有筋之府之称，可见筋在膝关节的构成中是极为重要的。膝关节内、外侧副韧带在维持、保护膝关节的稳定性和膝的屈伸运动等起着重要的作用。膝部伤筋以侧副韧带为多见，侧副韧带中又以内侧副韧带损伤最为多见。

一、病因病机

临床上，膝关节内侧副韧带损伤多发生在膝关节轻度屈曲，股骨做向内旋转运动之时，或当足部固定位，胫骨忽然向外旋转和外翻位运动损伤时，可致膝内侧间隙拉宽，韧带发生扭伤或断裂。如果是强大的旋转暴力，则易合并内侧半月板和前交叉韧带的损伤。其病理变化分为韧带扭伤、部分断裂和完全断裂三种。损伤局部出现血肿，影响关节屈伸运动，完全断裂者多为纵行的破裂，可致使关节内侧失去联系，从而使关节失去稳定性。

膝关节外侧面比内侧面受到暴力的机会多，所以内侧副韧带损伤的发病率就比外侧高。膝内侧受到的暴力损伤一般较轻，部位一般多在腓骨头处撕裂。如果暴力大、损伤严重，可伴有关节囊的撕裂，腘绳肌及腓总神经的损伤。内侧副韧带损伤严重者，常合并半月板和交叉韧带损伤。

膝关节内、外侧韧带损伤，在中医上称为“虎眼里缝伤筋”（即内侧副韧带损伤）和“虎眼外缝伤筋”（即外侧副韧带损伤）。

二、临床表现

（一）膝关节内侧韧带损伤

膝关节内侧韧带损伤后，膝关节呈半屈曲位，即135°位。主动或被动活动都不能伸直或屈曲，膝关节局部肿胀、皮下瘀血，继而出现广泛性的膝及膝下部位的瘀斑，膝内侧压痛明显，小腿外展时其痛加重。若是韧带断裂伤，在关节间隙可以触及筋之凹陷处及两端筋挛之结节。合并半月板损伤者，膝部出现交锁痛。合并半月板和前交叉韧带或胫骨棘的撕脱骨折伤者，为膝部严重的损伤，称为“膝关节三联症”。膝部血肿严重，可以抽出膝关节瘀血。晚期出现关节不稳定、膝关节积液及股四头肌萎缩等症状。膝关节内侧挤压试验阳性。

X线检查，在膝极度外翻位摄片可见膝内侧关节间隙异常增宽，或合并胫骨棘撕脱骨折。应拍两膝关节片来对照比较。

（二）膝关节外侧韧带损伤

膝关节外侧韧带损伤出现局部疼痛、肿胀，一般病情较内侧损伤轻。如关节囊不破裂，则不出现关节积血。做膝关节内侧挤压试验，如系韧带扭伤则疼痛加剧。若系韧带断裂则有异常活动，因为组织结构关系，一般外侧韧带损伤不合并外侧半月板损伤，而易合并腓总神经损伤，临床可见足下垂及小腿外侧下 1/3 及足背外侧面的感觉障碍。

X 线检查，在膝关节强力的内翻位做双膝关节对照摄影，伤膝的外侧关节间隙增宽或腓骨小头撕脱骨折。

在鉴别诊断膝内、外侧副韧带损伤时，主要鉴别有无合并损伤。鉴别诊断要考虑患者伤损时的体位、暴力的性质和大小，结合临床症状和 X 线检查。

三、临床诊断

根据损伤暴力的方向和患者膝关节所在的体位来判断损伤情况，若膝关节内侧压痛、肿胀，膝外翻试验（使内侧韧带牵拉）出现阳性，则可诊断为膝内侧副韧带损伤，损伤严重者，可出现关节不稳定。膝外侧韧带损伤时与此相反。据此，可作出诊断。

本病的损伤，常合并有胫骨棘部的撕脱骨折或交叉韧带损伤，内侧韧带损伤常合并内侧半月板损伤，或外侧韧带损伤引起的腓骨小头部骨折等，需要结合膝关节正侧位的 X 线检查，以便鉴别诊断。

四、治疗方法

（一）经络收放疗法治疗

本法主要用于损伤较轻的患者或者损伤后期以阻止肌肉粘连。

选穴：火穴（内膝眼）、水穴（犊鼻）、土穴（血海）、木穴（右阳陵泉）、土穴（阴陵泉）、土穴（三阴交）、火穴（解溪）、土穴（梁丘）、土穴（足三里）、木穴（太冲）、土穴（伏兔）、木穴（阴包）、金穴（左足跟腱）、金穴（左委中）。

选穴意义：火穴（内膝眼）、水穴（犊鼻）为经外奇穴，可舒筋利节，通经活络，主治膝腿疾病；土穴（血海）属足太阴脾经穴，精血同源，使血旺则精足；木穴（阴包）属足厥阴肝经穴，可通经止痛、活血化瘀；木穴（太冲）属足厥阴肝经，为原穴，又为厥阴所注为“输”，厥阴肝主筋，可治筋骨疾病；土穴（阴陵泉）属足太阴脾经，为脾经之合穴，健脾化湿，通利三焦，益气养血，主治膝痛；木穴（右阳陵泉）为足少阳胆经穴，胆经之下合穴，八会穴之筋会，可舒筋止痛，通利关节；土穴（三阴交）属足太阴脾经，与足三里相配，为补中焦脾胃之要穴，足之三阴交会穴，可益气和血；火穴（解溪）属足阳明胃经穴，可祛风止痛，舒经活络；金穴（左委中）为足太阳膀胱经合穴，膀胱之下合穴，主治腰背痛，足太阳膀胱经循行于腰背部，是治疗腰背部疾病的要穴，故有“腰背委中求”之称；土穴（伏兔）属足阳明胃经穴，可散寒化湿，缓痉止痛；土穴（梁丘）属足阳明胃经穴，胃经之郄穴，可通经止痛，理气和胃；土穴（足三里）属足阳明胃经，具有补中益气、燥化脾湿、健脾和胃、扶正培元、通经活络、升降气机之功。以上诸穴相配，补泻结合，具有益气养血、活血止痛消肿之功，为治疗膝关节疾病的主要穴位。

操作要点：火穴（内膝眼）、火穴（解溪）、金穴（左委中）、金穴（左足跟腱）性质属金、属火，为收穴，施以收法；水穴（犊鼻）、木穴（太冲）、木穴（右阳陵泉）性质属木、属水，为放穴，施以放法；土穴（阴陵泉）、土穴（梁丘）、土穴（血海）、土穴（三阴交）、土穴（伏兔）、土穴（足三里）性质属土，为生长穴，施以平收平放法。

操作方法：

（1）受术者仰卧位，施术者双手分别点其火穴（内膝眼）、水穴（犊鼻），顺时针旋转 2 圈、上推 5 次（收法），点脂肪垫、左右拨按 1 分钟，缓解局部僵硬；施术者左手点按土穴（血海）、右手重点火穴（解溪）7 次，疏通气血（放法）。

（2）施术者左手点受术者木穴（右阳陵泉）、右手点土穴（阴陵泉）对挤（放法）7 次、平补平泻；左手点土穴（三阴交）、右手点土穴（伏兔）顺时针旋转 3 圈、逆时针旋转 3 圈（生长），平补平泻。（左右侧治法相同）。

（3）施术者左手下按受术者膝关节 7 次，右手点火穴（解溪），用力上推（收法）7 次，恢复腿温，活血化瘀。

（4）施术者左手点土穴（梁丘）、右手点土穴（足三里）不动 1 分钟（生长）。

（5）施术者点受术者木穴（太冲）、土穴（伏兔）、木穴（阴包）1 分钟不动（生长），平补平泻。

（6）受术者俯卧位，重点（收法）其金穴（左足跟腱）、金穴（左委中）7 次，共 1 分钟；弯曲其膝关节，活动 1 分钟，解除膝关节僵硬、肌腱粘连。

（二）功能锻炼

损伤轻的患者在第 2 或第 3 日后可进行股四头肌的功能锻炼，以防止肌肉萎缩和软组织粘连。膝关节的功能锻炼可以消除和防止膝关节腔积液。损伤后期或术后的患者，膝关节功能没有完全恢复的，可进行膝关节伸屈锻炼运动及肌力锻炼，如蹬车等。同时配合外洗药物和按摩手法，可促进膝关节功能恢复。功能锻炼亦可结合经络收放疗法进行治疗，有利于患者的康复。

第三节　半月板损伤

膝关节内有内侧和外侧两个半月板，分别位于胫骨平台内外髁关节面上。半月板是一种纤维软骨组织，其血液循环极差，它有内、外两缘，前后两角。半月板的内缘薄而外缘厚，类似于中医的“吞口筋”，起着加深关节增加稳定性和接触面的作用。同时，半月板深入关节内，分隔于关节面，有缓和关节的冲力，减轻关节的相互磨损，均匀分布关节液的作用。正常情况下的半月板是紧黏合在胫骨平台的关节面上，膝关节在运动的过程中是不移动的，只有在膝关节屈曲 135°位时，关节做内旋或外旋运动，半月板才有轻微的移动，为半月板在这一体位上容易受伤的主要原因。

一、病因病机

膝关节在屈曲 135°左右体位时，强力做外翻或内翻，内旋或外旋运动时，半月板上面粘住股骨髁部随之活动，下面与胫骨平台之间形成旋转摩擦力。若动作突然，力量很大，关节面之间对半月板的压力也很大，在旋转碾挫力超过了半月板所能允许的活动范围时，则发生损伤。如篮球运动员在转身跳跃投篮时，旋转动作在一瞬间完成，具有强大的爆发力，易使半月板损伤。长期的蹲位劳作，易使半月板后角损伤。另外，由于半月板的血管分布较少，血液流通差，除边缘性的损伤有部分可获得自愈外，其他部分损伤一般不容易修复。

二、临床表现

半月板损伤的临床表现主要有以下现象。

（1）疼痛局限于膝关节内、外侧，影响膝关节的屈伸运动。

（2）肿胀出现于伤后几小时内，关节肿胀显著，后期肿胀不明显。

（3）损伤当时可出现“清脆”的关节响声，如指弹墙声。慢性期，膝关节伸屈时有响声，而且患者可自己做出。响声必须伴有关节疼感或交锁症状，如果不伴有疼痛或交锁无固定的角度，则不一定是半月板损伤。

（4）交锁现象，即患者走路时，膝关节突然被“卡住”，膝置于某一固定体位，既不能伸直，又不能屈曲。交锁的同时，关节有酸疼感即为膝关节交锁现象。如将膝关节稍微屈伸活动，有时可发生响声，此后交锁自解。交锁现象可以反复出现，且患者可自动做出，每次发作，膝关节都在同一体位上。

体格检查时，膝关节内侧或外侧间隙有明显压痛，如有关节积液，可出现浮髌试验阳性的体征。若是慢性患者可出现股四头肌萎缩，尤其以股四头肌内侧头更为显著。半月板损伤的仰卧旋转检查即麦氏征阳性；膝关节旋转提拉或旋转挤压试验即研磨试验阳性；膝关节重力屈伸试验阳性；半月板重力试验即侧卧挤压试验阳性。

三、诊断要点

无论内侧半月板或外侧半月板损伤，多数有膝关节外伤史，局限性疼痛，部分患者有打软腿或膝关节交锁现象。股四头肌萎缩、膝关节间隙压痛，膝在过伸或过屈、被动的内收或外展时可引起膝关节间隙和位置固定的局限性疼痛。

膝部X线检查不能显示半月板损伤，因此，直接诊断意义不大，但可以排除膝关节的骨性病变或其他疾患。

膝关节造影检查及关节镜检查，仅用于部分疑难病例时作为补充检查。膝关节造影分充气造影、碘水造影及气和碘水混合造影三种，后两种常用，可以确定半月板损伤的部位，在诊断半月板损伤中有一定价值。膝关节镜检查，对关节内结构可提供直观现象。对不典型的半月板损伤有应用价值，尤其对外侧半月板的观察较好而对内侧半月板的观察欠清晰。

有明显的体征和外伤史。检查膝关节半月板损伤的试验出现阳性时，诊断半月板损伤并不困难，但临床上主要诊断半月板损伤的位置，对于确立治疗方案很重要。

四、治疗方法

本病的治疗首先了解半月板的损伤情况。半月板本身并无血管，损伤不易修复，但是半月板的边缘部分通常有较好的血液供应，因此有一定的愈合能力。

（一）经络收放疗法治疗

选穴：火穴（内膝眼）、水穴（犊鼻）、土穴（血海）、火穴（解溪）、木穴（阳陵泉）、土穴（阴陵泉）、土穴（三阴交）、土穴（梁丘）、土穴（足三里）、木穴（太冲）、土穴（伏兔）、木穴（阴包）、金穴（左足跟腱）、金穴（委中）、木穴（风市）、火穴（膝阳关）。

选穴意义：火穴（内膝眼）、水穴（犊鼻）为经外奇穴，可舒筋利节，通经活络，主治膝腿疾病；土穴（血海）属足太阴脾经穴，精血同源，使血旺则精足；木穴（阴包）属足厥阴肝经穴，可通经止痛、活血化瘀；木穴（太冲）属足厥阴肝经，为原穴，又为厥阴所注为“输”，厥阴肝主筋，可治筋骨疾病；土穴（阴陵泉）属足太阴脾经，为脾经之合穴，健脾化湿，通利三焦，益气养血，主治膝痛；木穴（右阳陵泉）为足少阳胆经穴，胆经之下合穴，八会穴之筋会，可舒筋止痛，通利关节；土穴（三阴交）属足太阴脾经，与足三里相配，为补中焦脾胃之要穴，足之三阴交会穴，可益气和血；火穴（解溪）属足阳明胃经穴，可祛风止痛，舒经活络；金穴（委中）为足太阳膀胱经合穴，膀胱之下合穴，主治腰背痛，足太阳膀胱经循行于腰背部，是治疗腰背部疾病的要穴，故有“腰背委中求”之称；土穴（伏兔）属足阳明胃经穴，可散寒化湿，缓痉止痛；土穴（梁丘）属足阳明胃经穴，胃经之郄穴，可通经止痛，理气和胃；土穴（足三里）属足阳明胃经，具有补中益气、燥化脾湿、健脾和胃、扶正培元、通经活络、升降气机之功；木穴（风市）属足少阳胆经穴，可祛风化湿、通经活络；火穴（膝阳关）属足少阳胆经，可利关节，祛风湿，止痛；以上诸穴相配，补泻结合，具有益气养血、活血止痛消肿之功，为治疗膝关节疾病的主要穴位。

操作要点：火穴（内膝眼）、火穴（解溪）、火穴（膝阳关）、金穴（委中）、金穴（左足跟腱）性质属金、属火，为收穴，施以收法；水穴（犊鼻）、木穴（太冲）、木穴（右阳陵泉）、木穴（阴包）、木穴（风市）性质属木、属水，为放穴，施以放法；土穴（阴陵泉）、土穴（梁丘）、土穴（血海）、土穴（三阴交）、土穴（伏兔）、土穴（足三里）性质属土，为生长穴，施以平收平放法。

操作方法：

（1）受术者仰卧位，施术者双手点其火穴（内膝眼）、水穴（犊鼻），顺时针旋转2圈、上推（收法）5次，点脂肪垫、左右拨按1分钟，缓解局部僵硬；施术者左手点按土穴（血海）、右手重点火穴（解溪）7次，疏通气血（放法）。

（2）施术者左手点受术者木穴（右阳陵泉）、右手点土穴（阴陵泉）对挤（放法）7次、平补平泻；左手点土穴（三阴交）、右手点土穴（伏兔）顺时针旋转3圈、逆时针旋转3圈（生长），平补平泻。（左右侧治法相同）。

（3）施术者左手下按受术者膝关节7下，右手点火穴（解溪），用力上推（收法）7次，恢复腿温，活血化瘀。

（4）施术者左手点土穴（梁丘）、右手点土穴（足三里）不动1分钟（生长）。

（5）施术者点受术者木穴（风市）、火穴（膝阳关）1分钟，固定不动（生长）。

（6）施术者点受术者木穴（太冲）、土穴（伏兔）、木穴（阴包）各1分钟不动（生长），平补平泻。

（7）受术者俯卧位，重点（收法）其金穴（左足跟腱）、金穴（委中）7次，共1分钟；弯曲其膝关节，活动1分钟，解除膝关节僵硬、肌腱粘连。

（二）固定治疗

患者第1次受伤后，若为半月板损伤边缘型的，要用石膏托和夹板固定膝于170°位，休息4~5周，同时进行下肢肌肉的主动收缩锻炼。半月板边缘型损伤大部分可自行痊愈。

第四节 髌下脂肪垫损伤

髌下脂肪垫位于髌韧带下和两侧，其损伤多见于运动员及膝关节运动较多的人，女性发病率高于男性，在临床上多和中医的痹证同时存在。经络收放疗法治疗该疾病的穴位选择和手法与其他膝关节疾病类似。

一、病因病机

本病多因反复的膝关节挫、碰、扭引起，伤后发生水肿，逐渐发生增厚、疼痛和肿胀。

二、临床表现

患者站立或运动时膝关节过伸，发生酸疼无力，髌韧带及其两膝眼的部位肿胀、膨隆，有压痛。体检时，一为过伸试验阳性，即患者平卧位，膝关节伸直平放，医生一手拿伤肢踝部，一手按压膝部，使膝关节过伸，如在髌下脂肪垫处有疼痛则为阳性。二为髌腱松弛压痛试验阳性，即患者平卧、膝伸直，医生一手拇指放在内膝眼或外膝眼处，另一手掌根放在前一拇指的指背上，患者放松股四头肌，使髌腱松弛，医生逐渐用力向下压拇指，患者按压处有明显疼痛感，若让患者收缩股四头肌，使髌腱紧张，重复以上做法，压力要均匀相等，出现疼痛减轻者，即是髌腱松弛压痛试验阳性。

X线检查提示膝关节侧位相可见脂肪支架纹理增强，由髌骨下向股胫关节放射排列。

三、诊断要点

根据临床表现和体征即可诊断。但要注意和膝关节的滑膜炎积液导致的关节肿胀相区别。髌腱松弛压痛试验阳性者，即可确定为脂肪垫损伤而使其变性肥厚所致。

在临床上，本病主要和髌骨软骨病做鉴别诊断。本病与髌骨软骨病都是由慢性劳损或偶尔一次急性损伤引起的疾病。髌骨软骨病，膝关节过伸时有疼痛感，特别是对髌骨加压时更为明显。膝关节半屈曲位时，由髌骨与股骨髁部压力的增加，而引起膝关节的酸痛感或打软腿。而脂肪垫损伤是在膝关节伸直位或过伸时症状最明显。

四、治疗方法

（一）经络收放疗法治疗

选穴：火穴（内膝眼）、水穴（犊鼻）、土穴（血海）、火穴（解溪）、木穴（右阳陵泉）、土穴（阴陵泉）、土穴（三阴交）、土穴（伏兔）、金穴（鹤顶）、水穴（申脉）、木穴（太冲）、木穴（阴包）、金穴（左委中）、金穴（委阳）、土穴（命门）。

选穴意义：火穴（内膝眼）、水穴（犊鼻）为经外奇穴，可舒筋利节，通经活络，主治膝腿疾病；土穴（血海）属足太阴脾经穴，精血同源，使血旺则精足；木穴（阴包）属足厥阴肝经穴，可通经止痛、活血化瘀；木穴（太冲）属足厥阴肝经，为原穴，又为厥阴所注为“输”，厥阴肝主筋，可治筋骨疾病；土穴（阴陵泉）属足太阴脾经，为脾经之合穴，可健脾化湿，通利三焦，益气养血，主治膝痛；木穴（右阳陵泉）为足少阳胆经穴，胆经之下合穴，八会穴之筋会，可舒筋止痛，通利关节；土穴（三阴交）属足太阴脾经，与足三里相配，为补中焦脾胃之要穴，足之三阴交会穴，可益气和血；金穴（鹤顶）为经外奇穴，可祛风除湿，通利关节；水穴（申脉）属足太阳膀胱经，为八脉交会穴之一，具有协调阴阳，舒筋活络之效；火穴（解溪）属足阳明胃经穴，可祛风止痛，舒经活络；金穴（左委中）为足太阳膀胱经合穴，膀胱之下合穴，主治腰背痛，足太阳膀胱经循行于腰背部，是治疗腰背部疾病的要穴，故有“腰背委中求”之称；土穴（伏兔）属足阳明胃经穴，可散寒化湿，缓痉止痛；土穴（命门）属督脉，可通督脉之气，补肾气；金穴（委阳）属足太阳膀胱经，可祛风除湿，通络止痛。以上诸穴相配，补泻结合，具有益气养血、活血止痛消肿之功，为治疗膝关节疾病的主要穴位。

操作要点：火穴（内膝眼）、火穴（解溪）、金穴（鹤顶）、金穴（委阳）、金穴（左委中）、金穴（左足跟腱）性质属金、属火，为收穴，施以收法；水穴（犊鼻）、水穴（申脉）、木穴（太冲）、木穴（阴包）、木穴（右阳陵泉）性质属木、属水，为放穴，施以放法；土穴（阴陵泉）、土穴（血海）、土穴（三阴交）、土穴（伏兔）、土穴（命门）性质属土，为生长穴，施以平收平放法。

操作方法：

（1）受术者仰卧位，施术者双手分别点其火穴（内膝眼）、水穴（犊鼻），顺时针旋转2圈、上推5次（收法），点脂肪垫、左右拨按1分钟，缓解局部僵硬；施术者左手点按土穴（血海）、右手重点火穴（解溪）7次，疏通气血（放法）。

（2）施术者左手点受术者木穴（右阳陵泉）、右手点土穴（阴陵泉）对挤（放法）7次、平补平泻；左手点土穴（三阴交）、右手点土穴（伏兔）顺时针旋转3圈、逆时针旋转3圈（生长），平补平泻。（左右侧治法相同）。

（3）施术者点受术者金穴（鹤顶）下捺（放法）7次，点水穴（申脉）1分钟。

（4）施术者左手下按受术者膝关节7次；右手点火穴（解溪），用力上推（收法）7次，恢复腿温，活血化瘀。

（5）施术者点受术者木穴（太冲）、土穴（伏兔）、木穴（阴包）各1分钟不动（生长），平补平泻。

（6）受术者俯卧位，重点（收法）其金穴（左足跟腱）、金穴（委阳）7下，共1分钟；弯曲其膝关节，活动1分钟，解除膝关节僵硬、肌腱粘连。

（7）施术者点受术者土穴（命门）1分钟补气（收法），按压腰部、扶正腰椎。

（二）封闭疗法

患者平卧位，于脂肪垫压痛最明显处进针，常规消毒，用泼尼松0.5毫升加2%盐酸利多卡因2毫升封闭，每周1次，3次为1个疗程。

第五节 髌前滑囊炎

滑囊，又称为滑液囊，是一个由结缔组织形成的封闭式囊。在形态上，其壁薄，内壁是滑膜，位于肌腱与肌腱、肌腱与骨骼的活动处。在功能上，有减轻肌腱与肌腱、肌腱与骨骼的摩擦，散发热量的作用。膝内侧与膝外侧各肌腱韧带与骨连接处均有滑囊。膝关节由于其结构上的原因，周围形成了许多滑囊，前方有髌前囊、髌上囊和膜韧带上下部囊。90%以上的人都有髌前滑囊，位于皮下，覆盖在髌骨的下一半。膝关节周围滑囊的特点是部分滑囊和关节相通，已经是膝关节滑膜腔的组成部分。经络收放疗法治疗该疾病的穴位选择和手法与其他膝关节疾病类似。

一、病因病机

髌前滑囊炎分为急性和慢性两种，伴有感染和不感染之不同。本病和患者所从事的职业有关。膝关节剧烈运动、长时间的摩擦或压迫刺激均可造成滑囊炎，而小的创伤或潮湿环境是该病重要的诱发因素。一般伴有感染者多为邻近组织有感染病灶而诱发。临床上多见急性创伤性滑囊炎和慢性劳损引起的慢性滑囊炎两种。

二、临床表现

在症状表现上，膝关节髌骨前下部出现局限性肿胀。本病的发生与患者的职业有很大关系，经常采用跪姿势的工种和以膝关节为主支持全部体重的工种多发。本病有单膝发和双膝发之分。触诊膝部肿胀部位时有波动感，如髌前有硬的皮肤裂缝，多是由于感染性滑囊炎感染引起的。患者做患肢直腿抬高试验，若抬高后肿胀位置大小保持不变，则肿胀不在关节内；若抬高后关节积液向髌上囊流动且变小，则肿胀在关节内。

三、诊断要点

根据患者的病史、职业、临床表现即可诊断。若合并有感染病灶时可做常规的试验和X线检查，来排除膝关节或髌骨结核病变或感染性病变。

四、治疗方法

选穴：火穴（内膝眼）、水穴（犊鼻）、土穴（血海）、火穴（解溪）、木穴（右阳陵泉）、土穴（阴陵泉）、土穴（三阴交）、土穴（梁丘）、土穴（足三里）、木穴（太冲）、土穴（伏兔）、木穴（阴包）、金穴（左足跟腱）、金穴（左委中）、土穴（命门）、火穴（膝阳关）。

选穴意义：火穴（内膝眼）、水穴（犊鼻）为经外奇穴，可舒筋利节，通经活络，主治膝腿疾病；土穴（血海）属足太阴脾经穴，精血同源，使血旺则精足；木穴（阴包）属足厥阴肝经穴，可通经止痛、活血化瘀；木穴（太冲）属足厥阴肝经，为原穴，又为厥阴所注为“输”，厥阴肝主筋，可治筋骨疾病；土穴（阴陵泉）属足太阴脾经，为脾经之合穴，可健脾化湿，通利三焦，益气养血，主治膝痛；木穴（右阳陵泉）为足少阳胆经穴，胆经之下合穴，八会穴之筋会，可舒筋止痛，通利关节；土穴（三阴交）属足太阴脾经，与足三里相配，为补中焦脾胃之要穴，足之三阴交会穴，可益气和血；火穴（解溪）属足阳明胃经穴，可祛风止痛，舒经活络；金穴（左委中）为足太阳膀胱经合穴，膀胱之下合穴，主治腰背痛，足太阳膀胱经循行于腰背部，是治疗腰背部疾病的要穴，故有“腰背委中求”之称；土穴（伏兔）属足阳明胃经穴，可散寒化湿，缓痉止痛；土穴（梁丘）属足阳明胃经穴，胃经之郄穴，可通经止痛，理气和胃；土穴（足三里）属足阳明胃经，具有补中益气、燥化脾湿、健脾和胃、扶正培元、通经活络、升降气机之功；土穴（命门）属督脉，可通督脉之气，补肾气；火穴（膝阳关）属足少阳胆经，可利关节，祛风湿，止痛，主治膝关节炎。以上诸穴相配，补泻结合，具有益气养血、活血止痛消肿之功，为治疗膝关节疾病的主要穴位。

操作要点：火穴（内膝眼）、火穴（解溪）、火穴（膝阳关）、金穴（左委中）、金穴（左足跟腱）性质属金、属火，为收穴，施以收法；水穴（犊鼻）、木穴（太冲）、木穴（右阳陵泉）、木穴（阴包）性质属木、属水，为放穴，施以放法；土穴（阴陵泉）、土穴（梁丘）、土穴（血海）、土穴（三阴交）、土穴（伏兔）、土穴（足三里）、土穴（命门）性质属土，为生长穴，施以平收平放法。

操作方法：

（1）受术者仰卧位，施术者双手分别点其火穴（内膝眼）、水穴（犊鼻），顺时针旋转2圈、上推（收法）5次，点脂肪垫、左右拨按1分钟，缓解局部僵硬；施术者左手点按土穴（血海）、右手重点火穴（解溪）7次，疏通气血（放法）。

（2）施术者左手点受术者木穴（右阳陵泉）、右手点土穴（阴陵泉）对挤（放法）7次、平补平泻；左手点土穴（三阴交）、右手点土穴（伏兔）顺时针旋转3圈、逆时针旋转3圈（生长），平补平泻。（左右侧治法相同）。

（3）施术者左手下按受术者膝关节7下，右手点火穴（解溪），用力上推（收法）7次，恢复腿温，活血化瘀。

（4）施术者重点火穴（膝阳关）7次，缓解局部挛急。

（5）施术者左手点土穴（梁丘）、右手点土穴（足三里）不动1分钟（生长）。

（6）施术者点受术者木穴（太冲）、土穴（伏兔）、木穴（阴包）各1分钟不动（生长），平补平泻。

（7）受术者俯卧位，重点（收法）其金穴（左足跟腱）、金穴（左委中）7次，共1分钟；弯曲其膝关节，活动1分钟，解除膝关节僵硬、肌腱粘连。

（8）施术者点（收法）受术者土穴（命门）1分钟补气，按压腰部、扶正腰椎。

第六节　膝关节骨关节炎

膝关节骨关节炎属于骨关节炎的一种，是由于各种原因所引起的膝关节软骨的非炎症性退行性变和关节边缘骨赘形成，临床以膝关节疼痛、活动受限和关节畸形等为主要症状表现的疾病。对于骨关节炎，以往又称肥大性骨关节炎、退行性关节炎、变应性骨关节炎、增生性骨关节炎或骨关节病等。根据本病的临床表现，应属于中医“骨痹”的范畴。

一、病因病机

（一）病因

本病的病因主要包括创伤、关节面不平衡、炎症和其他疾病所致等。

（1）创伤：微小的创伤可导致膝关节骨关节炎的发生，经常的膝部受伤及髌骨半脱位可造成髌骨关节炎，并可扩展到全膝关节。关节的创伤可产生关节游离体或者关节骨软骨瘤等病。

（2）关节面不平衡：如膝内翻比膝外翻容易造成膝关节骨关节炎。

（3）炎症：可由慢性类风湿性炎症引起，类风湿性炎症可破坏膝关节的软骨面。

（4）其他疾病所致的膝关节骨关节炎：如膝内游离体、干脆性骨软骨炎等。

（二）病机

膝关节骨关节炎病始于关节软骨，在软骨受压部位软骨变粗糙、变薄，并有小块脱落，甚至骨质硬化。在没有压力的部位关节软骨增殖，钙化产生骨赘，脱落后形成游离体，滑膜增生并渗出大量液体，造成膝关节积液和浮髌试验阳性的体征。

二、临床表现

本病的临床表现主要有膝关节疼痛、僵硬和肿胀。疼痛经常出现于行动损伤之后，如果是髌骨间损伤，则上下楼梯时加重，休息后则感到关节僵硬，坐后突然起身可以导致关节剧痛，有时有滑脱感。疼痛和僵硬逐渐发展，临床上也可能有缓解期，游离体则较少产生。

大多成人可出现膝关节肿胀、股四头肌萎缩、关节液不多、无局部红热现象、滑膜不增厚、膝关节周围有压痛。关节活动有轻微限制，勉强过度活动时有疼痛。活动髌骨关节有疼痛。X线检查可发现关节边缘骨赘形成。

三、诊断要点

根据患者临床表现，如膝关节疼痛、肿胀、僵硬，结合X线检查即可诊断。临床上要与其他原因所致的膝关节病相鉴别。

四、治疗方法

选穴：火穴（内膝眼）、水穴（犊鼻）、土穴（血海）、火穴（解溪）、木穴（右阳陵泉）、土穴（阴陵泉）、土穴（三阴交）、金穴（鹤顶）、水穴（申脉）、木穴（太冲）、土穴（伏兔）、木穴（阴包）、金穴（左足跟腱）、金穴（左委中）、土穴（命门）、土穴（足三里）、火穴（膝阳关）。

选穴意义：火穴（内膝眼）、水穴（犊鼻）为经外奇穴，可舒筋利节，通经活络，主治膝腿疾病；土穴（血海）属足太阴脾经穴，精血同源，使血旺则精足；木穴（阴包）属足厥阴肝经穴，可通经止痛、活血化瘀；木穴（太冲）属足厥阴肝经，为原穴，又为厥阴所注为“输”，厥阴肝主筋，可治筋骨疾病；土穴（阴陵泉）属足太阴脾经，为脾经之合穴，可健脾化湿，通利三焦，益气养血，主治膝痛；木穴（右阳陵泉）为足少阳胆经穴，胆经之下合穴，八会穴之筋会，可舒筋止痛，通利关节；土穴（三阴交）属足太阴脾经，与足三里相配，为补中焦脾胃之要穴，足之三阴交会穴，可益气和血；金穴（鹤顶）为经外奇穴，可祛风除湿，通利关节；水穴（申脉）属足太阳膀胱经，为八脉交会穴之一，具有协调阴阳，舒筋活络之效；火穴（解溪）属足阳明胃经穴，可祛风止痛，舒经活络；金穴（左委中）为足太阳膀胱经合穴，膀胱之下合穴，主治腰背痛，足太阳膀胱经循行于腰背部，是治疗腰背部疾病的要穴，故有“腰背委中求”之称；土穴（伏兔）属足阳明胃经穴，可散寒化湿，缓痉止痛；土穴（命门）属督脉，可通督脉之气，补肾气；土穴（足三里）属足阳明胃经，具有补中益气、燥化脾湿、健脾和胃、扶正培元、通经活络、升降气机之功；火穴（膝阳关）属足少阳胆经，可利关节，祛风湿，止痛，主治膝关节炎。以上诸穴相配，补泻结合，具有益气养血、活血止痛消肿之功，为治疗膝关节疾病的主要穴位。

操作要点：火穴（内膝眼）、火穴（解溪）、火穴（膝阳关）、金穴（鹤顶）、金穴（左委中）、金穴（左足跟腱）性质属金、属火，为收穴，施以收法；水穴（犊鼻）、水穴（申脉）、木穴（太冲）、木穴（右阳陵泉）、木穴（阴包）性质属木、属水，为放穴，施以放法；土穴（阴陵泉）、土穴（血海）、土穴（三阴交）、土穴（伏兔）、土穴（命门）、土穴（足三里）性质属土，为生长穴，施以平收平放法。

操作方法：

（1）受术者仰卧位，施术者双手点其火穴（内膝眼）、水穴（犊鼻），顺时针旋转2圈、上推（收法）5次，点脂肪垫、左右拨按1分钟，缓解局部僵硬；施术者左手点按土穴（血海）、右手重点火穴（解溪）7次，疏通气血（放法）。

（2）施术者左手点受术者木穴（右阳陵泉）、右手点土穴（阴陵泉）对挤（放法）7次、平补平泻；左手点土穴（三阴交）、右手点土穴（伏兔）顺时针旋转3圈、逆时针旋转3圈（生长），平补平泻。（左右侧治法相同）。

（3）施术者点受术者金穴（鹤顶）、火穴（膝阳关）下捺（放法）7次，点水穴（申脉）1分钟。

（4）施术者左手下按受术者膝关节7次；右手点火穴（解溪），用力上推（收法）7次，恢复腿温，活血化瘀。

（5）施术者点受术者木穴（太冲）、木穴（阴包）1分钟不动（生长），平补平泻。

（6）施术者双手分别点土穴（足三里）、土穴（伏兔）1分钟。

（7）受术者俯卧位，重点（收法）其金穴（左足跟腱）、金穴（左委中）7次；弯屈其膝关节，活动1分钟，解除膝关节僵硬、肌腱粘连。

（8）施术者点（收法）受术者土穴（命门）1分钟补气，按压腰部、扶正腰椎。

第六章 痿 证

痿证是指由外感或内伤等原因引起的，以精血受损，肌肉筋脉失养为主要病机，临床以肢体弛缓、软弱无力，甚至日久而致肌肉萎缩或瘫痪的一种病症。痿，即指肢体痿弱，肌肉萎缩。凡手足或其他部位的肌肉痿弱无力，弛缓不收者均属痿证范畴。因本病多发生在下肢，故又有“痿躄”之称。现代医学中的感染性多发性神经炎、运动神经元病、重症肌无力、肌营养不良症等病及外周神经损伤所致的肌萎缩，符合本病证候特征者，可参考本病辨证论治。

因为《素问·痿论》中言“治痿独取阳明”，即指治痿证应重视调理脾胃，因脾胃为后天之本，肺之津液来源于脾胃，肝肾的精血来源于脾胃的生化，只有脾胃健运，津液精血之源生化，才能充养肢体筋脉，有助于痿病的康复。经络收放疗法治疗痿证，穴位会选择阳明经穴位，如足三里、梁丘、伏兔、解溪等。所谓“独取”，乃重视之意，不应理解为“唯独”之法。对于本病患者亦可进行收放血气的方法治疗。

一、病因病机

本病的病因主要包括外感、内伤两个方面。如《证治准绳·痿》所说：“五劳五志六淫尽得，成五脏之热以为痿也。”痿证的发生有如下病机。

（一）肺热津伤，津液不布

感受温热毒邪，高热不退，或病后余热燔灼，伤津耗气，使肺宣发布散水谷精微的功能失常，不能布散水谷津液以润泽五脏，遂导致四肢肌肉筋脉失养，痿弱不用。此即《素问·痿论》所说“五脏因肺热叶焦，发为痿躄”之谓也。

（二）温热浸淫，气血不运

外感湿热之邪，或久居湿地，冒受雨露，感受寒湿之邪，郁而化热，或饮食不节，生冷肥甘太过，损伤脾胃，脾不能运化水湿而内生湿热。若湿热未及清除，濡滞肌肉，浸淫经脉，气血不运，肌肉筋脉失养而发为痿证。此即《素问·生气通天论》所谓“湿热不攘，大筋软短，小筋弛长，软短为拘，弛长为痿”之义。

（三）脾胃受损，精血不足

脾胃为后天之本，气血生化之源，人体五脏六腑，四肢百骸都赖以脾胃化生之气血的温煦滋养。若素体虚弱，久病成虚，或饮食不节，脾胃受损，脾胃既不能运化水谷以化生气血而精血不足，也不能传输精微，五脏失其润养，筋脉失其温养，故发为痿病。如《医宗必读·痿》所云："阳明者胃也，主纳水谷，化精微以滋养表里，故为五脏六腑之海，而下润宗筋……主束骨而利机关。""阳明虚则血气少，不能润养宗筋，故弛纵，宗筋纵则带脉不能收引，故足痿不用。"

（四）肝肾亏损，髓枯筋萎

素体肝肾亏虚，或因其他原因损伤肝肾之精，使精损难复，或因劳役太过而致肝肾亏损，或五志失调，火起于内，耗灼精血，均可致肝肾亏损。肝血不足，肾精亏虚，肝不主筋，肾不主骨，髓枯筋萎，肌肉也随之不用，发为痿证。另外，也有因实致虚者，如湿热留滞不化，下注于肝肾，久则亦能损伤，导致筋骨失养。《脾胃论·脾胃虚弱随时为病随病制方》："夫萎者，湿热乘肾肝也，当急去之，不然则下焦元气竭尽而成软瘫。"即指这种情况。

二、临床表现

本病以筋脉弛缓、肢体肌肉软弱无力、不能随意活动，甚至肌肉萎缩或瘫痪为主要证候特征。但因症不同，临床表现各异。有急性起病，进行性加重者；有缓慢发病者；也有时轻时重、周期性发病者；有疲劳后发病者，有睡卧后发作者。一般以下肢发病多见，也有见于上肢、肩背者，有影响窍髓，难以张口、睁目者，甚至瘫痪于床者。有以肢体近端肌肉弱于远端者，或以肢体远端肌肉弱于近端者。初则仅为肌肉软弱无力，久则肌肉萎缩不用。

三、诊断要点

根据本病的临床表现和发病特点，诊断并不困难。本病在具体诊断中要注意：

（1）本病以下肢或上肢、一侧或双侧肢体筋脉弛缓、痿软无力，甚至肌肉萎缩、瘫痪为主症。

（2）本病发病有两种情况，即缓慢起病，或急性发作。

（3）具有感受外邪与内伤积损的病因，或有反复发作的病史。

（4）结合现代医学神经系统检查，见肌力降低，肌萎缩，或肌电图、肌活检与酶学检查，符合神经、肌肉系统相关疾病诊断者。

根据以上几个方面，即可作出诊断。

本病在辨证过程中，要注意辨虚实和辨脏腑。①辨虚实：凡起病急，发展较快，肢体力弱，或拘急麻木，肌肉萎缩尚不明显，属实证；而起病缓慢，渐进加重，病程长，肢体弛缓，肌肉萎缩明显者，多属虚证。②辨脏腑：发生于热病过程中，或热病之后，伴咽干咳嗽，病变在肺；若面色萎黄不华，食少便溏者，病变在脾胃；起病缓慢，腰脊酸软，遗精耳鸣，月经不调，病变在肝肾。

在具体临床诊断中，要和下列疾病引起的相似情况做鉴别。①与痹病：久病痹病，也有肌肉消瘦者，与本病相似，均有关节、肢体疼痛，与痿证力弱不痛有根本的区别。②风痱：风痱以步履不正，手足笨拙，动作不准，废而不用为主症，常伴有舌体病变，言语不利；而痿证则以力弱，肌肉萎缩为主症，两者有所区别。两者均可隐匿起病，病久也可痿痱并病。

四、治疗方法

（一）经络收放疗法治疗

选穴：金穴（左阳池）、木穴（右阳池）、金穴（左天牖）、木穴（右天牖）、土穴（百会）、金穴（膻中）、土穴（中脘）、土穴（神阙）、木穴（右阳陵泉）、土穴（血海）、金穴（左中封）、木穴（右中封）、水穴（申脉）、木穴（照海）、木穴（至阳）、土穴（命门）、金穴（左委中）、木穴（右委中）、金穴（左承山）、木穴（右承山）、金穴（左环跳）、木穴（右环跳）。

选穴意义：金穴（左阳池）、木穴（右阳池）属手少阳三焦经穴，三焦之原穴，可理气活血，是调节全身血液循环的重要穴位；金穴（左天牖）、木穴（右天牖）属手少阳三焦经穴，用于调经理气，疏通经络，调畅气血；土穴（百会）属督脉之穴，督脉总督一身之阳气，可升提阳气；金穴（膻中）属任脉经穴，属心包经募穴，八会穴之气会，是宗气聚会之处，系任脉、足太阴脾经、足少阴肾经、手太阴肺经、手少阴心经之交会穴，任脉总任一身之阴经，为“阴脉之海”，可调理脏腑经气，平和阴阳；土穴（中脘）属任脉，为胃之募穴，八会穴之腑会，可和胃降逆安神；土穴（神阙）属任脉，可生元补气，温阳散寒，为生元之穴，是气经过和留止的部位；木穴（右阳陵泉）为足少阳胆经穴，胆经之下合穴，八会穴之筋会；土穴（血海）属足太阴脾经穴，精血同源，使血旺则精足，补脾养血，活血调经；金穴（左中封）、木穴（右中封）属足厥阴肝经，可清泻肝胆，通利下焦，舒筋通络；水穴（申脉）属足太阳膀胱经，为八脉交会穴之一，具有协调阴阳，舒筋活络之效；木穴（照海）属足少阴肾经，为八脉交会穴之一，通于阴跷脉，可温肾清热，通调三焦；木穴（至阳）属督脉，此穴阳气旺，可清热除湿，疏肝解郁，宽胸理气，通络止痛，调理血气；土穴（命门）属督脉，可通督脉之气，补肾气；金穴（左委中）、木穴（右委中）为足太阳膀胱经合穴，膀胱之下合穴，主治腰背痛，足太阳膀胱经循行于腰背部，是治疗腰背部疾病的要穴，故有“腰背委中求”之称；金穴（左承山）、木穴（右承山）属足太阳膀胱经穴，可舒筋解痉，主治腰腿痛；金穴（左环跳）、木穴（右环跳）属足少阳胆经穴，可通经止痛。以上诸穴金、木、水、火、土五行穴相配，相互滋生，又相互制约，共同起到治疗痿痹的作用。

操作要点：金穴（左阳池）、金穴（左天牖）、金穴（膻中）、金穴（左中封）、金穴（左委中）、金穴（左承山）、金穴（左环跳）性质属金，为收穴，施以收法；木穴（右阳池）、木穴（右天牖）、木穴（右阳陵泉）、木穴（右中封）、水穴（申脉）、木穴（照海）、木穴（至阳）、木穴（右委中）、木穴（右承山）、木穴（右环跳）性质属木、属水，为放穴，施以放法；土穴（百会）、土穴（中脘）、土穴（神阙）、土穴（血海）、土穴（命门）性质属土，为生长穴，施以平收平放法。

操作方法：

（1）施术者左手握受术者左手示、中、环指，右手点其金穴（左阳池）1次，拉（收法）中指1次；施术者右手握受术者右手示、中、环指，左手点木穴（右阳池）1次，拉（放法）中指1次。

（2）施术者双手同时点受术者金穴（左天牖）、木穴（右天牖）3次，左手重、右手轻（左收右放、平衡阴阳），点土穴（百会）1分钟不动，为生长之法。

（3）施术者点受术者金穴（膻中）1分钟、顺时针旋转（收法）3圈，调理周身之气；双手同时点受术者土穴（中脘）、土穴（神阙）1分钟不动（平收平放）。

（4）施术者轻点（放法）受术者木穴（右阳陵泉）；点土穴（血海）顺时针旋转3圈、逆时针旋转3圈（平收平放）。

（5）施术者左手按受术者左膝盖，右手点其金穴（左中封）下按7次；施术者左手按受术者右膝盖，右手点其木穴（右中封）下按7次，恢复腿温；后点水穴（申脉）、木穴（照海）各3次。

（6）施术者点受术者木穴（至阳）、土穴（命门）、对挤点3次；施术者双手点受术者金穴（左委中）、木穴（右委中），上推（收法）9次；后点金穴（左承山）、木穴（右承山），上推（收法）7次。

（7）施术者双手点受术者金穴（左环跳）、木穴（右环跳），上推（收法）9次，拉第3足趾3次。

（8）采用点、按、捏等手法放松调理患侧5分钟。

（二）推拿疗法

推拿疗法可取中府、云门、膻中、中脘、气海、关元、肺俞、肝俞、胆俞、脾俞、胃俞、肾俞、命门、曲池、尺泽、手三里、外关、列缺、合谷、阳陵泉、解溪、环跳、承扶、风市、委中、承山。主要用一指禅推法、按揉法、平推法、擦法、拿法、捻法等手法。亦可与经络收放疗法配合应用。

第五讲

张氏经络收放疗法内科疾病诊疗

第一章　眩　晕

眩晕是目眩和头晕的总称，临床以眼花、视物不清和昏暗发黑为眩；以感觉自身或外界物体运动或旋转不能站立为晕，因两者常并见，故统称为“眩晕”。本病轻者闭目即止，重者如坐车船，旋转不定，不能站立，或伴有恶心、呕吐、汗出，甚则昏倒等症状。

历代医籍对“眩晕”记载颇多。《黄帝内经》对其涉及脏腑、病性归属方面均有记述，如《素问·至真要大论》认为“诸风掉眩，皆属于肝”，指出眩晕与肝关系密切。该书提出“上虚则眩”“上气不足，脑为之不满，耳为之苦鸣，头为之苦倾，目为之眩”，“脑为髓海”，而“髓海不足，则脑转耳鸣”，认为眩晕一病以虚为主。汉代张仲景认为痰饮是眩晕发病的原因之一，为后世“无痰不作眩”的论述提供了理论基础，并且用泽泻汤及小半夏加茯苓汤治疗眩晕。宋代以后，进一步丰富了对眩晕的认识。严用和《重订严氏济生方·眩晕门》中指出“所谓眩晕者，眼花屋转，起则眩倒是也，由此观之，六淫外感，七情内伤，皆能导致”，第一次提出外感六淫和七情内伤致眩说，补前人之未备，但外感风、寒、暑、湿致眩晕，实为外感病的一个症状，而非主要证候。元代朱丹溪倡导痰火致眩学说，《丹溪心法·头眩》说：“头眩，痰挟气虚并火，治痰为主，挟补气药及降火药。无痰不作眩，痰因火动，又有湿痰者，有火痰者。”明代张景岳在《黄帝内经》“上虚则眩”的理论基础上，对下虚致眩做了详尽论述，他在《景岳全书·眩晕》中说：头眩虽属上虚，然不能无涉于下。盖上虚者，阳中之阳虚也；下虚者，阴中之阳虚也。阳中之阳虚者，宜治其气，如四君子汤……归脾汤、补中益气汤……。阴中之阳虚者，宜补其精，如……左归饮、右归饮、四物汤之类是也。然伐下者必枯其上，滋苗者必灌其根。所以凡治上虚者，犹当以兼补气血为最，如大补元煎、十全大补汤诸补阴补阳等剂，俱当酌宜用之。张氏从阴阳互根及人体是一有机整体的观点，认识与治疗眩晕，实属难能可贵，并认为眩晕的病因病机“虚者居其八九，而兼火兼痰者，不过十中一二耳”。详细论述了劳倦过度、饥饱失宜、呕吐伤上、泄泻伤下、大汗亡阳、焦思不释、被殴被辱气夺等皆伤阳中之阳，吐血、衄血、便血、纵欲等皆伤阴中之阳而致眩晕。龚廷贤的《寿世保元·眩晕》集前贤之大成，对眩晕的病因、脉象都有详细论述，并分证论治眩晕，如半夏白术汤证（痰涎致眩）、补中益气汤证（劳役致眩）、清离滋饮汤证（虚火致眩）、十全大补汤证（气血两虚致眩）等，至今仍值得临床借鉴。

现代医学中眩晕是临床常见症状，可见于多种疾病。如梅尼埃病、迷路炎、脑动脉粥样硬化、椎基底动脉供血不足、低血压、高血压、贫血等，对上述疾病以眩晕为主症的，根据中医辨证论治的原则，采取辨病与辨证相结合的诊疗。经络收放疗法可治疗眩晕属于肝阳上亢、气血两虚、痰湿中阻者，除了对土穴（百会）外，还需要辨证选择穴位。

一、病因病机

眩晕的病因主要有情志不遂、饮食不节、体虚肾亏等。其病理变化有虚实两端，虚者为气血亏虚或肾精不足；实者为风、火、痰、瘀扰乱清窍。本病病位在于头窍，其病变与肝、脾、肾三脏功能失调密切相关。综合历代医家论述，结合近代认识，眩晕的病因病机可以归纳为以下几个方面。

（一）肝阳上亢

肝为风木之脏，主升发而喜条达，体阴而用阳。肝主情志，若长期忧郁，肝失条达，肝气郁结，气郁化火，风火上扰；或暴怒伤肝，升发太过，上扰清窍，均可发为眩晕。素体阳盛之人，阴阳平衡失其常度，肝肾之阴常亏，不能养肝，以致阴不维阳，肝阳上亢，风阳扰动头目，发为眩晕。

（二）气血亏虚

头为诸阳之会，属于清窍，有赖清气的灌注，气血的滋养，以发挥正常的功能。若久病不愈，耗伤气血；或失血之后，虚而不复；或先天不足、年老体衰、饮食不节损伤脾胃，导致脾胃虚弱，不能健运水谷以生化气血，以致气血两虚。气虚则清气不升，血虚则清窍失养，发为眩晕。

（三）肾精不足

脑为髓海，髓海不足则脑转耳鸣、胫酸眩冒。而肾为先天之本，主藏精生髓，髓充于骨而汇于脑。若先天不足，肾精不充；或年老体衰，肾精亏虚；或久病体虚，损伤肾精；或房劳过度，肾精亏耗，均可导致肾的藏精生髓功能发生障碍，以致髓海空虚，发生眩晕。

（四）痰湿中阻

饮食不节、嗜酒肥甘、忧思劳倦，伤于脾胃，脾胃健运失司，以致水津不能运化，水湿内停，聚湿生痰，痰浊中阻，则清阳不升，浊阴不降，清空之窍受其蒙蔽，失其所养，发为眩晕。《金匮要略·痰饮咳嗽病脉证并治》说："心下有支饮，其人苦冒眩。"《丹溪心法·头眩》也说："此证属痰者多，盖无痰不能作眩也。"指出痰为导致眩晕的重要原因，提出"治痰为先"的主张。

（五）瘀血阻窍

头脑外伤，脑络瘀阻，闭塞不通；或跌仆坠损，瘀血停留，阻滞经脉，气血运行不畅而致不能上荣于头目；或瘀停胸中，迷闭心窍，心神不定，亦可发生眩晕。《医灯续焰》："眩晕者，多属诸风，又不独一风也，有因于火者，有因于痰者，有因于死血者。"《医学正传》："外有因坠损而眩晕者，胸中有死血迷闭心窍而然。"

二、临床表现

本病的临床表现为常见典型的眩晕症状，感觉自身旋转或视物旋转，头晕目眩，轻者闭目即止，重者如坐车船、旋转不定，甚则仆倒。严重者还可伴有头痛、项强、恶心呕吐、耳鸣耳聋、汗出、面色苍白等症状。病情常慢性起病，逐渐加重，或急性起病，或反复发作。临床具体可分为五种证候，分别是肝阳上亢证、气血亏虚证、痰湿中阻证、肾精不足证和瘀血阻窍证。肝阳上亢证临床表现为眩晕耳鸣，头痛且胀，每因烦劳或恼怒而头晕、头痛加剧，甚则仆倒，面色潮红，急躁易怒，失眠多梦，或手足震颤，舌红苔黄，脉弦或弦数。气血亏虚证临床表现为眩晕，动则加剧，劳累即发，伴神疲乏力，气短懒言，动则汗出，面色皖白，食欲不振，口唇爪甲淡白，心悸少寐，舌淡、苔薄白，脉细弱。痰湿中阻证临床表现为眩晕，头重昏蒙，或伴视物旋转，胸闷不舒，泛恶或呕吐痰涎，肢体困倦，纳呆，苔白腻，脉濡滑。肾精不足证临床表现为眩晕日久不愈，精神萎靡，腰膝酸软，五心烦热，少寐多梦，耳鸣健忘，舌红、苔少，脉细数；或遗精滑泄，耳鸣齿摇，面色皖白，形寒肢冷，舌淡、苔白，脉弱。瘀血阻窍证临床表现为眩晕头痛，兼见健忘，失眠，心悸，精神不振，耳鸣耳聋，面唇紫黯，舌瘀点或瘀斑，脉弦涩或细涩。

三、诊断要点

临床除了根据患者的症状和体征，还可借助现代的一些辅助检查，进一步明确病因，做到辨病与辨证相结合。如测血压、查心电图、检查眼底、肾功能等，有助于明确诊断原发性高血压、高血压危象及低血压。查血常规及血液系统检验有助于诊断贫血。查 X 线片、CT、多普勒、MRI 等有助于诊断椎基底动脉供血不足、颈椎病、脑动脉硬化等。检查电测听、脑干诱发电位等有助于诊断梅尼埃综合征。

四、治疗方法

（一）经络收放疗法治疗

选穴：木穴（右大陵）、金穴（左阳池）、金穴（左天牖）、木穴（右天牖）、土穴（印堂）、土穴（百会）、金穴（左太阳）、木穴（右太阳）、土穴（天突）、土穴（中脘）、土穴（神阙）、金穴（左风池）、木穴（右风池）、土穴（大椎）、木穴（至阳）。

选穴意义：金穴（左阳池）属手少阳三焦经穴，三焦之原穴，可理气活血，是调节全身血液循环的重要穴位；木穴（右大陵）属手厥阴心包经穴，心包之原穴、输穴，可宁心安神，和营通络，舒筋理气，为经络收放疗法治疗第一要穴；金穴（左天牖）、木穴（右天牖）属手少阳三焦经穴，用于疏通经络，调畅气血；土穴（印堂）为经外奇穴，可平衡阴阳，清利头目；土穴（百会）属督脉之穴，督脉总督一身之阳气，可升提阳气；金穴（左太阳）、木穴（右太阳）为经外奇穴，本穴阳气多，可温养阳气；土穴（天突）属任脉，可理气和络；土穴（中脘）属任脉，为胃之募穴，八会穴之腑会，可和胃降逆安神；土穴（神阙）属任脉，可生元补气，温阳散寒；金穴（左风池）、木穴（右风池）属足少阳胆经，可祛风通络，镇静安神；土穴（大椎）属督脉，可通阳泄热、疏风解表、安神健脑、活血通络；木穴（至阳）属督脉，此穴阳气旺，有清热除湿，疏肝解郁，宽胸理气，通络止痛，调理血气之功效。以上诸穴相配，生克制化，促进血液循环，共起温肾健脾、益气定眩，解除头晕目眩之功效。

操作要点：金穴（左阳池）、金穴（左天牖）、金穴（左太阳）、金穴（左风池）性质属金，为收穴，施以收法；木穴（右大陵）、木穴（右天牖）、木穴（右太阳）、木穴（右风池）、木穴（至阳）性质属木，为放穴，施以放法；土穴（印堂）、土穴（百会）、土穴（天突）、土穴（中脘）、土穴（神阙）、土穴（大椎）性质属土，为生长穴，施以平收平放法。

操作方法：

(1) 受术者坐位，施术者左手拉受术者左手中指中节，施术者右手点受术者木穴（右大陵），点（收法）3次，将中指向内弯（为收法）1次，后松手（为放法）。

(2) 施术者拉受术者一手中指2次，点金穴（左阳池）1次、上推7次（收法）。（左右侧治疗手法相同）。

(3) 施术者点受术者金穴（左天牖）、木穴（右天牖）各3次。

(4) 施术者点受术者土穴（印堂）顺时针旋转3圈、逆时针旋转3圈（收放平衡）；后重点（收法）土穴（百会）2分钟；点金穴（左太阳）、木穴（右太阳）1分钟，左侧收法、右侧放法。

(5) 施术者点受术者（放法）土穴（天突）1次、土穴（中脘）1次；点土穴（神阙）1分钟，顺时针旋转3圈、逆时针旋转1圈，补气。

(6) 在受术者背部点金穴（左风池）、木穴（右风池），上推（收法）7次；点土穴（大椎）1分钟，后点木穴（至阳），逆时针旋转（放法）3圈。

(7) 分别拉受术者双手中指各7次。

（二）针灸治疗

针灸治疗在眩晕急性发病时可以起到快速缓解症状的效果。在慢性期，配合其他治疗方法，有缩短疗程、巩固疗效及防止反复的作用。

肝阳上亢型以肝胆两经取穴为主，常用肝俞、风池、太冲、行间、侠溪，因常伴有肾阴不足，常加用肾俞、三阴交等穴。气血亏虚型常用脾俞、肾俞、气海、关元、百会、足三里等，或对这些穴位使用灸法。痰湿中阻型常用脾俞、足三里、中脘、丰隆、内关、阳陵泉等。肾精不足常用肾俞、三阴交、太溪、阴谷、关元、百会等。瘀血阻窍可选用合谷、行间、百会、头维、后顶等。

耳针治疗，选肾上腺、皮质下、额。肝阳上亢型加肝、胆；痰湿中阻者加脾；气血两虚者加脾、胃；肾精亏虚者加肾、脑。头针可选顶中线施针。

第二章 高血压

高血压是以体循环动脉压增高为主要表现的临床综合征，是最常见的心血管疾病。临床见体循环动脉收缩压和（或）舒张压持续升高，反复多次测定收缩压≥140毫米汞柱（1毫米汞柱=0.133千帕）和（或）舒张压≥90毫米汞柱即可诊断为高血压。高血压分为原发性和继发性两大类。

高血压为西医病名，从其临床症状看，可归属于中医“眩晕”“头痛”等范畴。临床常见头晕、头痛、耳鸣、目眩、面红、目赤、失眠、健忘，甚或眩晕欲仆、头痛如掣、语言不利、步履不稳等症状。原发性高血压可参照本节辨证施治，继发性高血压应针对原发疾病进行治疗。中医治疗高血压常采用中药口服和针灸治疗。针对于肝阳上亢证之高血压，可采用经络收放疗法以起到平肝潜阳、滋养肝肾的作用，能取得一定疗效。

一、病因病机

本病发生的病因复杂，可因情志刺激、五志过极、忧郁恼怒、思虑过度、持续性精神紧张；或者饮食不节、过食辛辣肥厚、嗜好烟酒；或者劳欲过度、年高体衰、肾虚等多种因素相互作用所致。发病之后，由于身体因素及原始病因不同，可表现出多种病理变化，但归纳起来，无外虚实两端。偏于实者，多以肝火炽盛、肝阳上亢为主要证型，其病机多由素体阳盛，忧思恼怒过度，导致脏腑功能失调、肝失疏泄，出现化火生风、伤阴耗血，见阳盛于上、阴伤于下；偏于虚者，多以阴虚阳亢、阴阳两虚为主要证型，其病机多因素体肾亏精虚，肾阴虚无力潜阳、阳亢于上，或者阴虚及阳，致阴阳俱虚、虚阳上逆。同时，肾阳虚日久，损及脾阳，水液运化失职，导致痰湿、水湿泛滥，形成虚实夹杂、本虚标实之证。故本病实为虚实夹杂、本虚标实。病变累及肝、肾、心、脾，主要责之于肝、肾。

二、临床表现

血压升高为本病最主要的临床表现，即收缩压≥140毫米汞柱和（或）舒张压≥90毫米汞柱，常伴有头晕、头痛、耳鸣、目眩、面红、目赤、失眠、健忘，甚或眩晕欲仆、头痛如掣、语言不利、步履不稳等表现。临床根据具体症状不同，可分为五种证候类型，分别是肝阳上亢证、肝肾阴虚证、阴阳两虚证、痰湿中阻证和气滞血瘀证。

肝阳上亢证多见于高血压初期，临床表现为头晕头痛，每因烦劳或恼怒而头晕、头痛加剧，面色潮红，急躁易怒，失眠多梦，舌红、苔黄，脉弦。肝肾阴虚证患者素体阴虚或阳盛日久耗伤阴精，临床表现为眩晕耳鸣，腰膝酸软，五心烦热，少寐多梦，肢体麻木，舌质黯红、苔薄少，脉细弦。阴阳两虚证临床表现为头昏眼花，神疲气短，倦怠乏力，腰膝酸软，心悸、自汗、肢冷，夜尿多，舌淡、苔白腻，脉沉细。痰湿中阻证多因肝旺日久、木邪克土，致脾失健运，痰湿内生，阻于中焦，或平素患者因过食肥甘导致痰湿内生，临床表现为头晕头重，胸脘满闷，恶心欲呕，心悸时作，肢体麻木，食少纳差，舌淡红、苔白腻，脉沉缓。高血压病变日久，出现气滞血瘀，临床表现为头晕头痛、胸胁刺痛，肢体麻木，活动失灵，舌质黯红、边有瘀点，脉弦涩。

三、诊断要点

根据患者的病史、体格检查和实验室检查结果，可确诊高血压。诊断要点包括：确定血压水平及高血压分级；无合并其他心血管疾病危险因素；判断高血压的原因，明确有无继发性高血压；评估心、脑、肾等靶器官情况；判断患者出现心血管事件的危险程度。

为明确原发性高血压的诊断，了解靶器官的功能状态及高血压的病情严重程度，需进行血常规、尿常规、肾功能、血尿酸、电解质、心电图、胸部 X 线检查和眼底检查，动态血压监测，必要时要检查头颅 CT 片。

四、治疗方法

（一）经络收放疗法治疗

选穴：火穴（神门）、土穴（曲池）、土穴（印堂）、土穴（百会）、金穴（膻中）、特定穴（中魁）、土穴（神阙）、土穴（三阴交）、火穴（左天池）、特定穴（上合骨—至阳）、特定穴（下合骨）。

选穴意义：火穴（神门）属手少阴心经，能调节自律神经，补益心气，安定心神；土穴（曲池）属手阳明大肠经，阳明为多气多血之经；土穴（印堂）为经外奇穴，可醒脑开窍，平衡阴阳；土穴（百会）属督脉之穴，督脉总督一身之阳气，可升提阳气；金穴（膻中）属任脉经穴，属心包经募穴，八会穴之一，是宗气聚会之处，系任脉、足太阴脾经、足少阴肾经、手太阴肺经、手少阴心经之交会穴，任脉总任一身之阴经，为“阴脉之海”，可调理脏腑经气，平和阴阳；土穴（神阙）属任脉，可生元补气，温阳散寒，为生元之穴，是气经过和留止的部位；土穴（三阴交）属足太阴脾经，与足三里相配，为补中焦脾胃之要穴，足之三阴交会穴，可益气和血；火穴（左天池）属手厥阴心包经，具有活血化瘀、散热降浊作用。以上诸穴金、木、火、土相配，共起平肝潜阳、滋养肝肾、安神降浊之功。

操作要点：火穴（左天池）、火穴（神门）、金穴（膻中）性质属金、属火，为收穴，施以收法；特定穴（上合骨—至阳）性质属木，为放穴，施以放法；土穴（曲池）、土穴（印堂）、土穴（百会）、土穴（神阙）、土穴（三阴交）性质属土，为生长穴，施以平收平放法。

操作方法：

（1）受术者仰卧位，施术者左手握受术者左手特定穴（中魁）1分钟（收心血），右手治法同左手。

（2）施术者右手点受术者火穴（神门）上推7次，疏通手少阴心经经气；点土穴（曲池）、土穴（印堂）、土穴（百会）固定不动，平补平泻，以降心火穴（即收即放）。

（3）施术者点受术者金穴（膻中）、土穴（神阙），顺时针旋转3圈，固定不动1分钟；逆时针旋转3圈，固定不动1分钟，平补平泻元气；捏住受术者特定穴（中魁）向内弯曲1次（稳定心血）；点土穴（三阴交）、火穴（左天池）顺时针旋转2圈，逆时针旋转3圈，拉（收法）足第3趾1次。

（4）受术者俯卧位，施术者左手点受术者特定穴（上合骨—至阳）、右手点特定穴（下合骨），对挤7次，调和阴阳；分别拉受术者双手中指各3次。

（5）采用经络收放疗法运穴，因人、因时、因地、因症进行走穴，以稳定血压。

（二）针灸治疗

针灸治疗本病常用的穴位有风池、曲池、足三里、太冲。肝阳过亢可加用行间、太阳等穴；肾阴亏虚可加用太溪、三阴交等穴；痰湿盛可加用内关、丰隆、阴陵泉等穴；血瘀可选配合谷、行间、百会、头维等穴。

第三章 中风后遗症

中风后遗症是指中风发病 6 个月以后遗留下来的口眼㖞斜，语言不利，半身不遂等症状的总称。

中风后遗症属中医“偏瘫”“偏枯”“偏废”等范畴。常因中风之后，脏腑虚损，正气耗损，功能失调，痰瘀内生，病邪稽留日久，阴阳失去平衡，气血逆乱，痰瘀阻滞经络，肢体失养所致，故基本病机为本虚标实。现代医学中的急性脑血管疾病后遗症与之相近，包括出血性和缺血性脑血管病的后遗症。经络收放疗法治疗该疾病，可采用放五脏血和收放穴位相互配合。

一、病因病机

中风后遗症的病因与中风是相同的，发病常由内、外因共同作用而引起，其内因多是长期的内伤积损、劳欲过度、饮食不节、情志过极等损伤人体正气，引起脏腑阴阳气血失调，气血瘀滞，风痰火横窜经络。外因多是在人体正气不足，气血亏虚，脉络空虚等情况下，风邪乘虚入中，气血痹阻经脉，或痰湿素盛，形盛气衰，外风引动内风，痰湿痹阻经络。尽管内外因可导致中风，但中风的主因还是内因，有时无外因的作用也可发病，正所谓“正气存内，邪不可干”“邪之所凑，其气必虚”。

本病的病机总属阴阳失调，气血逆乱，病位在脑，并涉及心、肝、肾、经络等。病理性质为虚实夹杂，本虚标实。肝肾亏虚、气血不足为本，风、火、痰、瘀血阻滞经络为标。发病之初，风阳痰火炽盛，气血上逆，以标实为主，而后遗症期则多是正气未复，邪气独留，表现为虚实夹杂，本虚标实。

二、临床表现

本病临床常见有三种类型：一是半身不遂，二是语言不利，三是口眼㖞斜。但部分患者三者同时存在。本病严重者，可见肌肉瘦削，言语謇涩或不语，甚或表情呆滞，反应迟钝，情绪抑郁低落，二便自遗，以致卧床不起等。

1. 半身不遂型 临床有两种情况。一是气虚血瘀、脉络瘀阻，在半身不遂的基础上，症见肢软无力、屈伸困难，面色萎黄，或面色暗淡无华，苔薄白、舌淡紫，或舌体不正，脉细涩无力，伴有患侧手足水肿、言语謇涩、口眼㖞斜。二是肝阳上亢、脉络瘀阻，症见半身不遂、肢体僵硬拘急、屈伸困难，兼见头痛头晕、面赤耳鸣、舌红绛、苔薄黄，脉弦有力等。

2. 语言不利型　临床有三种类型：一是风痰阻络。症见言语謇涩，肢体疼痛、麻木，触物不知冷热，舌质黯、苔白厚，脉弦滑。二是肾精亏虚。症见喑哑失语，心悸气短，腰膝酸软，舌质红、苔少，脉沉细。三是肝阳上亢，痰湿阻窍。症见言语謇涩，兼见头痛头晕，面赤耳鸣，舌红、苔黄浊，脉弦有力等。

3. 口眼㖞斜型　本型多为风痰阻于络脉所致，症见口眼㖞斜，伴口角流涎，肢体疼痛、麻木，触物不知冷热，舌质黯、苔白厚，脉弦滑。

三、诊断要点

凡患中风病半年后，遗有半身不遂、语言不利、口眼㖞斜等其中任一项者，均可诊断为中风后遗症。

根据本病发生的病因及临床表现，临床辨证可以归纳为气虚络瘀、风痰阻络、痰瘀互结、肝阳上亢、肝肾亏虚五个证型。

1. 气虚络瘀　临床表现为半身不遂，肢软无力，言语謇涩或不语，面色萎黄，气短乏力，口流涎，自汗出，心悸，便溏，手足肿胀，舌质黯淡、苔薄白，脉沉细涩或细弱。

2. 风痰阻络　临床表现为舌强言謇或失语，口眼㖞斜，半身不遂，肢体麻木，头晕目眩，舌质黯淡、苔滑腻，脉弦滑。

3. 痰瘀互结　临床表现为半身不遂，偏身麻木，患侧肢体肿胀，口眼㖞斜，语言不利，口角流涎，脘闷纳差，舌质黯、苔白腻，脉弦滑。

4. 肝阳上亢　临床表现为半身不遂，患侧肢体僵硬拘挛，口眼㖞斜，舌强言謇，眩晕头痛，面赤耳鸣，口苦咽干，心烦易怒，尿赤便干，舌质黯红或红绛、苔薄黄，脉弦有力。

5. 肝肾亏虚　临床表现为半身不遂，患肢拘挛变形，肢体肌肉萎缩，或偏瘫，舌强不语，烦躁失眠，眩晕耳鸣，舌质红绛、少苔或无苔，脉沉细弦。

以上五种证型大多交互存在，辨证时要注意辨清是以哪种证型为主，以便确定治法。

四、治疗方法

（一）经络收放疗法治疗

1. 收放五脏血气疗法

（1）放心血：能使肺血下降。方法为轻握中指或足第3趾5秒为放。

（2）放肝血：能使肺血上升。方法为轻握示指或足第2趾5秒为放。

（3）放脾血：能使肝血下降。方法为轻握拇指或足第1趾5秒为放。

（4）放肺血：能使心血安定。方法为轻握拇环指或足第4趾5秒为放。

（5）放肾血：能使肝血下降。方法为轻握小指或足第5趾5秒为放。

收放五脏血气疗法主要以放法为主，放法可以促进五脏气血流通，五脏气血流通畅达，则有利于中风后遗症的恢复。

2. 经络收放疗法

选穴：金穴（左大陵）、金穴（左阳池）、金穴（左天牖）、金穴（膻中）、金穴

(左委中)、金穴(左足跟腱)、火穴(曲泽)、火穴(解溪)、特定穴(中魁)、木穴(右大陵)、木穴(右阳池)、木穴(右天牖)、木穴(右阳陵泉)、木穴(分骨—至阳)、木穴(右委中)、木穴(右足跟腱)、土穴(百会)、土穴(大椎)、土穴(气冲)、土穴(阴陵泉)、特定穴(下合骨)、土穴(命门)。

选穴意义：金穴(左大陵)、木穴(右大陵)属手厥阴心包经穴，心包之原穴、输穴，可宁心安神，和营通络，舒筋理气，为经络收放疗法治疗第一要穴；金穴(左阳池)、木穴(右阳池)属手少阳三焦经穴，三焦之原穴，可理气活血，是调节全身血液循环的重要穴位；金穴(左天牖)、木穴(右天牖)属手少阳三焦经穴，用于疏通经络，调畅气血；金穴(膻中)属任脉经穴，属心包经募穴，八会穴之一，是宗气聚会之处，系任脉、足太阴脾经、足少阴肾经、手太阴肺经、手少阴心经之交会穴，任脉总任一身之阴经，为"阴脉之海"，可调理脏腑经气，平和阴阳；火穴(曲泽)属手厥阴心包经之合穴，可舒筋活血，清热除烦；火穴(解溪)属足阳明胃经穴，可祛风止痛，舒经活络；木穴(右阳陵泉)为足少阳胆经穴，胆经之下合穴，八会穴之筋会；土穴(百会)属督脉之穴，督脉总督一身之阳气，可升提阳气；土穴(大椎)属督脉，可通阳泄热、疏风解表、安神健脑、活血通络；土穴(阴陵泉)属足太阴脾经，为脾经之合穴，可健脾除湿，通利水道；土穴(气冲)属足阳明胃经穴，可通经止痛，理气活络；金穴(左委中)、木穴(右委中)为足太阳膀胱经合穴，膀胱之下合穴，主治腰背痛，足太阳膀胱经循行于腰背部，是治疗腰背部疾病的要穴，故有"腰背委中求"之称；土穴(命门)属督脉，可通督脉之气，补肾气。以上诸穴相配，相生相克，疏通经络，行气活血，滑利关节，逐渐祛除半身不遂，语言不利，口眼㖞斜之中风后遗症状。

操作要点：金穴(左大陵)、金穴(左阳池)、金穴(左天牖)、金穴(膻中)、金穴(左委中)、金穴(左足跟腱)、火穴(曲泽)、火穴(解溪)性质属金、属火，为收穴，施以收法；木穴(右大陵)、木穴(右阳池)、木穴(右天牖)、木穴(右阳陵泉)、木穴(分骨—至阳)、木穴(右委中)、木穴(右足跟腱)性质属木，为放穴，施以放法；土穴(百会)、土穴(大椎)、土穴(气冲)、土穴(阴陵泉)、土穴(命门)性质属土，为生长穴，施以平收平放法。

操作方法：

(1) 受术者取坐位，施术者左手握受术者患侧中指背面特定穴(中魁)；右手轻点金穴(左大陵)、木穴(右大陵)各1次，上推3次(收法)，弯曲其中指(收法)。

(2) 施术者点(收法)受术者火穴(曲泽)；轻点(收法)金穴(左阳池)、木穴(右阳池)；同时点(放法)金穴(左天牖)、木穴(右天牖)1分钟；重点(收法)土穴(百会)3次；点土穴(大椎)，顺时针旋转(收法)3圈、逆时针旋转(放法)3圈。

(3) 活动受术者患侧肩关节3分钟。

(4) 受术者仰卧位，施术者左手点其金穴(膻中)1次；右手点气穴，顺时针旋转(收法)7次、逆时针旋转(放法)7次，补气。

(5) 施术者双手重点(放法)受术者土穴(气冲)7次；重点(收法)木穴(右阳陵泉)、土穴(阴陵泉)5次。

（6）施术者左手按受术者一侧膝盖，右手点受术者火穴（解溪）下推7次，恢复腿温。

（7）受术者俯卧，施术者点其木穴（分骨—至阳）、特定穴（下合骨），轻点（收法）土穴（命门）3次（收法）、1分钟。

（8）施术者点受术者其金穴（左委中）、木穴（右委中）；重点（放法）金穴（左足跟腱）、木穴（右足跟腱）。活动患肢2分钟。

（9）活动受术者腿部2分钟（解除强硬），最后拉（收法）其双手中指各1次。

（二）针灸治疗

针灸治疗中风后遗症是中医传统方法，其疗效是肯定的。而现代医学研究也表明，针刺治疗机体可改善脑血液循环，降低血黏度、降血脂，改善微循环，这对于临床治疗提高疗效是非常有帮助的。中风后遗症临床较多，故应注意对个别症状及特殊情况进行有针对性的处理。

1. 半身不遂　以大肠、胃经俞穴为主，辅以膀胱、胆经穴位。上肢取肩髃、曲池、外关、合谷、手三里等穴；下肢取环跳、阳陵泉、足三里、解溪、昆仑、承山等穴。

2. 口眼㖞斜　以大肠、胃经、肝经经穴为主。常用地仓、颊车、合谷、内庭、太冲、承泣、攒竹、风池等穴。

3. 语言不利　取金津、玉液放血，针内关、通里、廉泉、三阴交。

（三）功能锻炼

中风后遗症并非不治之症，除了采用针灸、推拿及药物治疗等综合措施外，还可进行适当的活动，加强功能锻炼，以加快恢复的速度和改善恢复的程度。

中风后遗症的功能锻炼可按三个阶段来进行：

1. 按摩与被动运动　对早期卧床不起的患者，由家人对其偏瘫肢体进行按摩，防范肌肉萎缩，对大小关节做屈伸膝、屈伸肘，弯伸手指等被动运动，避免关节僵硬。稍能活动的患者可在他人搀扶下坐在凳椅上做提腿、伸膝和扶物站立等活动，以防止心血管功能减退。

2. 逐渐开步走路并做上肢锻炼　在第一阶段基本巩固后，可常做些扶物站立，身体向左右两侧活动，下蹲等活动；还可在原地踏步，轮流抬两腿，扶住桌沿、床沿等向左右侧方移动步行，一手扶人一手持拐杖向前步行。锻炼时，应有意使患肢负重，但要留意活动量应逐渐增加，把握时间，不宜过分疲惫。同时可做患侧上肢平举、抬高、上举等动作，以改善血循环，消除水肿，平卧床可主动屈伸手臂，伸屈手腕和并拢、撑开手指，手抓乒乓球、小铁球等。

3. 恢复日常生活能力，达到生活自理　在能自己行走后，走路时将腿抬高，做跨步态，并逐渐进行跨门槛、在斜坡上行走、上下楼梯等运动，逐渐加长距离；下肢恢复较好的患者，还可进行小距离跑步等。对上肢的锻炼，主要是练习两手的灵巧性和协调性，如自己梳头、穿衣、解纽扣、写字、洗脸等，以及参加打乒乓球、拍皮球等活动，逐渐达到日常生活能够自理。在进行功能性锻炼的同时可配合针灸、推拿和药物治疗。其次除树立信心外，还要有耐心和恒心，切不可操之过急或厌烦失望，半途而废。只要坚持锻炼，大多都能收到理想效果。

第四章 三叉神经痛

三叉神经痛是发生在面部三叉神经分布区内反复发作的阵发性短暂性剧烈疼痛。临床上以三叉神经第2支和第3支发病较多，是神经内科常见疾病之一，可分为原发性三叉神经痛和继发性三叉神经痛两种。中医将其归属于“头痛”“头风”“面痛”等范畴。

一、病因病机

原发性三叉神经痛病因不明。现代医学认为，可能因三叉神经脱髓鞘产生异位冲动或伪突触传递所致。中医认为本病的发生外因有风、寒、湿、热等外邪，尤其以风、寒之邪侵犯巅顶为主，内因则由风、火、痰、瘀诸邪气上扰，阻遏经络，不通则痛所致。

继发性三叉神经痛是由于颅内、外各种器质性疾病如多发性硬化、延髓空洞症、原发性或转移性颅底肿瘤引起的三叉神经痛。表现为颜面部疼痛持续性发作，但无明显的间歇期，疼痛范围会超越三叉神经分布区，常合并其他脑神经麻痹，可通过神经系统检查和其他辅助检查明确诊断。

二、临床表现

三叉神经痛多发生于中老年人，大多于40岁以上起病，女性较多。该病的特点是：在头面部三叉神经分布区域内，突发短暂的电击样、刀割样、烧灼样或撕裂样剧烈性疼痛，每次数秒或数分钟，骤发骤停。疼痛多为单侧性，局限于一侧三叉神经或两个分支分布区，极少三支同时累及或双侧发病。疼痛以面颊、上下颌及舌部最明显，对触觉及面部运动极为敏感，轻触鼻翼、面颊、口舌或口舌的运动均易诱发本病，称为“扳机点”，故患者不敢洗脸、刷牙、进食，甚至不敢说话，以致面色憔悴，情绪低落，身体消瘦，严重者身体虚弱，卧床不起。

严重患者疼痛发作时常伴有面部肌肉出现不能控制的抽搐，称为“痛性抽搐”。皮肤发红、发热，流眼泪及流口水。

病情表现为周期性发作，发作时剧痛一般持续数秒、数分钟，不发作时如常人，可为数分钟、数小时，甚至数天、数月。随着病程的迁延，发作越来越频繁，病情越来越严重，很少自愈。

三、诊断要点

本病根据疼痛的发生部位、性质、反复发作的特征及“扳机点”等临床表现，结合其神经系统检查无阳性体征，即三叉神经各种感觉、运动、角膜反射、下颌反射等均无明显异常改变，不难确诊。

四、治疗方法

（一）经络收放疗法治疗

选穴：木穴（右大陵）、金穴（左阳池）、金穴（左天牖）、木穴（右天牖）、特定穴（中魁）、土穴（百会）、土穴（印堂）、金穴（左太阳）、木穴（右太阳）、土穴（地仓）、金穴（左颊车）、木穴（右颊车）、金穴（膻中）、土穴（神阙）、土穴（气海）、金穴（左风池）、木穴（右风池）。

选穴意义：木穴（右大陵）属手厥阴心包经穴，心包之原穴、输穴，可宁心安神，和营通络，舒筋理气，为经络收放疗法治疗第一要穴；金穴（左阳池）属手少阳三焦经穴，三焦之原穴，可理气活血，是调节全身血液循环的重要穴位；金穴（左天牖）、木穴（右天牖）属手少阳三焦经穴，用于疏通经络，调畅气血；土穴（百会）属督脉之穴，督脉总督一身之阳气，可升提阳气；土穴（印堂）为经外奇穴，可醒脑开窍，平衡阴阳；金穴（左太阳）、木穴（右太阳）为经外奇穴，本穴阳气多，可温养阳气；土穴（地仓）属足阳明胃经穴，具有祛风止痛，安神利窍，舒筋活络之效；金穴（左颊车）、木穴（右颊车）属足阳明胃经穴，可祛风清热，开关通络；金穴（膻中）属任脉经穴，属心包经募穴，八会穴之一，是宗气聚会之处，系任脉、足太阴脾经、足少阴肾经、手太阴肺经、手少阴心经之交会穴，任脉总任一身之阴经，为“阴脉之海”，可调理脏腑经气，平和阴阳；土穴（神阙）属任脉，可生元补气，温阳散寒；土穴（气海）属任脉，为肓之原穴，可补肾气，固先天之本；金穴（左风池）、木穴（右风池）属足少阳胆经，可祛风通络，镇静安神。以上诸穴相配，泻邪火而通经络，可使三叉神经疼痛症状逐渐得愈。

操作要点：金穴（左阳池）、金穴（左太阳）、金穴（左天牖）、金穴（左颊车）、金穴（左风池）、金穴（膻中）性质属金，为收穴，施以收法；木穴（右大陵）、木穴（右太阳）、木穴（右天牖）、木穴（右颊车）、木穴（右风池）性质属木，为放穴，施以放法；土穴（印堂）、土穴（百会）、土穴（地仓）、土穴（神阙）、土穴（气海）性质属土，为生长穴，施以平收平放法。

操作方法：

（1）受术者取坐位，施术者拉受术者左手中指中节特定，右手点（放法）受术者左手木穴（右大陵）1 分钟；点（收法）金穴（左阳池）1 分钟。

（2）施术者双手分别受术者点其金穴（左天牖）、木穴（右天牖）1 分钟，固定不动（平衡）。

（3）施术者左手拉受术者左手特定穴（中魁），右手点土穴（百会）1 分钟，固定不动（生长）；施术者双手同时对点（收法）受术者金穴（左太阳）、木穴（右太阳）

3次、1分钟；点土穴（印堂），固定不动1分钟。

（4）施术者双手分别点受术者土穴（地仓）、金穴（左颊车）、木穴（右颊车），顺时针旋转（收法）3圈。

（5）施术者点受术者金穴（左风池）、木穴（右风池），金穴重点3次，木穴轻点3次（平收平放）。

（6）施术者点受术者金穴（膻中）顺时针旋转（收法）3圈，补气，后固定不动1分钟（生长）。

（7）施术者双手分别点受术者土穴（神阙）、土穴（气海）1分钟，上推（收法）3次、下捺（放法）1次，补先天之元气。

（二）其他疗法

1. 穴位注射法 用1%利多卡因进行穴位注射，常取风池，三叉神经第1支痛取阳白、鱼腰交替注射；三叉神经第2支痛取太阳、下关、四白交替注射；三叉神经第3支痛取下关、颊车交替注射。

2. 理疗 可用电疗法、磁疗法或激光疗法。选取下关、太阳穴、颊车、风池、鱼腰、合谷等常用穴位，用电疗仪或磁疗仪、激光仪每日1次，按疗程治疗。

第五章　失　眠

失眠是指以经常不能获得正常睡眠为特征的一种病症。其证情轻重不一，轻者有入睡困难，有睡而易醒，有醒后不能再入睡，严重者整夜不能入睡。随着人们工作、生活、学习等各方面的节奏加快，随之而来的失眠发病率亦呈上升趋势。

本病属于中医“不寐”范畴，又称“不得眠”“不得卧”等。早在《素问·逆调论》中就有“胃不和则卧不安”的记载，在《金匮要略·血痹虚劳病脉证并治》中亦有“虚劳虚烦不得眠”的论述。失眠在临床颇为常见，不仅影响人们的正常生活、工作、学习和健康，还可引起焦虑、抑郁或恐惧心理，妨碍社会功能，且易诱发或加重心脑血管等疾病。而顽固性的失眠给患者带来长期的痛苦，甚至形成对安眠药物的依赖，而长期服用安眠药物又可引起医源性疾病。中医药通过调整人体脏腑气血阴阳的功能，常能明显改善睡眠状况，且不引起药物依赖及医源性疾患，因而颇受欢迎。在补虚泻实、调整脏腑气血阴阳的基础上，辅以安神定志是中医治疗本病的基本方法。实证宜泻其有余，如疏肝、清心、降火、化痰、和胃。虚证宜补其不足，如益气养血，健脾、补肝、益肾。经络收放疗法治疗失眠，根据“木放、火收、金收、水放、土生长”的理论，采用补膻中等金穴，泻头维、胃俞等水穴，泻心俞等木穴，平补平泻土穴足三里、百会、印堂等穴；补上星、脾俞等火穴的手法。

一、病因病机

1. 环境因素　每个人都有一个相对稳定和习惯的睡眠环境。如果因为种种原因而改变了这个环境，有些人会造成睡眠障碍。如到外地旅游、出差、学习和工作、走亲访友等。此外，诸如强光、噪声、温度、卧具等的变化也会影响睡眠质量。

2. 精神因素　失眠患者常可伴有焦虑、抑郁和其他精神病理症状。睡眠质量差的人往往容易产生或加重患者心身症状，而心身症状的加重又可使睡眠质量更差，导致患者处于一个恶性循环状态。另外，失眠也是某些神经精神疾病如焦虑症、抑郁症的临床表现。

3. 躯体疾病因素　很多躯体疾病由于伴有躯体不适，常常导致睡眠障碍，也有人称为器质性失眠。各个系统的疾病均有可能引起睡眠障碍。如循环系统疾病的心脏不适；消化系统疾病的腹痛、腹胀；呼吸系统疾病的咳嗽、喘憋；泌尿系统的前列腺增生和泌尿系感染；脑外伤后神经症反应，脑部疾病的头晕、耳鸣；皮肤病引起的瘙痒及各种疼痛性疾病等。其他与睡眠相关的疾病如睡眠呼吸暂停综合征、睡眠时相延迟或提前综合征、不宁腿综合征等也均可引起失眠。

4. 药物因素 凡能影响中枢递质，使睡眠—觉醒节律发生改变的药物，均可引起药源性睡眠障碍。可能引起睡眠障碍的药物有抗癌药、降压药、肾上腺素、中枢兴奋剂、支气管扩张、咖啡因、氨茶碱、类固醇、烟碱、阿托品、异烟肼（雷米封）等。其致病原因主要有以下几点：①药物的兴奋作用。②药物副作用对睡眠的干扰。③白天服用各种镇静药物后引起的睡眠—觉醒节律紊乱。④安眠药或嗜酒者的戒断反应等。

5. 生活习惯因素 任何生物有按时间、节奏调节自己活动的本领，称为“生物钟”。人们白天觉醒、晚间睡眠，不断地反复进行，这也属于“生物钟”现象。睡眠节律的改变，自然会造成睡眠障碍。如睡前饮茶、饮酒、饮咖啡、吸烟和进食兴奋性的食物等不良的生活习惯，在对睡眠的影响中最为常见。此外，现代人工作压力大，生活习惯不科学，诸如熬夜、时差等改变睡眠节律，也会导致失眠。

6. 性别、年龄、职业因素 据相关因素调查分析显示，失眠患者女性多于男性。生活中各年龄段都可出现失眠症状，但以中老年人居多。职业分布中，退休人员占第一位，这可能与近年来退休年龄提前及相关心理调适不佳有关；第二位的是管理人员，因他们中大多数人工作、应酬繁忙，生活不规律，又缺少一定的体力劳动。

中医认为失眠的病因虽多，但以情志、饮食或气血亏虚等内伤病因居多，由这些病因引起心、肝、胆、脾、胃、肾的气血失和，阴阳不交，其基本病机以心血虚、胆虚、脾虚、肾阴亏虚进而导致心失所养及由心火偏亢、肝郁、痰热、胃失和降进而导致心神不安两方面为主。其病位在心，但与肝、胆、脾、胃、肾关系密切。如《灵枢·邪客》曰：“心者，五脏六腑之大主也，精神之所舍也。”《黄帝内经》曰：“胃不和则卧不安，此之谓也。”肝藏魂，其魂随寐而出入游返于内外，如肝被邪热所扰，气机不发，则魂不入肝，反张于外，神不安居而致不寐。《素问·病能论》中还有“肺气盛则脉大，脉大则不得偃卧”的记载。《太平圣惠方·治胆虚不得睡方》：“夫胆虚不得睡者，是五脏虚邪之气干淫于心。心有忧恚，伏气在胆，所以睡卧不安。心多惊惧，精神怯弱，盖心气忧伤，肝胆虚冷，致不得睡也。”

从上可知，脏腑功能的失调，终可影响心神与肝魂，“神魂内守静藏则不病，神魂失去静藏而躁动不宁则为病也。”失眠虚证多由心脾两虚，心虚胆怯，阴虚火旺，引起心神失养所致。如《灵枢·营卫生会》有“老者之气血衰，其肌肉枯，气道……其营气衰少而卫气内伐，故昼不精，夜不瞑”的记载。《景岳全书·不寐》指出：“劳倦思虑太过者，必致血液耗亡，神魂无主，所以不眠。”失眠实证则多由心火炽盛，肝郁化火，痰热内扰，引起心神不安所致。

二、临床表现

失眠的临床分类方法较多，如根据失眠的临床表现可分为开始性失眠、维持性失眠、早醒；依据失眠的严重程度可分为轻度失眠、中度失眠、重度失眠；根据病程可分为急性失眠（病程小于4周）、亚急性失眠（病程大于4周，小于6个月）、慢性失眠（病程大于6个月）。

1. 开始性失眠 即入睡困难，表现为睡眠潜伏期明显延长，入睡时间一般长于30分钟，通常是由睡眠环境改变、临睡前服用含兴奋剂如咖啡因或茶碱的药物或饮料引起，或者睡前参与了引起精神兴奋的活动，这类失眠也可以由心理社会因素或生活事件引起，抑郁性神经症患者的失眠也常常是入睡困难。

2. 维持性失眠 即睡眠浅，容易觉醒，或频繁觉醒，或长时觉醒，每晚要觉醒15%~20%的睡眠时间，而正常人一般不超过5%，这类失眠可由很多不同的原因引起，其中大多数是病理性的。在90分钟的睡眠周期中从快波睡眠多次觉醒，常由梦魇夜惊或簇性头痛引起，而睡眠时肢体知觉异常，睡眠呼吸暂停和焦虑则引起从慢波睡眠或快波睡眠多次觉醒。

3. 早醒 即比平时醒得早，而且常常醒后不能再入睡，老年人高血压、动脉硬化、精神抑郁症患者，常有这类失眠。

三、诊断要点

失眠的诊断过程包括主观评价和客观评价两部分。主观评价主要包括询问患者具体临床表现、睡眠习惯、生活习惯、体格检查等，客观评价方法主要指多导睡眠图、脑血流图等方法。

（1）问诊：首先询问患者是否存在失眠的具体临床表现，主要包括睡眠潜伏期、觉醒次数、早醒、有无多梦、自我感觉的睡眠质量，睡眠时间和日间正常功能影响程度，失眠发生的频率及持续时间、失眠的促发因素，睡眠习惯和睡眠卫生情况、药物使用情况等。这些既可能是失眠的诱因，也可能参与或促进了失眠的慢性化过程，不仅有助于分析失眠的原因和分类，更有助于慎重选择合适的治疗方法。

（2）体格检查：失眠与多种疾病有着密切联系，临床各科患者都可能并存失眠。仔细的体格检查能够排除可能存在的躯体疾病相关性失眠，有助于失眠的鉴别诊断。如阻塞性睡眠呼吸暂停患者常常存在肥胖、咽腔狭小和鼻腔病变（鼻中隔偏曲、鼻甲肥大或鼻息肉）、皮肤病瘙痒患者存在的皮肤原发或继发性损害等。

（3）多导睡眠图（PSG）检查：被认为是诊断多种睡眠障碍的“金标准”，是可以客观、科学、量化地记录和分析有关睡眠各阶段的检查手段，是在整夜睡眠过程中，根据需要连续并同步监测与记录多项生理指标，由仪器进行自动分析，再由人工逐项核实，以便于分析睡眠的结构与进程、监测睡眠期的异常脑电、呼吸功能和心血管功能，对于检查结果结合临床进行综合分析，可以为失眠的诊断、分类和鉴别诊断提供客观依据，也可以为选择治疗方法及评价治疗效果提供重要参考信息。

四、治疗方法

（一）经络收放疗法治疗

选穴：金穴（左阳池）、木穴（右大陵）、四神聪（左金、右木、前火、后水）、金穴（左太阳）、木穴（右太阳）、金穴（膻中）、土穴（神阙）、土穴（大椎）、特定穴（上合骨）、土穴（命门）、特定穴（下合骨）。

选穴意义：金穴（左阳池）属手少阳三焦经穴，三焦之原穴，可理气活血，是调节全身血液循环的重要穴位；木穴（右大陵）属手厥阴心包经穴，心包之原穴、输穴，可宁心安神，和营通络，舒筋理气，为经络收放疗法治疗第一要穴；土穴（印堂）为经外奇穴，可醒脑开窍，平衡阴阳；土穴（百会）属督脉之穴，督脉总督一身之阳气，可升提阳气；四神聪（左金、右木、前火、后水）为经外奇穴，有清头通络，醒脑开窍之效；金穴（左太阳）、木穴（右太阳）为经外奇穴，本穴阳气多，可温养阳气；金穴（膻中）属任脉经穴，属心包经募穴，八会穴之一，是宗气聚会之处，系任脉、足太阴脾经、足少阴肾经、手太阴肺经、手少阴心经之交会穴，任脉总任一身之阴经，为“阴脉之海”，可调理脏腑经气，平和阴阳；土穴（神阙）属任脉，可生元补气，温阳散寒，为生元之穴，是气经过和留止的部位；土穴（大椎）属督脉，可通阳泄热、疏风解表、安神健脑、活血通络；土穴（命门）属督脉，可通督脉之气，补肾气。以上诸穴，金、木、水、火、土相配，再配特定穴共起补益心肾，宁心安神，改善失眠之功效。

操作要点：金穴（左阳池）、金穴（左太阳）、金穴（膻中）性质属金，为收穴，施以收法；木穴（右大陵）、木穴（右太阳）性质属木，为放穴，施以放法；土穴（神阙）、土穴（大椎）、土穴（命门）性质属土，为生长穴，施以平收平放法。

操作方法：

（1）受术者取坐位，施术者左手握受术者左手，施术者右手点受术者左手金穴（左阳池）；左手拉受术者左手中指1次（收心血），手心向上；点木穴（右大陵），轻握中指（放心血）。

（2）施术者双手同时点土穴（百会）、土穴（印堂）1分钟，固定不动（生长）。

（3）施术者双手分别点受术者四神聪（左金、右木、前火、后水），收放清脑，拉其左手中指1次，放心血补充脑血。

（4）施术者双手同时对点受术金穴（左太阳）、木穴（右太阳）3次，平衡阴阳。

（5）施术者左手点受术者金穴（膻中）、右手点土穴（神阙），固定不动2分钟（生长），补充元气。

（6）施术者左手点受术者土穴（大椎）及特定穴（上合骨），顺时针旋转（收法）7圈、逆时针旋转（放法）3圈，调理周身之阳气。

（7）施术者左手点受术者土穴（命门）、右手点特定穴（下合骨），同时上推（收法）9次，打通阳脉之海。

（8）采用经络收放疗法运穴，即收即放，因人、因病、因时而异。

（9）同时拉受术者双手中指1次（同收同放）。

（二）其他治疗

除以上治疗方法外，还可以通过日常饮食改善睡眠，如服用酸枣仁粥、莲心茶、绞股蓝茶、糖水百合汤、丹参冰糖水、甘麦大枣汤、猪心芪参汤、莲子龙眼粥、茶叶枣仁粉、磁石粥、莲子糯米粥等。情志疗法治疗失眠有一定疗效，中医运用五行的生克制化关系，提出了以一种情志去纠正相应所胜的情志，达到调节由这种不良情志所引起的疾病的独特治疗方法，也就是以情胜情法。《儒门事亲》一书中记载了张子和曾经运用“惹其发怒”的手段，治愈了贵妇人的失眠症。一位贵妇人患有严重的失眠，历经两年不愈，诸医无策，擅长心理治疗的名医张子和，让患者的丈夫，“以怒而激之”，整天只顾自己买酒喝，自得其乐，而对患者不闻不问，不给她买药治病，结果这位妇人怒中遏，一气之下，出了一身大汗，当天夜里便感到疲惫不堪而睡得很香，又过了八九日，食欲也好转了。因为思为脾志，怒为肝志，在五行中，脾属土，肝属木，因木能克土，所以可用肝之志怒，来治疗脾之志思导致的疾病。

第六章 胃痛

胃痛又称胃脘痛，是以上腹胃脘处经常发生疼痛为主要临床表现的病证。俗称“心口痛”。其疼痛可突然发作，亦可缓慢发作，疼痛性质多见胀痛、隐痛、刺痛、灼痛、闷痛、绞痛等。痛时常兼见脘胀不适、恶心呕吐、食纳不佳、吞酸、嗳气、大便不调等症。

中医对本病的认识及治疗有悠久的历史，如《灵枢·邪气脏腑病形》指出“胃病者，腹胀”。《素问·六元正纪大论》“木郁之发，民病当心而痛”，较早认识到本病发病与肝郁有关。《外台秘要》：“足阳明为胃之经，气虚逆乘心而痛，其状腹胀归于心而痛甚，谓之胃心痛也。”《济生方·腹痛门》对胃痛的病因做了较全面的论述，九种心痛“名虽不同，而其所致皆因外感，内沮七情，或饮啖生冷果实之类，使邪气搏于正气，邪正交击，气道闭塞，郁于中焦，遂成心痛”。《和剂局方》《太平圣惠方》《圣济总录》等采集了大量医方，其治胃痛，多用燥湿理气和胃之法。金元时期，《兰室秘藏·卷二》立“胃脘痛”一门，论其病机，则多系饮食劳倦而致脾胃之虚，又为寒邪所伤导致。论其治法，大旨不外益气、温中、理气、和胃等。《丹溪心法·心脾痛》认为胃痛是由胃热导致的，“大凡心膈之痛，须分新久，若明知身受寒气，口吃冷物而得病者，于初得之时，当与温散或温利之药；若病之稍久则成郁，久郁则蒸热，热久必生火”。

本病的治疗常以理气和胃止痛为基本原则，可通过针灸、药物、推拿等方法缓解症状。经络收放疗法治疗胃痛，分为气滞胃痛、火郁胃痛和肝郁脾虚证，根据辨证的不同，选用不同的穴位和手法。

一、病因病机

1. 性格因素 易怒、脾气暴躁者及性格内向、心理负担较重者胃痛的发病率较高。这是因为胃肠的消化和吸收功能是在神经和激素两种机制的调节下进行的，两者又相互作用，调节胃肠消化液的分泌。生气、易怒易引起应激反应，从而抑制胃肠的蠕动，影响消化液的分泌，进而影响胃肠道的消化功能并引起胃痛。

2. 脾胃虚弱 脾胃主受纳和运化水谷，若饥饱失常，或劳倦过度，或久病脾胃受伤等，均可引起脾阳不足，中焦虚寒，或胃阴受损，失其濡养而发生疼痛。此外，亦有过服寒凉药物而导致脾胃虚寒而痛者，所以《证治汇补心痛选方》有“服寒药过多，致脾胃虚弱，胃脘作痛”的说法。

3. 饮食结构及饮食习惯不合理　随着生活节奏的加快，进食时间不规律，或暴饮暴食超过正常的食量，或五味过极，辛辣无度，过食肥甘厚味，饮酒如浆，过食生冷瓜果或饮食不洁等均可损伤脾胃，诱发胃痛。

4. 寒邪犯胃　寒邪属中医“六淫”之一，主“收引、凝滞”，易伤人体阳气，是引起外感病及内科多种疾病的诱因。若起居不慎，外感寒邪，内客于胃，经脉气血失于阳气温煦，气血凝结阻滞，胃气不和而作痛。《素问·举痛论》：“寒邪客于肠胃之间，膜原之下，血不得散，小络引急，故痛。”

中医认为胃为水谷之海，以通为用，以降为顺。无论何种病因，只要影响胃受纳腐熟之功能，导致胃失和降，均可发生疼痛。故不论寒凝而痛、食积而痛、气滞而痛、阳虚胃失温养而痛或阴虚胃失濡养而痛，其发病机制确有共同之处，即不通则痛。

二、临床表现

胃痛的性质表现为胀痛、隐痛、刺痛、灼痛、闷痛、绞痛等，常因病因病机的不同而异，其中尤以胀痛、隐痛、刺痛常见。可有压痛，按之其痛或增或减，但无反跳痛。其痛有呈持续性者，也有时作时止者。其痛常因寒暖失宜，饮食失节，情志不舒，劳累等诱因而发作或加重。本病症常伴有食欲不振、恶心呕吐、吞酸嘈杂等症状。

三、诊断要点

（一）诊断检查

除传统的中医四诊之外，也需要结合现代的检查手段。如胃镜、活组织病理检查、X线胃钡餐、CT、彩超及脱落细胞、大便隐血等现代临床常用的检查方法。这些检查结果，也能为中医的辨证提供一定的参考，比如胃镜检查提示黏膜色暗红为瘀血之征象，黏膜充血、水肿为痰瘀互结之象。

（二）辨证分型

由于引起胃痛的原因不同，其临床症状亦有所区别，常见证候表现如下：寒邪犯胃者，临床以胃痛急性发作，胃寒喜温喜按，遇寒则症状加重，喜热饮；慢性者多呈隐痛，稍受凉即发，嗳气，腹胀，得温痛减，苔白，脉弦紧。饮食伤胃者，多因不良饮食习惯及暴饮暴食所致，临床常见胃脘胀满疼痛，嗳腐吞酸，或吐不消化食物，吐后疼痛减轻，或恶闻食臭，亦可兼见大便不爽，舌苔厚腻，脉滑实等症状。肝气犯胃者，多发于情志不畅，暴怒或生气之后，常见胃脘胀痛，嗳气泛酸，痛攻两胁，揉按减轻，精神刺激可加重或诱发上述症状，舌苔薄白，脉象沉弦；脾胃虚弱者，临床以胃脘隐痛，喜暖喜按，体乏神倦，四肢发凉，口吐清水，舌质淡、苔白，脉象沉细或虚弱。

四、治疗方法

（一）经络收放疗法治疗

气滞胃痛　治宜疏肝理气。

选穴：火穴（左内关）、金穴（左阳池）、土穴（百会）、土穴（印堂）、金穴（左太阳)、木穴（右太阳)、金穴（膻中)、土穴（中脘)、水穴（水分)、土穴（气海)、土穴（关元)、金穴（左章门)、木穴（至阳)、土穴（命门)。

选穴意义：火穴（左内关）属手厥阴心包经穴，有宽胸散结，宁心止悸，降逆止呕之功效；金穴（左阳池）属手少阳三焦经穴，三焦之原穴，可理气活血，是调节全身血液循环的重要穴位；土穴（百会）属督脉之穴，督脉总督一身之阳气，可升提阳气；土穴（印堂）为经外奇穴，可醒脑开窍，平衡阴阳；金穴（左太阳)、木穴（右太阳）为经外奇穴，本穴阳气多，可温养阳气；金穴（膻中）属任脉经穴，属心包经募穴，八会穴之一，是宗气聚会之处，系任脉、足太阴脾经、足少阴肾经、手太阴肺经、手少阴心经之交会穴，任脉总任一身之阴经，为“阴脉之海”，可调理脏腑经气，平和阴阳；土穴（中脘）属任脉，为胃之募穴，八会穴之腑会，可和胃降逆安神；水穴（水分）属任脉，可通调水道，健脾利湿，理气止痛；土穴（气海）属任脉，为肓之原穴，可补肾气，固先天之本；土穴（关元）属任脉，小肠经之募穴，是全身各脏腑器官功能活动之原始动力，生命之根本，可培补元气，温肾壮阳，益气固托；金穴（左章门）为脾之募穴，八会穴之一，脏会章门为足厥阴肝经与足少阴胆经交会穴，有疏调肝脾，清热利湿，活血化瘀之功；土穴（命门）属督脉，可通督脉之气，补肾气；木穴（至阳）属督脉，此穴阳气旺，可清热除湿，疏肝解郁，宽胸理气，通络止痛，调理血气。以上诸穴，相互为用，健脾利湿，理气止痛，调理脾胃、补中益气、扶正祛邪，共解胃部之痛。

操作要点：火穴（左内关)、金穴（左阳池)、金穴（左太阳)、金穴（膻中)、金穴（左章门）性质属金、属火，为收穴，施以收法；水穴（水分)、木穴（至阳)、木穴（右太阳）性质属木、属水，为放穴，施以放法；土穴（百会)、土穴（印堂)、土穴（中脘)、土穴（气海)、土穴（关元)、土穴（命门）性质属土，为生长穴，施以平收平放法。

操作方法：

(1) 受术者取坐位，施术者左手握受术者左手中指中节，右手点受术者火穴（左内关)，顺时针旋转 3 圈，上推 7 次开心门，收心血，安定心血。(换右手治疗，方法同左手)。

(2) 施术者左手握受术者左手中指中节，手背向上；右手点受术者金穴（阳池)，顺时针旋转 3 圈，上推 7 次，拉中指 1 次，收放三焦之气。(换右手治疗，方法同左手)。

(3) 施术者点土穴（百会)、土穴（印堂)，固定不动 1 分钟（生长阳气)；点金穴（左太阳)、木穴（右太阳)，顺时针旋转 3 圈，逆时针旋转 3 圈，平衡阴阳。

(4) 施术者分别点受术者金穴（膻中)、土穴（中脘)、水穴（水分)、土穴（气海)、土穴（关元）1 分钟（生长)，平补平泻。

(5) 施术者点受术者金穴（左章门)，顺时针旋转 3 圈、1 分钟（生长)，平补平泻、疏调肝脾。

(6) 施术者双手拉受术者足第 1 趾，收放脾血。

(7) 施术者左手点受术者木穴（至阳)，右手点土穴（命门)，对挤（同收同放）

9 次，理中气。

（8）施术者双手拉受术者双手中指 1 次。

（二）其他治疗

本病可采用推拿、穴位敷贴、食疗等简便易行的方法进行论治。

推拿以疏肝理气、和胃止痛为治疗原则，对有消化道出血倾向者不宜使用此法治疗。可用一指禅推法、揉法、㨰法直推脊柱上的督脉和两侧的膀胱经，重点第 7 胸椎和第 1 腰椎之间，并点压督脉上的大椎、至阳、命门，膀胱经上的膈俞、肝俞、脾俞、胃俞、三焦俞等穴。用药物进行穴位敷贴可用王不留行、莪术等中药用醋加热水调成糊状敷于上腹部，特定电磁波谱照射 30 分钟，每日 1 次，对各型胃痛均有较好疗效。食疗是最能被患者接受的治疗方法，临床可用鲜姜（细末）500 克，白糖 250 克，将二者混匀，每日饭前吃 3 次，每次 1 勺（普通汤匙），对寒性胃痛疗效较好。用神曲 15 克，粳米 100 克，白糖适量，先将神曲捣碎，煎取药汁，入粳米同煮为粥（也可加谷芽、山楂适量与神曲同煎），有消食导滞、调和脾胃之功效。

第七章 消渴

消渴是以阴津不足为基本病机，临床以多尿、多饮、多食、身体消瘦或肥胖，或尿有甜味为主要表现的一种疾病。消渴发病率高、病程长、并发症多，严重危害人类健康，近年来，本病的发病率随着人民生活水平的提高、人口老龄化加剧和人们生活方式的改变而迅速增高，呈逐渐增长的流行趋势。

中医对本病有较早的认识，《素问·奇病论》中首现消渴病名，根据病机及症状的不同分类，《黄帝内经》中还有消瘅、肺消、膈消、消中等不同的分类。汉代张仲景《金匮要略》中有专篇论述消渴，并最早给出治疗方药，主方有白虎加人参汤、肾气丸等。明代戴思恭《证治要诀》对消渴明确提出上、中、下分类。《证治准绳》对三消的临床分类做了规范："渴而多饮为上消（经谓膈消），消谷善饥为中消（经谓消中），渴而便数有膏为下消（经谓肾消）。"根据消渴的临床特征，本病主要涉及西医学的糖尿病和尿崩症。

一、病因病机

消渴的病因比较复杂，先天禀赋不足是引起消渴的重要内因。由于素体阴津不足，津伤内燥，燥热形成，消烁津液，发为消渴。如《灵枢·五变》说："五脏皆柔弱者，善病消瘅。"即指出五脏虚弱是发生消渴的重要因素。饮食失调是消渴形成的主要诱因。由于过食肥甘辛辣，致脾胃运化失职，积热内蕴，化燥伤津，消谷耗液，发为消渴。如《素问．奇病论》说："此肥美之所发也，此人必数食甘美而多肥也。肥者，令人内热，甘者令人中满，故其气上溢，转为消渴。"指出过食甘肥是消渴形成的因素之一。另外，情志失调是消渴的诱因之一。由于情志失调，五志过极皆可化火，消烁阴津，发为消渴。如《灵枢·五变》说："怒则气上逆，胸中蓄积，血气逆留，髋皮充饥，血脉不行，转而为热，热则消肌肤，故为消瘅。"说明情志因素亦是消渴发生的原因之一。本病病变涉及肺、胃、肾三脏，其病机主要在于阴津亏损，燥热偏盛，而以阴虚为本，燥热为标，两者互为因果。在病变过程中存在着气阴两伤，阴阳俱虚的病变，并随着阴虚燥热，常见变证百出。消渴病位虽有肺、胃、肾的不同，但常常互相影响，如肺燥津伤，不能敷布津液，则脾胃不得濡养，肾失滋助；脾胃燥热盛，上可灼伤肺津，下可耗伤肾阴；肾阴虚火旺，亦可上灼肺胃，终至肺燥胃热肾虚。消渴病程日久，可阴损及阳，致阴阳俱虚，其中以肾阳虚及脾阳虚较为多见。亦可病久入络，导致血脉瘀滞。血瘀亦是消渴的重要病机之一，而且消渴多种并发症也与血瘀密切有关。

二、临床表现

消渴起病缓慢，病程漫长，典型临床表现以多尿，多饮，多食，倦怠乏力，形体消瘦，或尿有甜味为其证候特征。消渴的表现为：排尿次数增多，尿量增加；喝水量和次数明显增多；消谷善饥，食量超出常人，但患者经常感觉疲乏无力；日久则出现形体消瘦。但也有多数患者临床表现不甚明显，主要表现为形体肥胖，体检时发现血糖高。

三、诊断要点

（一）诊断检查

凡以口渴多饮、多食易饥、尿频量多、形体消瘦或尿有甜味为临床特征者，即可诊断为消渴。本病多发于中年以后，以及嗜食膏粱厚味、醇酒炙煿之人。若有青少年期即罹患本病者，一般病情较重。分别检查空腹、餐后 2 小时血糖和尿糖，进行尿比重、葡萄糖耐量试验等，有助于确定诊断。必要时查尿酮体、血尿素氮、肌酐、二氧化碳结合力及血钾、血钠、血钙、氯化物等。

（二）辨证分型

消渴可分为上消、中消和下消。上消多为肺热津伤证，中消辨证多属胃热炽盛或脾虚湿盛，下消多属肾阴亏虚或阴阳两虚。

1. 肺热津伤　肺热津伤证多表现为烦渴多饮，口干舌燥，尿频量多，舌边尖红、苔薄黄，脉洪数。

2. 胃热炽盛　胃热炽盛证多表现为多食易饥，口渴，尿多，形体消瘦，大便干燥，苔黄，脉滑实有力。

3. 脾虚湿盛　脾虚湿盛证多表现为口渴而不欲饮水，能食与便溏并见，或饮食减少，精神不振，四肢乏力，舌淡、苔白而干，脉弱。

4. 肾阴亏虚　肾阴亏虚证多表现为尿频量多、混浊如脂膏，或尿甜，腰膝酸软，乏力，头晕耳鸣，口干唇燥，皮肤干燥瘙痒，舌红苔，脉细数。

5. 阴阳两虚　阴阳两虚证表现为小便频数，混浊如膏，甚至饮一溲一，面容憔悴，耳轮干枯，腰膝酸软，四肢欠温，畏寒肢冷，阳痿或月经不调，舌苔淡白而干，脉沉细无力。

四、治疗方法

（一）经络收放疗法治疗

1. 上消

选穴：金穴（左大陵）、木穴（右大陵）、金穴（左天牖）、木穴（右天牖）、土穴（百会）、金穴（左太阳）、木穴（右太阳）、金穴（膻中）、土穴（中脘）、土穴（神阙）、土穴（大包）、金穴（左章门）、木穴（右章门）、土穴（足三里）、土穴（三阴交）、火穴（解溪）、土穴（公孙）、火穴（合骨）、木穴（分骨—至阳）、土穴（命门）。

选穴意义：金穴（左大陵）、木穴（右大陵）属手厥阴心包经穴，心包之原穴、输穴，可宁心安神，和营通络，舒筋理气，为经络收放疗法治疗第一要穴；金穴（左天牖）、木穴（右天牖）属手少阳三焦经穴，用于疏通经络，调畅气血；土穴（百会）属督脉之穴，督脉总督一身之阳气，可升提阳气；金穴（左太阳）、木穴（右太阳）为经外奇穴，本穴阳气多，可温养阳气；金穴（膻中）属任脉经穴，属心包经募穴，八会穴之一，是宗气聚会之处，系任脉、足太阴脾经、足少阴肾经、手太阴肺经、手少阴心经之交会穴，任脉总任一身之阴经，为“阴脉之海”，可调理脏腑经气，平和阴阳；土穴（中脘）属任脉，为胃之募穴，八会穴之腑会，可和胃降逆安神；土穴（神阙）属任脉，可生元补气，温阳散寒，为生元之穴，是气经过和留止的部位；土穴（大包）属足太阴脾经穴，可解除食多身瘦，宣肺理气，宽胸健脾；金穴（左章门）、木穴（右章门）为脾之募穴，八会穴之一，脏会章门为足厥阴肝经与足少阴胆经交会穴，有疏调肝脾，清热利湿，活血化瘀之功；土穴（足三里）属足阳明胃经，具有补中益气、燥化脾湿、健脾和胃、扶正培元、通经活络、升降气机之功；土穴（三阴交）属足太阴脾经，与足三里相配，为补中焦脾胃之要穴，足之三阴交会穴，可益气和血；火穴（解溪）属足阳明胃经穴，可袪风止痛，舒经活络；土穴（公孙）属足太阴脾经，可健脾和胃，调理冲任；土穴（命门）属督脉，可通督脉之气，补肾气；木穴（至阳）属督脉，此穴阳气旺，可清热除湿，疏肝解郁，宽胸理气，通络止痛，调理血气。以上诸穴，相互为用，能培补肺阴，调节气机促进津液布散，具有治疗津液化生、布散失常的功能。

操作要点：金穴（左大陵）、金穴（左天牖）、金穴（左太阳）、金穴（膻中）、金穴（左章门）、火穴（解溪）、火穴（合骨）性质属金、属火，为收穴，施以收法；木穴（右大陵）、木穴（右天牖）、木穴（右太阳）、木穴（右章门）、木穴（分骨—至阳）性质属木，为放穴，施以放法；土穴（百会）、土穴（中脘）、土穴（神阙）、土穴（大包）、土穴（足三里）、土穴（三阴交）、土穴（命门）、土穴（公孙）性质属土，为生长穴，施以平收平放法。

操作方法：

（1）受术者取坐位，施术者左手握受术者左手中指中节，右手点金穴（左大陵）、上推7次，拉中指3次（收心血）；施术者握受术者右手，轻点木穴（右大陵）7次，轻拉中指3次（放心血）。

（2）施术者双手分别点受术者金穴（左天牖）、木穴（右天牖）3次，点土穴（百会）1分钟，点金穴（左太阳）、木穴（右太阳）顺时针旋转3圈、逆时针旋转3圈（平收平放）；拉双手环指1次，调活气血运转。

（3）受术者仰卧位，施术者点其金穴（膻中）1分钟、点土穴（中脘）1分钟固定不动（生长）；点土穴（神阙）1分钟（补元气）；点土穴（大包）1分钟固定不动（生长）；点金穴（左章门）、木穴（右章门），逆时针旋转（放法）3圈，拉弯手指3次，收放肝血。

（4）施术者点受术者土穴（足三里）、土穴（三阴交）、火穴（解溪）1分钟，点土穴（公孙）1分钟，拉第1足趾1次（收放脾胃）。

（5）受术者俯卧位，施术者双手分别点其火穴（合骨）、木穴（分骨—至阳）对挤9次，调理阴阳；点土穴（命门）1分钟固定不动；后施术者双手分别拉受术者双手中指1次。

2. 中消

选穴：金穴（左大陵）、木穴（右大陵）、金穴（左天牖）、木穴（右天牖）、土穴（百会）、金穴（左太阳）、木穴（右太阳）、金穴（膻中）、土穴（中脘）、土穴（神阙）、土穴（大包）、金穴（左章门）、木穴（右章门）、土穴（足三里）、土穴（三阴交）、火穴（解溪）、土穴（公孙）、火穴（合骨）、木穴（分骨—至阳）、土穴（命门）、木穴（太冲）、土穴（隐白）。

选穴意义：金穴（左大陵）、木穴（右大陵）属手厥阴心包经穴，心包之原穴、输穴，可宁心安神，和营通络，舒筋理气，为经络收放疗法治疗第一要穴；金穴（左天牖）、木穴（右天牖）属手少阳三焦经穴，用于疏通经络，调畅气血；土穴（百会）属督脉之穴，督脉总督一身之阳气，可升提阳气；金穴（左太阳）、木穴（右太阳）为经外奇穴，本穴阳气多，可温养阳气；金穴（膻中）属任脉经穴，属心包经募穴，八会穴之一，是宗气聚会之处，系任脉、足太阴脾经、足少阴肾经、手太阴肺经、手少阴心经之交会穴，任脉总任一身之阴经，为“阴脉之海”，可调理脏腑经气，平和阴阳；土穴（中脘）属任脉，为胃之募穴，八会穴之腑会，可和胃降逆安神；土穴（神阙）属任脉，可生元补气，温阳散寒，为生元之穴，是气经过和留止的部位；土穴（大包）属足太阴脾经穴，可解除食多身瘦，宣肺理气，宽胸健脾；金穴（左章门）、木穴（右章门）为脾之募穴，八会穴之一，脏会章门为足厥阴肝经与足少阴胆经交会穴，有疏调肝脾，清热利湿，活血化瘀之功；土穴（足三里）属足阳明胃经，具有补中益气、燥化脾湿、健脾和胃、扶正培元、通经活络、升降气机之功；土穴（三阴交）属足太阴脾经，与足三里相配，为补中焦脾胃之要穴，足之三阴交会穴，可益气和血；火穴（解溪）属足阳明胃经穴，可祛风止痛，舒经活络；土穴（公孙）属足太阴脾经，可健脾和胃，调理冲任；土穴（命门）属督脉，可通督脉之气，补肾气；木穴（至阳）属督脉，此穴阳气旺，可清热除湿，疏肝解郁，宽胸理气，通络止痛，调理血气；土穴（隐白）属足太阴脾经，脾之井穴，可健脾宁神，益脾统血；木穴（太冲）属足厥阴肝经，为原穴，又为厥阴所注为“输”，可清肝泻火，燥湿生风。以上诸穴，相互配合，共起清泻胃火，温补脾阳，通调水道，调理脏腑经气，解除多食易饥，食多身瘦等中消病证。

操作要点：金穴（左大陵）、金穴（左天牖）、金穴（左太阳）、金穴（膻中）、金穴（左章门）、火穴（解溪）、火穴（合骨）性质属金、属火，为收穴，施以收法；木穴（右大陵）、木穴（右天牖）、木穴（右太阳）、木穴（右章门）、木穴（分骨—至阳）、木穴（太冲）性质属木，为放穴，施以放法；土穴（百会）、土穴（中脘）、土穴（神阙）、土穴（大包）、土穴（足三里）、土穴（三阴交）、土穴（命门）、土穴（公孙）、土穴（隐白）性质属土，为生长穴，施以平收平放法。

操作方法：

（1）受术者取坐位，施术者左手握受术者左手中指中节，右手点金穴（左大陵）、上推7次，拉中指3次（收心血）；施术者握受术者右手，点木穴（右大陵）上推7次，拉中指3次（放心血）。

（2）施术者双手分别点受术者金穴（左天牖）、木穴（右天牖）3次，点土穴（百会）1分钟，点金穴（左太阳）、木穴（右太阳）顺时针旋转3圈、逆时针旋转3圈（平收平放）；拉双手环指1次，调活气血运转。

（3）受术者仰卧位，施术者点其金穴（膻中）1分钟、点土穴（中脘）1分钟固定不动（生长）；点土穴（神阙）1分钟（补元气）。

（4）点土穴（大包）1分钟固定不动（生长）；点金穴（左章门）、木穴（右章门），逆时针旋转（放法）3圈，拉弯手指3次，收放肝血。

（5）施术者点受术者土穴（足三里）、土穴（三阴交）、火穴（解溪）1分钟，点土穴（公孙）1分钟，拉第1足趾1次（收放脾胃）。

（6）点受术者木穴（太冲）1分钟（平收平放），点土穴（隐白）1分钟不动（生长）。

（7）受术者俯卧位，施术者双手分别点其火穴（合骨）、木穴（分骨—至阳）对挤9次，调理阴阳；点土穴（命门）1分钟固定不动；后施术者双手分别拉受术者双手中指1次。

3. 下消

选穴：金穴（左大陵）、木穴（右大陵）、金穴（左天牖）、木穴（右天牖）、土穴（百会）、金穴（左太阳）、木穴（右太阳）、金穴（膻中）、土穴（中脘）、土穴（神阙）、土穴（大包）、金穴（左章门）、木穴（右章门）、土穴（足三里）、土穴（三阴交）、火穴（解溪）、土穴（公孙）、火穴（合骨）、木穴（分骨—至阳）、土穴（命门）、水穴（水分）、土穴（脾俞）、金穴（左肾俞）、木穴（右肾俞）。

选穴意义：金穴（左大陵）、木穴（右大陵）属手厥阴心包经穴，心包之原穴、输穴，可宁心安神，和营通络，舒筋理气，为经络收放疗法治疗第一要穴；金穴（左天牖）、木穴（右天牖）属手少阳三焦经穴，用于疏通经络，调畅气血；土穴（百会）属督脉之穴，督脉总督一身之阳气，可升提阳气；金穴（左太阳）、木穴（右太阳）为经外奇穴，本穴阳气多，可温养阳气；金穴（膻中）属任脉经穴，属心包经募穴，八会穴之一，是宗气聚会之处，系任脉、足太阴脾经、足少阴肾经、手太阴肺经、手少阴心经之交会穴，任脉总任一身之阴经，为“阴脉之海”，可调理脏腑经气，平和阴阳；土穴（中脘）属任脉，为胃之募穴，八会穴之腑会，可和胃降逆安神；土穴（神阙）属任脉，可生元补气，温阳散寒，为生元之穴，是气经过和留止的部位；土穴（大包）属足太阴脾经穴，可解除食多身瘦，宣肺理气，宽胸健脾；金穴（左章门）、木穴（右章门）为脾之募穴，八会穴之一，脏会章门为足厥阴肝经与足少阴胆经交会穴，有疏调肝脾，清热利湿，活血化瘀之功；土穴（足三里）属足阳明胃经，具有补中益气、燥化脾湿、健脾和胃、扶正培元、通经活络、升降气机之功；土穴（三阴交）属足太阴脾经，与足三里相配，为补中焦脾胃之要穴，足之三阴交会穴，可益气和血；火穴（解溪）属足阳明胃经穴，可祛风止痛，舒经活络；土穴（公孙）属足太阴脾经，可健脾和胃，调理冲任；土穴（命门）属督脉，可通督脉之气，补肾气；木穴（至阳）

属督脉，此穴阳气旺，可清热除湿，疏肝解郁，宽胸理气，通络止痛，调理血气；水穴（水分）属任脉，可通调水道，健脾利湿，理气止痛；金穴（左肾俞）、木穴（右肾俞）属足太阳膀胱，肾之背俞穴，是肾之经气输注之处，可补益肾气；土穴（脾俞）属足太阳膀胱经，可利湿升清，健脾和胃，益气壮阳。以上诸穴，木、火、土、金、水相配，相生相克，阴阳同调，滋阴壮阳，祛除尿频量多，腰膝酸软等下消之症状。

操作要点：金穴（左大陵）、金穴（左天牖）、金穴（左太阳）、金穴（膻中）、金穴（左章门）、火穴（解溪）、火穴（合骨）、金穴（左肾俞）性质属金、属火，为收穴，施以收法；木穴（右大陵）、木穴（右天牖）、木穴（右太阳）、木穴（右章门）、木穴（分骨—至阳）、木穴（右肾俞）、水穴（水分）性质属木、属水，为放穴，施以放法；土穴（百会）、土穴（中脘）、土穴（神阙）、土穴（大包）、土穴（足三里）、土穴（三阴交）、土穴（命门）、土穴（公孙）、土穴（脾俞）性质属土，为生长穴，施以平收平放法。

操作方法：

（1）受术者取坐位，施术者左手握受术者左手中指中节，右手点金穴（左大陵）、上推 7 次，拉中指 3 次（收心血）；施术者握受术者右手，点木穴（右大陵）上推 7 次，拉中指 3 次（放心血）。

（2）施术者双手分别点受术者金穴（左天牖）、木穴（右天牖）3 次，点土穴（百会）1 分钟，点金穴（左太阳）、木穴（右太阳）顺时针旋转 3 圈、逆时针旋转 3 圈（平收平放）；拉双手环指 1 次，调活气血运转。

（3）受术者仰卧位，施术者点其金穴（膻中）1 分钟、土穴（中脘）1 分钟固定不动（生长）；点土穴（神阙）1 分钟（补元气）；后点水穴（水分）1 分钟（平收平放）；点土穴（大包）1 分钟固定不动（生长）。

（4）点金穴（左章门）、木穴（右章门），逆时针旋转（放法）3 圈，拉弯手指 3 次，收放肝血。

（5）施术者点受术者土穴（足三里）、土穴（三阴交）、火穴（解溪）1 分钟，点土穴（公孙）1 分钟，拉第 1 足趾 1 次（收放脾胃）。

（6）受术者俯卧位，施术者双手分别点其火穴（合骨）、木穴（分骨—至阳）对挤 9 次，调理阴阳；点土穴（命门）1 分钟固定不动；后施术者双手分别拉受术者双手中指 1 次。

（7）双手分别点受术者土穴（脾俞）顺时针旋转 3 圈、逆时针旋转 3 圈（平收平放），后双手分别点金穴（左肾俞）、木穴（右肾俞）上推 9 次。

（二）其他治疗

1. 控制饮食　根据患者的性别、年龄、身高用简易公式：理想体重 = 身高（厘米）- 105，再根据工作性质，参照原来的生活习惯等计算每日所需热量。需要定时定量进餐，忌食糖类，饮食宜以适量米、麦、杂粮，配以蔬菜、豆类、瘦肉、鸡蛋等。

2. 进行体育锻炼　患者应进行有规律合适的运动。体育锻炼要循序渐进和长期坚持，宜在饭后进行，运动量不宜过大，持续时间不宜过长。适当运动有利于减轻体重、提高胰岛素敏感性，但是心、脑血管疾病或微血管病变患者应按具体情况妥善安排运动。

第八章　喘　证

喘证是指由于外感或内伤，导致肺失宣降，肺气上逆或气无所主，肾失摄纳，以致呼吸困难，甚则张口抬肩，鼻翼煽动，不能平卧等为主要临床特征的一种病证。严重者可由喘致脱出现喘脱之危重证候。喘证古代文献也称“鼻息”“肩息”“上气”“逆气”“喘促”等。喘证是一种常见病证，可见于多种急、慢性肺部疾病过程中，如现代医学中喘息性支气管炎、肺部感染、肺炎、肺气肿、心源性哮喘、肺结核、矽肺以及癔病性喘息等疾病，当这些疾病出现喘证的临床表现时，可参照本节进行辨证论治。

《黄帝内经》对喘证有较多论述。如《灵枢·五阅五使》说：“故肺病者，喘息鼻张。”《灵枢·本脏》曰：“肺高则上气肩息咳。”提示喘证以肺为主病之脏，并以呼吸急促、鼻煽、抬肩为特征。《灵枢·五邪》指出：“邪在肺，则病皮肤痛，寒热，上气喘，汗出，喘动肩背。”《素问·举痛论》又说：“劳则喘息汗出。”指出喘证病因既有外感，也有内伤，病机亦有虚实之别。

一、病因病机

喘证的病位，主脏在肺和肾，与肝、脾、心有关。因肺为气之主，司呼吸，外合皮毛，内为五脏之华盖，若外邪袭肺，或他脏病气上犯，皆可使肺气壅塞，肺失宣降，呼吸不利而致喘促，或使肺气虚衰，气失所主而喘促。肾为气之根，与肺同司气之出纳，故肾元不固，摄纳失常则气不归元，阴阳不相接续，亦可气逆于肺而为喘。若脾虚痰浊饮邪上扰，或肝气逆乘亦能致喘，则为肝脾之病影响于肺。心气喘满，则发生于喘脱之时。

喘证的病理性质有虚实两类。实喘在肺，为外邪、痰浊、肝郁气逆，肺壅邪气而宣降不利；虚喘当责之肺、肾两脏，因精气不足，气阴亏耗而致肺不主气，肾不纳气。故喘证的基本病机是气机的升降出纳失常，“在肺为实，在肾为虚”。病情错杂者，可下虚上实，虚实夹杂并见。但在病情发展的不同阶段，虚实之间有所侧重，或互相转化。若肺病及脾，子盗母气，则脾气亦虚，脾虚失运，聚湿生痰，上渍于肺，肺气壅塞，气津失布，血行不利，可形成痰浊血瘀，此时病机以邪实为主，或邪实正虚互见。若迁延不愈，累及于肾，其病机则呈现肾失摄纳，痰瘀伏肺之肾虚肺实之候。若阳气虚衰，水无所主，水邪泛滥，又可上凌心肺，病机则为因虚致实，虚实互见。

因心脉上通于肺，肺气治理调节心血的运行，宗气贯心肺，肾脉上络于心，心肾相互既济，又心阳根于命门之火，心脏阳气的盛衰，与先天肾气及后天呼吸之气皆有密切关系。故本病的严重阶段，肺肾虚极，孤阳欲脱，必致心气、心阳亦惫，心不主血脉，血行不畅而瘀滞，面色、唇舌、指甲青紫，甚则出现喘汗致脱而亡阳、亡阴，则病情危笃。

二、临床表现

呼吸困难为喘证的特征性证候，临床表现轻重不一。轻者仅见呼吸急迫，呼气吸气深长，一般尚能平卧。重者可见鼻翼煽动，张口抬肩，摇身撷肚，端坐呼吸，面唇发绀。急发者多表现呼吸深长费力，以呼出为快，胸满闷塞，甚则胸盈仰息，声高气涌，气喘与劳动及体位无关。缓发者多表现呼吸微弱而浅表无力，以深吸为快，声低息短，动则加重，气喘与劳动及体位明显相关。若病情危笃，喘促持续不已，可见肢冷汗出，体温、血压骤降，心悸心慌，面青唇紫等喘脱危象。

三、诊断要点

（1）以喘促气短，呼吸困难，甚至张口抬肩，鼻翼煽动，不能平卧，或口唇青紫为典型临床表现。

（2）多有慢性咳嗽、哮病、肺痨、心悸等疾病史，每遇外感、情志刺激及劳累而诱发。

（3）两肺可闻及干、湿性啰音。

（4）血常规、胸部X线片、心电图等有助于诊断。

四、治疗方法

（一）经络收放疗法治疗

选穴：金穴（左阳池）、火穴（左内关）、金穴（左云门）、木穴（右云门）、金穴（左天池）、木穴（右天池）、金穴（膻中）、土穴（神阙）、土穴（关元）、金穴（肺俞）、火穴（心俞）、金穴（左肾俞）、木穴（右肾俞）。

选穴意义：金穴（左阳池）属手少阳三焦经穴，三焦之原穴，可理气活血，是调节全身血液循环的重要穴位；火穴（左内关）属手厥阴心包经穴，有宽胸散结，宁心止悸，降逆平喘之功效；金穴（左云门）、木穴（右云门）属手太阴肺经，可止咳平喘，宣肺理气；金穴（左天池）、木穴（右天池）属手厥阴心包经，可补益心血；金穴（膻中）属任脉经穴，属心包经募穴，八会穴之一，是宗气聚会之处，系任脉、足太阴脾经、足少阴肾经、手太阴肺经、手少阴心经之交会穴，任脉总任一身之阴经，为“阴脉之海”，可调理脏腑经气，平和阴阳；土穴（神阙）属任脉，可生元补气，温阳散寒；土穴（关元）属任脉，小肠经之募穴，是全身各脏腑器官功能活动之原始动力，生命之根本，可培补元气，温肾壮阳，益气固托；金穴（肺俞）属足太阳膀胱经，为肺之背俞穴，是肺脏经气输注于背部之处，具有宣肺平喘，化痰止咳，补益肺气之功效；火穴（心俞）属足太阳膀胱经，为心之背俞穴，可宽胸理气，通络安神；金穴（左肾俞）、木穴（右肾俞）属足太阳膀胱，肾之背俞穴，是肾之经气输注之处，可培补元气，有补益心肾、宁心安神之功。以上诸穴，相互配合，培补元气，温肾壮阳，补益心肺，调理经气，共达止咳平喘之功。

操作要点：金穴（左阳池）、火穴（左内关）、金穴（左云门）、金穴（左天池）、金穴（膻中）、金穴（肺俞）、火穴（心俞）、金穴（左肾俞）性质属金、属火，为收穴，施以收法；木穴（右天池）、木穴（右肾俞）、木穴（右云门）性质属木，为放穴，施以放法；土穴（神阙）、土穴（关元）性质属土，为生长穴，施以平收平放法。

操作方法：

（1）受术者取坐位，施术者左手拉受术者左手，右手点受术者金穴（左阳池），用五种旋转手法调理。

（2）施术者拉受术者中指第3节1次（收骨血），弯曲中指1次（放骨血）。

（3）施术者点受术者火穴（左内关）上推7次（收心血），补充肺血，使肺部血气上升；双手分别点金穴（左云门）、木穴（右云门），顺时针旋转3圈，使肺气上升；双手分别点金穴（左天池）、木穴（右天池），安定心血（平收平放）；拉左手拇指1次。

（4）施术者点受术者金穴（膻中）固定不动1分钟；拉环指1次，调气上升；同时点捺土穴（神阙）、土穴（关元）3分钟；拉第3足趾1次。

（5）施术者点金穴（肺俞）、火穴（心俞），逆时针旋转3圈（收肺部之气）；点金穴（左肾俞）、木穴（右肾俞）固定不动3分钟，拉双手小指各1次。

（6）施术者双手分别拉受术者双手中指1次。

（二）其他治疗

本病可采用位敷贴、食疗等简便易行的方法进行论治。用药物进行穴位敷贴可用三伏贴（细辛、干姜、吴茱萸、五味子、麻黄、肉桂、瓜蒌等药物）贴敷于天突、肺俞、定喘、云门等穴位处。平时饮食可以吃白萝卜汤，白萝卜性味甘辛平，具有消食化痰下气宽中等功效。

第九章　阳　痿

阳痿是指青壮年男子，由于虚损、惊恐、湿热等原因，致使宗筋失养而弛纵，引起阴茎痿弱不起，临房举而不坚，或坚而不能持久的一种病证。《素问》和《灵枢》称阳痿为"阴痿"，《灵枢·经筋》称为"阴器不用"，在《素问》中又称为"筋痿"，见"思想无穷，所愿不得，意淫于外，入房太甚，宗筋弛纵，发为筋痿"。《黄帝内经》把阳痿的病因归之于"气大衰而不起不用""热则纵挺不收""思想无穷，所愿不得"和"入房太甚"，认识到气衰、邪热、情志和房劳可引起本病。《诸病源候论·虚劳阴痿候》说："劳伤于肾，肾虚不能荣于阴器，故痿弱也。"认为本病由劳伤及肾虚引起。《济生方·虚损论治》提出真阳衰惫可致阳事不举。《明医杂著·男子阴痿》指出除命门火衰外，郁火甚也可致阴痿。至《景岳全书》始以"阳痿"名本病。该书论述其病因病机和治疗都较全面。西医学中的男子性功能障碍和某些慢性疾病表现以阳痿为主者，可参考本章内容辨证论治。

一、病因病机

阳痿的病因比较复杂，但以房劳太过，频犯手淫为多见。病位在肾，并与脾、胃、肝关系密切。病机主要有命门火衰、心脾受损、恐惧伤肾、肝郁不舒、湿热下注五种，并最终导致宗筋失养而弛纵，发为阳痿。五者中以命门火衰较为多见，而湿热下注较少，所以《景岳全书·阳痿》说："火衰者十居七八，而火盛者仅有之耳。"

二、临床表现

阳痿的临床表现以阴茎痿弱不起，临房举而不坚，或坚而不能持久为主。阳痿常与遗精、早泄并见。常伴有神疲乏力，腰酸膝软，头晕耳鸣，畏寒肢冷，阴囊阴茎冷缩，或局部冷湿，精液清稀冰冷，精少或精子活动力低下，或会阴部坠胀疼痛，小便不畅，滴沥不尽，或小便清白、频多等症。

三、治疗方法

选穴：土穴（百会）、土穴（印堂）、金穴（膻中）、土穴（神阙）、土穴（中庭）、土穴（会阴）、土穴（三阴交）、土穴（血海）、金穴（雄骨）、木穴（肝俞）、金穴（左肾俞）、木穴（右肾俞）、水穴（三焦俞）、土穴（命门）。

选穴意义：土穴（百会）属督脉之穴，督脉总督一身之阳气，可升提阳气；土穴（印堂）为经外奇穴，可醒脑开窍，平衡阴阳；金穴（膻中）属任脉经穴，属心包经募穴，八会穴之一，是宗气聚会之处，系任脉、足太阴脾经、足少阴肾经、手太阴肺经、手少阴心经之交会穴，任脉总任一身之阴经，为“阴脉之海”，可调理脏腑经气，平和阴阳；土穴（神阙）属任脉，可生元补气，温阳散寒，为生元之穴，是气经过和留止的部位；土穴（中庭）属任脉，聚集任脉气血，有宽胸理气之效；土穴（会阴）属任脉，为任、督、冲三脉之会，可通体内脉结，促进阴阳气的交接与循环，对调节生理功能有独特的作用；土穴（三阴交）属足太阴脾经，与足三里相配，为补中焦脾胃之要穴，足之三阴交会穴，可益气和血；土穴（血海）属足太阴脾经穴，精血同源，使血旺则精足；木穴（肝俞）属足太阳膀胱经，肝之背俞穴，为肝之经气输注之处，有疏肝利胆，理气明目的作用；金穴（左肾俞）、木穴（右肾俞）属足太阳膀胱，肾之背俞穴，是肾之经气输注之处，可培补元气，强肾护肾，有补益心肾、宁心安神之功；土穴（命门）属督脉，可通督脉之气，补肾气；水穴（三焦俞）属足太阳膀胱经，三焦之背俞穴，可泄三焦之热，有调三焦、利水强腰之功效。以上诸穴配合，互相依存，互相为用，平和阴阳，协调脏腑，强肾护肾，培补元气，从而祛除宗筋失养而弛纵，引起阴茎痿弱不起，临房举而不坚，或坚而不能持久的阳痿症状。

操作要点：金穴（膻中）、金穴（雄骨）、金穴（左肾俞）性质属金，为收穴，施以收法；木穴（肝俞）、木穴（右肾俞）、水穴（三焦俞）性质属木、属水，为放穴，施以放法；土穴（百会）、土穴（印堂）、土穴（神阙）、土穴（中庭）、土穴（会阴）、土穴（三阴交）、土穴（血海）、土穴（命门）性质属土，为生长穴，施以平收平放法。

操作方法：

（1）受术者仰卧位，施术者点其土穴（百会）、土穴（印堂）固定不动（养阳生长）；左手点金穴（膻中）、右手点土穴（神阙），顺时针旋转 7 圈、逆时针旋转 3 圈，调气生元（平收平放）。

（2）施术者左手点受术者土穴（中庭），右手点土穴（会阴），固定不动 1 分钟；拉受术者第 3 足趾 1 次，滋阴壮阳；点土穴（三阴交）、土穴（血海）下捺 7 次，降阴血补阳血。

（3）受术者俯卧位，施术者点其金穴（雄骨），上推 9 次、1 分钟；受术者手掌向下，施术者拉其双手中指 1 次；点木穴（肝俞）逆时针旋转 1 圈，补充肾血。

（4）施术者点金穴（左肾俞）、木穴（右肾俞），顺时针旋转 9 圈；点水穴（三焦俞）上推 9 次补三焦之气；拉受术者双手环指、小指各 1 次。

（5）采用经络收放运穴。

（6）施术者点受术者土穴（命门）3 分钟，补血生精；拉中指、小指各 1 次、1 分钟。

（7）受术者侧卧位，施术者左手点其土穴（神阙）、右手点土穴（命门），对挤 1 分钟，拉中指摇晃 3 次。

第十章　胸痹心痛

胸痹心痛是由于正气亏虚，饮食、情志、寒邪等所引起的以痰浊、瘀血、气滞、寒凝痹阻心脉及膻中或左胸部发作性憋闷、疼痛为主要临床表现的一种病证。轻者偶发短暂轻微的胸部沉闷或隐痛，或为发作性膻中或左胸含糊不清的不适感；重者疼痛剧烈，或呈压榨样绞痛。常伴有心悸，气短，呼吸不畅，甚至喘促，惊恐不安，面色苍白，冷汗自出等。多由劳累、饱餐、寒冷及情绪激动而诱发，亦可无明显诱因或安静时发病。

胸痹心痛病相当于西医的缺血性心脏病心绞痛，胸痹心痛重症即真心痛相当于西医学的缺血性心脏病心肌梗死。西医学其他疾病表现为膻中及左胸部发作性憋闷疼痛为主症时也可参照本章辨证论治。

一、病因病机

胸痹心痛的病机关键在于外感或内伤引起心脉痹阻，其病位在心，但与肝、脾、肾三脏功能的失调有密切的关系。因心主血脉的正常功能，有赖于肝主疏泄，脾主运化，肾藏精主水等功能正常。其病性有虚实两方面，常常为本虚标实，虚实夹杂，虚者多见气虚、阳虚、阴虚、血虚，尤以气虚、阳虚多见；实者不外气滞、寒凝、痰浊、血瘀，并可交互为患，其中又以血瘀、痰浊多见。但虚实两方面均以心脉痹阻不畅，不通则痛为病机关键。发作期以标实表现为主，血瘀、痰浊为突出，缓解期主要有心、脾、肾气血阴阳之亏虚，其中又以心气虚、心阳虚最为常见。以上病因病机可同时并存，交互为患，病情进一步发展，可见下述病变：瘀血闭阻心脉，心胸猝然大痛，而发为真心痛；心阳阻遏，心气不足，鼓动无力，而表现为心动悸，脉结代，甚至脉微欲绝；心肾阳衰，水邪泛滥，凌心射肺而为咳喘、水肿，多为病情深重的表现，要注意结合有关病种相互参照，辨证论治。

二、临床表现

本病以胸闷、心痛、短气为主要证候特征。《金匮要略·胸痹心痛短气病脉证并治》首次将胸闷、心痛、短气三症同时提出，表明张仲景对本病认识的深化。本病多发于40岁以上的中老年人，表现为胸骨后或左胸发作性闷痛、不适，甚至剧痛向左肩背沿手少阴心经循行部位放射，持续时间短暂，常由情志刺激、饮食过饱、感受寒冷、劳倦过度而诱发，亦可在安静时或夜间无明显诱因而发病。多伴有短气乏力，自汗心悸，甚至喘促，脉结代。多数患者休息或除去诱因后症状可以缓解。

胸痹心痛以胸骨后或心前区发作性闷痛为主，亦可表现为灼痛、绞痛、刺痛或隐痛、含糊不清的不适感等，持续时间多为数秒至15分钟。若疼痛剧烈，持续时间长达30分钟以上，休息或服药后仍不能缓解，伴有面色苍白，汗出，肢冷，脉结代，甚至旦发夕死，夕发旦死，为真心痛的证候特征。

本病舌象、脉象表现多种多样，但因临床以气虚、阳虚、血瘀、痰浊的病机为多，故以相应的舌象、脉象多见。

三、诊断要点

（一）诊断检查

（1）左侧胸膺或膻中处突发憋闷而痛，疼痛性质为灼痛、绞痛、刺痛或隐痛、含糊不清的不适感等，疼痛常可窜及肩背、前臂、咽喉、胃脘部等，甚者可从手少阴经、手厥阴经循行部位窜至中指或小指，常兼心悸。

（2）突然发病，时作时止，反复发作。持续时间短暂，一般几秒至数十分钟，经休息或服药后可迅速缓解。

（3）多见于中老年以上，常因情志波动，气候变化，多饮暴食，劳累过度等而诱发。亦有无明显诱因或安静时发病者。

（4）心电图应列为必备的常规检查，必要时可做动态心电图、标测心电图和心功能测定、运动试验心电图。休息时心电图明确显示心肌缺血，心电图运动试验阳性，有助于诊断。

若疼痛剧烈，持续时间达30分钟以上，含化硝酸甘油片后难以缓解，可见汗出肢冷，面色苍白，唇甲青紫，手足青冷至肘膝关节处，甚至旦发夕死、夕发旦死，相当于急性心肌梗死，常合并心律失常、心功能不全及休克，多为真心痛表现，应配合心电图动态观察及血清酶学、白细胞总数、血沉等检查，以进一步明确诊断。

（二）辨证分型

1. 寒凝心脉 症见猝然心痛如绞，或心痛彻背，背痛彻心，或感寒痛甚，心悸气短，形寒肢冷，冷汗自出，苔薄白，脉沉紧或促。多因气候骤冷或感寒而发病或加重。

2. 气滞心胸 症见心胸满闷不适，隐痛阵发，痛无定处，时欲太息，遇情志不遂时容易诱发或加重，或兼有脘腹胀闷，得嗳气或矢气则舒，苔薄或薄腻，脉细弦。

3. 痰浊闭阻 症见胸闷重而心痛轻，形体肥胖，痰多气短，遇阴雨天而易发作或加重，伴有倦怠乏力，纳呆便溏，口黏，恶心，咳吐痰涎，苔白腻或白滑，脉滑。

4. 瘀血痹阻 症见心胸疼痛剧烈，如刺如绞，痛有定处，甚则心痛彻背，背痛彻心，或痛引肩背，伴有胸闷，日久不愈，可因暴怒而加重，舌质黯红，或紫黯、有瘀斑，舌下瘀筋，苔薄，脉涩或结代促。

5. 心气不足 症见心胸阵阵隐痛，胸闷气短，动则益甚，心中动悸，倦怠乏力，神疲懒言，面色㿠白，或易出汗，舌质淡红、舌体胖且边有齿痕，苔薄白，脉细缓或结代。

6. 心阴亏损　症见心胸疼痛时作，或灼痛，或隐痛，心悸怔忡，五心烦热，口燥咽干，潮热盗汗，舌红少泽、苔薄或剥，脉细数或结代。

7. 心阳不振　症见胸闷或心痛较著，气短，心悸怔忡，自汗，动则更甚，神倦怯寒，面色皖白，四肢欠温或肿胀，舌质淡胖、苔白腻，脉沉细迟。

四、治疗方法

选穴：木穴（右大陵）、火穴（左内关）、特定穴（分骨）、特定穴（上合骨）、土穴（大椎）、特定穴（下合骨）、金穴（左天池）、木穴（右天池）、金穴（左云门）、土穴（神阙）、木穴（右章门）、土穴（大包）、火穴（极泉）、火穴（少海）、木穴（至阳）、土穴（命门）、火穴（心俞）、木穴（肝俞）、金穴（左肾俞）、木穴（右肾俞）、土穴（会阴）。

选穴意义：木穴（右大陵）属手厥阴心包经，心包之原穴、输穴，可宁心安神，和营通络，舒筋理气，为经络收放疗法治疗第一要穴；火穴（左内关）属手厥阴心包经，有宽胸散结、宁心止悸、降逆止呕、理气止痛之功效；火穴（极泉）属手少阴心经，有宽胸理气、通经活络的作用；火穴（少海）属手少阴心经，可理气通络，益心安神，降浊升清；火穴（心俞）属足太阳膀胱经，可散发心室之热；金穴（左天池）、木穴（右天池）属手厥阴心包经，具有活血化瘀、散热降浊的作用；金穴（左云门）属手太阴肺经，肺之募穴，可宣肺理气、健脾补气；金穴（左肾俞）、木穴（右肾俞）属足太阳膀胱，肾之背俞穴，是肾之经气输注之处，可调补肾气，通利腰脊；木穴（右章门）属足厥阴肝经，为脾之募穴，脏会章门为足厥阴肝经与足少阴胆经交会穴，有理气散结、活血化瘀的作用；木穴（至阳）属督脉，此穴阳气旺，可清热除湿，疏肝解郁，宽胸理气，通络止痛，调理血气；木穴（肝俞）属足太阳膀胱经，为肝之背俞穴，为肝之经气输注之处，有疏肝利胆、理气明目的作用；土穴（大椎）属督脉，本穴为手足三阳、督脉之会，督脉为诸阳之海，统摄全身阳气，而太阳主开，少阳主枢，阳明主里，故本穴可清阳明之里，启太阳之开，和解少阳以祛邪外出而主治全身热病及外感之邪；土穴（神阙）属任脉，可生元补气，温阳散寒，有培元固本作用。土穴（大包）属足太阴脾经，有宽胸理气作用；土穴（命门）督脉，可通督脉之气，补肾气，培元固本；土穴（会阴）属任脉，为任、督、冲三脉之会，可通体内脉结，促进阴阳气的交接与循环，对调节生理功能有独特的作用。

以上各穴再配伍特定穴（分骨）、特定穴（上合骨）、特定穴（下合骨），可激发人体阳气，收放心血、肝血、肺血、脾血及肾血，使人体上下左右血液交换，从而起到调理气血的作用，解除胸闷、心痛、短气之证候，恢复人体正气。

操作要点：火穴（左内关）、金穴（左天池）、金穴（左云门）、火穴（极泉）、火穴（少海）、火穴（心俞）、金穴（左肾俞）性质属火、属金，为收穴，施以收法；木穴（右大陵）、木穴（右天池）、木穴（右章门）、木穴（至阳）、木穴（肝俞）、木穴（右肾俞）性质属木，为放穴，施以放法；土穴（大椎）、土穴（神阙）、土穴（大包）、土穴（命门）、土穴（会阴）性质属土，为生长穴，施以平收平放法。

操作方法：

（1）受术者取坐位，施术者左手握其左手中指，施术者右手点木穴（右大陵），同时拉中指（收心血），使肝血上升。

（2）施术者右手点受术者火穴（左内关），逆时针旋转3圈；同时弯曲受术者中指1次（放心血），使肺血降。

（3）施术者拉受术者中指，点特定穴（分骨）、特定穴（上合骨）收骨血；同时点土穴（大椎），特定穴（下合骨）（分阴分阳），用五种旋转手法。

（4）施术者点受术者金穴（左天池）、木穴（右天池）、金穴（左云门），顺时针旋转5圈、3分钟；拉中指、手小指各1次，拉（收法）第1足趾3次，使脾血上升、安定心血；点土穴（神阙），固定不动（生长）。

（5）施术者点受术者木穴（右章门）上推（收法）3次；点土穴（大包）固定不动（生长）1分钟；点（收法）火穴（极泉）1分钟；点火穴（少海）3次，收肝血、脾血使心血充实。

（6）施术者点受术者木穴（至阳）、土穴（命门）、火穴（心俞）、木穴（肝俞）、金穴（左肾俞）、木穴（右肾俞）、土穴（会阴）上推7次，下捺3次；后拉受术者双手中指第3节1次。

第六讲

张氏经络收放疗法月经病诊疗

月经病是指以月经的周期、经期、经量、经色和经质的异常为主要临床表现，或者伴随月经周期出现的其他症状为特征的疾病。临床上常见的月经病有月经先期、月经后期、月经先后不定期、月经过多、月经过少、经期延长、经间期出血、崩漏、痛经、闭经、经行眩晕、经行泄泻、经行水肿、经行风疹、经行乳房胀痛、经行头痛、经行身痛、经行情志异常、经断前后诸症等。

月经病是妇科最常见的疾病，其病因病机主要有外感六淫、七情内伤、多产房劳、劳倦过度、先天肾气不足等，使五脏之气受损，肝、脾、肾功能失调，气血失和，冲任二脉损伤而出现月经异常。月经病的临床诊断要和生理性的停经和胎产杂病等下血疾病鉴别，辨证要注重月经的期、量、色、质及伴随月经出现的其他症状，同时结合形、气、色、脉来进行。月经病总的治疗原则重在调经，而调经方法又有诸多不同。

本章主要讨论痛经、闭经、月经先期、月经后期、月经过多和月经过少的经络收放疗法治疗和中医辨证论治。因为女子以血为本，月经和气血关系密切，因此经络收放疗法治疗月经病会采用收放五脏血气疗法，因手法相同故仅在“痛经”节中介绍。对于证候虚实的不同，收放当有所侧重，如果辨证属于虚证，则当以收为主；如果辨证属于实证，则当以放为主。

第一节 痛 经

凡在经期或经行前后，出现周期性小腹疼痛，或痛引腰骶，甚至剧痛晕厥者，称为“痛经”，亦称“经行腹痛”。本病以青年妇女较为多见。西医学把痛经分为原发性痛经和继发性痛经两类，前者又称功能性痛经，系指生殖器官无明显器质性病变者；后者多继发于生殖器官某些器质性病变，如盆腔子宫内膜异位症、子宫腺肌病、慢性盆腔炎等。本节讨论的痛经，包括西医学的原发性痛经和继发性痛经。功能性痛经容易痊愈，器质性病变导致的痛经病程较长，缠绵难愈。

一、病因病机

本病的发生与冲任、胞宫的周期性生理变化密切相关，并与素体及经期和经期前后特殊的生理环境有关。其主要病因有情志所伤，起居不慎而外感六淫之邪，其发病机制是由于此时致病因素的影响，使邪气内伏或精血素亏，更值经期前后冲任二脉气血的生理变化急骤，导致冲任瘀阻或寒凝经脉，胞宫的气血运行不畅，不通则痛；或冲任、胞宫失于濡养，不荣则痛，故使痛经发作。其所以随月经周期发作，主要是与冲任气血变化有关。常见的类型有肾气亏损、气血虚弱、气滞血瘀、寒凝血瘀和湿热蕴结。

1. 肾气亏损　先天肾气不足，或房劳多产，或久病虚损，伤及肾气，肾虚则精亏血少，冲任不足，经行血泄，胞脉愈虚，失于濡养，“不荣则痛”。

2. 气血虚弱　素体虚弱，气血不足，或大病久病，耗伤气血，或脾胃虚弱，化源不足，气虚血少，经行血泄，冲任气血更虚，胞脉失于濡养，“不荣则痛”。

3. 气滞血瘀 平素性情抑郁，或愤怒伤肝，肝郁气滞，气滞血瘀，或经期产后，余血内留，蓄而成瘀，瘀滞冲任，血行不畅，经前经时气血下注冲任，胞脉气血更加壅滞，“不通则痛”。

4. 寒凝血瘀 经期产后，感受寒邪，或过食寒凉生冷，寒客冲任，与血搏结，以致气血凝滞不畅，经前经时气血下注冲任，胞脉气血更加壅滞，“不通则痛”。

5. 湿热蕴结 素有湿热内蕴，或经期产后，感受湿热之邪，与血搏结，稽留于冲任、胞宫，以致气血凝滞不畅，经行之际，气血下注冲任，胞脉气血更加壅滞，“不通则痛”。

二、临床表现

妇女在经期及其前后，出现小腹或腰部疼痛，甚至痛及腰骶，每随月经周期而发，严重者可伴恶心呕吐、冷汗淋漓、手足厥冷，甚至昏厥，给工作及生活带来影响。原发性痛经多见于青春期、未婚及已婚未育者，正常分娩后疼痛多可缓解或消失。继发性痛经多因子宫有器质性病变所致。

三、诊断要点

（一）诊断检查

根据月经期下腹坠痛，妇科检查无阳性体征，临床即可诊断。

（二）辨证分型

本病的临床特征是伴随月经来潮而周期性小腹疼痛。疼痛可引及全腹或腰骶部，有的连及外阴和肛周，表现为下坠疼痛。一般多发生于行经第 1～2 日或经期前 1～2 日，随后逐渐减轻或消失，但也有延续至经净或于经净后才发病的，但大多在 2 日内疼痛可自行停止。

辨证时根据其疼痛发生的时间、部位、性质、喜按或拒按等不同情况，辨其虚实寒热，在气在血。一般痛在经前、经期，多属实；痛在经后、经期，多属虚。痛胀俱甚、拒按，多属实；隐隐作痛、喜揉喜按，多属虚。得热痛减多为寒，得热痛甚多为热；痛甚于胀多为血瘀，胀甚于痛多为气滞；痛在两侧少腹病多在肝，痛连腰骶病多在肾。

1. 肾气亏损 经期或经后小腹隐隐作痛，喜按，月经量少，色淡质稀，头晕耳鸣，腰酸腿软，小便清长，面色晦暗，舌淡、苔薄，脉沉细。

2. 气血虚弱 经期或经后小腹隐痛喜按，月经量少，色淡质稀，神疲乏力，头晕心悸，失眠多梦，面色苍白，舌淡、苔薄，脉细弱。

3. 气滞血瘀 经前或经期小腹胀痛拒按，胸胁、乳房胀痛，经行不畅，经色紫黯有块，块下痛减，舌紫黯、或有瘀点，脉弦或弦涩有力。

4. 寒凝血瘀 经前或经期小腹冷痛拒按，得热则痛减，经血量少，色黯有块，畏寒肢冷，面色青白，舌黯、苔白，脉沉紧。

5. 湿热蕴结 经前或经期小腹灼痛拒按，痛连腰骶，或平时小腹痛，至经前疼痛加剧，经量多或经期长，经色紫红，质稠或有血块，平素带下量多，黄稠臭秽，或伴低热，小便黄赤，舌红、苔黄腻，脉滑数或濡数。

四、治疗方法

（一）经络收放疗法治疗

1. 收放五脏血气疗法

该手法治疗时，虚证手法以补为主，实证手法以泻为主。具体操作如下：

（1）收心血，促使肝血上升：施术者点受术者特定穴（中魁）上推1次，点木穴（左章门）、金穴（右章门），使肝血上升（收法）；放心血，促使肺血下降：施术者弯拉受术者中指1次，轻点双侧木穴（左云门）、金穴（右云门），使肺血下降（放法）。

（2）收肝血，促使脾血下降：施术者弯拉受术者示指，点其土穴（大包）逆时针旋转1圈，促使脾血下降（收法）；放肝血，使肺血上升：施术者弯曲受术者示指，点木穴（左云门）、金穴（右云门）顺时针旋转1圈，使肺血上升（放法）。

（3）收脾血，促使筋血调动：施术者拉受术者拇指末节，点土穴（三阴交）、土穴（血海），使筋血运行（收法）；放脾血，促使肝血下降：受术者屈拉受术者拇指点木穴（左章门）、金穴（右章门），逆时针旋转1圈，使肝血下降（放法）。

（4）收肺血，使脾血上升：施术者拉受术者环指中节（收法），点其拇指末节及点土穴（大包），上推3次，使脾血上升（收法）；放肺血，使心血稳定：施术者轻摇受术者环指1次（放肺血），点小指末节固定不动，稳定心血（放法）。

（5）收肾血，使脾血上升：施术者拉手受术者小指指尖，使脾血上升（收法）；放肾血，使肝血下降：施术者弯拉受术者小指指尖1次，点示指末节，并下拉，加点木穴（左章门）逆时针旋转1圈，使肝血下降（放法）。

2. 经络收放穴位疗法

（1）肾气亏损。

选穴：金穴（右大陵）、金穴（右阳池）、金穴（右天牖）、木穴（左天牖）、土穴（百会）、金穴（膻中）、水穴（水分）、火穴（阴交）、土穴（神阙）、子宫、土穴（天突）、土穴（曲骨）、木穴（雌骨）、金穴（雄骨）、特定穴（上合骨）、特定穴（下合骨）、金穴（右肾俞）、木穴（左肾俞）、土穴（腰俞）、土穴（中极）。

选穴意义：金穴（右大陵）属手厥阴心包经穴，心包之原穴、输穴，可宁心安神，和营通络，舒筋理气；土穴（百会）属督脉之穴，督脉总督一身之阳气，可升提阳气；土穴（神阙）属任脉，可生元补气，温阳散寒；土穴（腰俞）属督脉，既可治月经不调，又可温督脉之气；土穴（曲骨）属任脉，为任脉足厥阴之会，可利肾培元，调经止带；土穴（天突）属任脉，“任主胞胎”，任脉起于胞中，具有调节月经的作用；金穴（膻中）属任脉经穴，属心包经募穴，八会穴之气会，是宗气聚会之处，系任脉、足太阴脾经、足少阴肾经、手太阴肺经、手少阴心经之交会穴，任脉总任一身之阴经，为“阴脉之海”，可调理脏腑经气，平和阴阳；金穴（右阳池）为手少阳三焦经原穴，可理气活血，通行元气，是调节全身血液循环的重要穴位；金穴（右肾俞）、木穴（左肾俞）属足太阳膀胱经，肾之背俞穴，是肾之经气输注之处，可培补元气，强肾护肾；火穴（阴交）属于任脉，因其为任、冲、少阴经的交会穴，所以具有温下元、调经血的作用。金穴（右天牖）、木穴（左天牖）属手少阳三焦经穴，用于调经理气，可疏通经络，调畅气血；水穴（水分）属任脉，可通调水道，健脾利湿，理气止痛；土穴（中极）属任脉，膀胱之募穴，可益肾兴阳，通经止带，清热除湿。且以任脉、督脉之穴位相伍，以通任督二脉血气。全方金、木、水、火、土五行穴俱全，相互滋生，又相互制化，共同补肾强督，调补冲任，以达到治疗肾命亏虚之痛经的目的。

操作要点：金穴（右大陵）、金穴（右阳池）、金穴（右天牖）、金穴（膻中）、火穴（阴交）、金穴（雄骨）、金穴（右肾俞）性质属金、属火，为收穴，施以收法；木穴（左天牖）、水穴（水分）、木穴（雌骨）、木穴（左肾俞）性质属木、属水，为放穴，施以放法；土穴（神阙）、土穴（百会）、土穴（天突）、土穴（曲骨）、土穴（腰俞）、土穴（中极）性质属土，为生长穴，施以平收平放法。

操作方法：

1）受术者取坐位，施术者左手拉受术者右手中指第3节上推3次，轻点2次；右手点金穴（右大陵）上推3次，收心血，使心血稳定。

2）施术者左手握受术者右手中指背侧，右手点金穴（右阳池）采用五种旋转手法，使全身血气运转。

3）施术者双手分别点金穴（右天牖）、木穴（左天牖）通经理气，点（收法）土穴（百会）重捺7次，疏通全身堵塞阳气。

4）受术者仰卧位，点按（生长法）金穴（膻中）固定不动1分钟，下推（放法）水穴（水分）1次，点（收法）火穴（阴交）1次。

5）施术者点受术者土穴（神阙）、土穴（中极）1分钟，固定不动（生长）；拉其双手中指各1次。

6）施术者点子宫穴上推、下推、下点7次（平收平放），左手点土穴（天突）、右手点土穴（曲骨）对挤3次，拉双手环指1次。

7）受术者俯卧位，施术者左手点木穴（雌骨）、金穴（雄骨）上推7次、下推3次；后点特定穴（上合骨）、特定穴（下合骨）对挤9次，拉双手中指1次。

8）施术者左手点受术者木穴（左肾俞）、右手点金穴（右肾俞），上推7次，补肾填精；后点（平收平放）土穴（腰俞）顺时针旋转3圈、逆时针旋转3圈。

（2）气血虚弱。

选穴：金穴（右大陵）、金穴（右阳池）、金穴（右天牖）、木穴（左天牖）、土穴（百会）、金穴（膻中）、水穴（水分）、火穴（阴交）、土穴（神阙）、子宫、土穴（天突）、土穴（曲骨）、木穴（雌骨）、金穴（雄骨）、特定穴（上合骨）、特定穴（下合骨）、土穴（血海）、土穴（三阴交）。

选穴意义：金穴（右大陵）属手厥阴心包经穴，心包之原穴、输穴，可宁心安神，和营通络，舒筋理气；金穴（右阳池）为手少阳三焦经原穴，可理气活血，通行元气，是调节全身血液循环的重要穴位；金穴（右天牖）、木穴（左天牖）属手少阳三焦经穴，用于调经理气，可疏通经络，调畅气血；土穴（百会）属督脉之穴，督脉总督一身之阳气，可升提阳气；土穴（神阙）属任脉，可生元补气，温阳散寒；土穴（曲骨）属任脉，为任脉足厥阴之会，可利肾培元，调经止带；土穴（天突）属任脉，“任主胞胎"，任脉起于胞中，具有调节月经的作用；金穴（膻中）属任脉经穴，属心包经募穴，八会穴之气会，是宗气聚会之处，系任脉、足太阴脾经、足少阴肾经、手太阴肺经、手少阴心经之交会穴，任脉总任一身之阴经，为"阴脉之海"，可调理脏腑经气，平和阴阳；火穴（阴交）属任脉，因其为任、冲、少阴经的交会穴，所以具有温下元、调经血的作用。水穴（水分）属任脉，可通调水道，健脾利湿，理气止痛；土穴（血海）属足太阴脾经穴，精血同源，使血旺则精足，可补脾养血，活血调经；土穴（三阴交）属足太阴脾经，与足三里相配，为补中焦脾胃之要穴，足之三阴交会穴，可益气和血，调补肝肾。全方金、木、水、火、土五行穴俱全，相互滋生，又相互制化，共同补气养血、调补冲任、通经止痛，以达到治疗气血两虚之痛经的目的。

操作要点：金穴（右大陵）、金穴（右阳池）、金穴（右天牖）、金穴（膻中）、火穴（阴交）、金穴（雄骨）性质属金、属火，为收穴，施以收法；木穴（左天牖）、水穴（水分）、木穴（雌骨）性质属木、属水，为放穴，施以放法；土穴（神阙）、土穴（百会）、土穴（天突）、土穴（曲骨）、土穴（血海）、土穴（三阴交）性质属土，为生长穴，施以平收平放法。

操作方法：

1）受术者取坐位，施术者左手拉其右手中指第3节并上推3次，轻点2次；右手点其金穴（右大陵）上推3次，收心血，使心血稳定。

2）施术者左手握受术者右手背侧中指，右手点其金穴（右阳池），采用五种旋转手法，使全身血气运转。

3）施术者双手分别点受术者金穴（右天牖）、木穴（左天牖），通经理气；点（收法）土穴（百会）重捺7次，疏通全身堵塞阳气。

4）受术者仰卧位，施术者点按（生长法）其金穴（膻中）固定不动1分钟，下推（放法）水穴（水分）1次；点（收法）火穴（阴交）1次，点土穴（神阙）固定不动1分钟，拉双手中指1次。

5）施术者点受术者子宫穴，上推、下推、下点各7次（平收平放）；左手点其土穴（天突）、右手点土穴（曲骨），对挤3次，拉其双手环指1次。

6）施术者点受术者土穴（血海），顺时针旋转3圈、逆时针旋转3圈，补充血气；后点其双侧土穴（三阴交）1分钟，拉其第3足趾1次。

7）受术者俯卧位，施术者双手分别点其木穴（雌骨）、金穴（雄骨）后上推7次、下推3次；后点其特定穴（上合骨）、特定穴（下合骨）对挤9次，拉双手中指1次。

（3）气滞血瘀。

选穴：金穴（右大陵）、金穴（右阳池）、金穴（右天牖）、木穴（左天牖）、土穴（百会）、金穴（膻中）、水穴（水分）、火穴（阴交）、土穴（神阙）、子宫、土穴（天突）、土穴（曲骨）、木穴（雌骨）、金穴（雄骨）、特定穴（上合骨）、特定穴（下合骨）、金穴（右太冲）、木穴（左太冲）、土穴（血海）、土穴（膈俞）。

选穴意义：金穴（右大陵）属手厥阴心包经穴，心包之原穴、输穴，可宁心安神，和营通络，舒筋理气，为经络收放疗法治疗第一要穴；金穴（右阳池）为手少阳三焦经原穴，可理气活血，通行元气，是调节全身血液循环的重要穴位；土穴（血海）属足太阴脾经穴，精血同源，使血旺则精足；补脾养血，活血调经；土穴（百会）为督脉之穴，督脉总督一身之阳气，可升提阳气；土穴（神阙）属任脉，可生元补气，温阳散寒，为生元之穴，是气经过和留止的部位；土穴（天突）属任脉，“任主胞胎”，任脉起于胞中，具有调节月经的作用；土穴（曲骨）属任脉，为任脉足厥阴之会，可利肾培元，调经止带；金穴（膻中）属任脉经穴，属心包经募穴，八会穴之气会，是宗气聚会之处，系任脉、足太阴脾经、足少阴肾经、手太阴肺经、手少阴心经之交会穴，任脉总任一身之阴经，为“阴脉之海”，可调理脏腑经气，平和阴阳；火穴（阴交）属于任脉，位于前正中线上，脐下 1 寸，因其为任脉、冲脉、少阴经的交会穴，所以具有温下元、调经血的作用。金穴（右天牖）、木穴（左天牖）属手少阳三焦经穴，用于调经理气，可疏通经络，调畅气血；水穴（水分）属任脉，可通调水道，健脾利湿，理气止痛；金穴（右太冲）、木穴（左太冲）为足厥阴肝经穴，肝经之原穴，又为厥阴所注为“输”，可疏肝理气，调冲任；土穴（膈俞）属足太阳膀胱经，为八会穴之血会，可养血活血，理血化瘀。且以任脉、督脉之穴位相伍，以通任督二脉血气。

操作要点：金穴（右大陵）、金穴（右阳池）、金穴（右天牖）、金穴（膻中）、火穴（阴交）、金穴（雄骨）、金穴（右太冲）性质属金、属火，为收穴，施以收法；木穴（左天牖）、水穴（水分）、木穴（雌骨）、木穴（左太冲）性质属木、属水，为放穴，施以放法；土穴（神阙）、土穴（百会）、土穴（天突）、土穴（曲骨）、土穴（血海）、土穴（膈俞）性质属土，为生长穴，施以平收平放法。

操作方法：

1）受术者取坐位，施术者左手拉其右手中指第 3 节上推 3 次，轻点 2 次；右手点其金穴（右大陵）上推 3 次，收心血，使心血稳定。

2）施术者左手握受术者右手背侧中指，右手点其金穴（右阳池），采用五种旋转手法，使全身血气运转。

3）施术者双手分别点金穴（右天牖）、木穴（左天牖），通经理气；点（收法）其土穴（百会）重捺 7 次，疏通全身堵塞阳气。

4）受术者仰卧位，施术者点捺（生长法）其金穴（膻中）固定不动 1 分钟，下推（放法）水穴（水分）1 次，点（收法）火穴（阴交）1 次，捺土穴（神阙）固定不动 1 分钟，拉双手中指 1 次。

5）施术者点受术者子宫穴上推、下推、下点 7 次（平收平放）；左手点受术者土穴（天突）、右手点土穴（曲骨）对挤 3 次，拉其双手环指 1 次。

6）施术者双手轻点（放法）受术者金穴（右太冲）、木穴（左太冲）1 分钟；后点其双侧土穴（血海）固定不动 1 分钟。

7）受术者俯卧位，施术者左手点其木穴（雌骨）、右手点金穴（雄骨）上推 7 次、下推 3 次；后点特定穴（上合骨）、特定穴（下合骨）对挤 9 次。

8）施术者双手同时点受术者土穴（膈俞）1 分钟，固定不动（生长），拉双手中指 1 次。

（4）寒凝血瘀。

选穴：金穴（右大陵）、金穴（右阳池）、金穴（右天牖）、木穴（左天牖）、土穴

(百会)、金穴(膻中)、水穴(水分)、火穴(阴交)、土穴(神阙)、子宫、土穴(天突)、土穴(曲骨)、运穴、木穴(雌骨)、金穴(雄骨)、特定穴(上合骨)、特定穴(下合骨)。

选穴意义:金穴(右大陵)属手厥阴心包经穴,心包之原穴、输穴,可宁心安神,和营通络,舒筋理气,为经络收放疗法治疗第一要穴。金穴(右阳池)为手少阳三焦经原穴,可理气活血,通行元气,是调节全身血液循环的重要穴位。金穴(右天牖)、木穴(左天牖)属手少阳三焦经穴,用于调经理气,可疏通经络,调畅气血。土穴(百会)为督脉之穴,督脉总督一身之阳气,可升提阳气。土穴(神阙)属任脉,可生元补气,温阳散寒;土穴(曲骨)属任脉,为任脉足厥阴之会,可利肾培元,调经止带。土穴(天突)属任脉,"任主胞胎",任脉起于胞中,具有调节月经的作用。金穴(膻中)属任脉经穴,属心包经募穴,八会穴之气会,是宗气聚会之处,系任脉、足太阴脾经、足少阴肾经、手太阴肺经、手少阴心经之交会穴,任脉总任一身之阴经,为"阴脉之海",可调理脏腑经气,平和阴阳。火穴(阴交)属于任脉,位于前正中线上,脐下1寸,因其为任、冲、少阴经的交会穴,所以具有温下元、调经血的作用。水穴(水分)属任脉,可通调水道,健脾利湿,理气止痛;且以任脉、督脉之穴位相伍,以通任督二脉血气。收放雌骨、雄骨为强督术,可强督益肾。全方金、木、水、火、土五行穴俱全,相互滋生,又相互制化,共奏温经散寒,祛瘀止痛之功,以达到治疗寒凝血瘀之痛经的目的。

操作要点:金穴(右大陵)、金穴(右阳池)、金穴(右天牖)、金穴(膻中)、火穴(阴交)、金穴(雄骨)性质属金、属火,为收穴,施以收法;木穴(左天牖)、水穴(水分)、木穴(雌骨)性质属木、属水,为放穴,施以放法;土穴(神阙)、土穴(百会)、土穴(天突)、土穴(曲骨)性质属土,为生长穴,施以平收平放法。

操作方法:

1)受术者取坐位,施术者左手拉受术者右手中指第3节,上推3次,轻点2次;右手点其金穴(右大陵)上推3次,收心血,使心血稳定。

2)施术者左手握受术者右手背侧中指,右手点其金穴(右阳池)采用五种旋转手法,使全身血气运转。

3)施术者双手分别点受术者金穴(右天牖)、木穴(左天牖)通经理气,点(收法)土穴(百会)重捺7次,疏通全身堵塞阳气。

4)受术者仰卧位,施术者点捺其金穴(膻中)固定不动1分钟(生长),下推(放法)水穴(水分)1次,点(收法)火穴(阴交)1次,捺土穴(神阙)固定不动1分钟,拉双手中指1次。

5)施术者点受术者子宫穴上推、下推、下点7次(平收平放),左手点其土穴(天突)、右手点土穴(曲骨)对挤3次,拉双手环指1次。

6)受术者俯卧位,施术者左手点其木穴(雌骨)、金穴(雄骨)上推7次、下推3次;后点特定穴(上合骨)、特定穴(下合骨)对挤9次,拉双手中指1次。

(5)湿热蕴结。

选穴:金穴(右大陵)、金穴(右阳池)、金穴(右天牖)、木穴(左天牖)、土穴

（百会）、金穴（膻中）、水穴（水分）、火穴（阴交）、土穴（神阙）、子宫、土穴（天突）、土穴（曲骨）、运穴、木穴（雌骨）、金穴（雄骨）、特定穴（上合骨）、特定穴（下合骨）、水穴（次髎）。

选穴意义：金穴（右大陵）属手厥阴心包经穴，心包之原穴、输穴，可宁心安神，和营通络，舒筋理气，为经络收放疗法治疗第一要穴；金穴（右阳池）为手少阳三焦经原穴，可理气活血，通行元气，是调节全身血液循环的重要穴位；金穴（右天牖）、木穴（左天牖）属手少阳三焦经穴，用于调经理气，可疏通经络，调畅气血；土穴（百会）为督脉之穴，督脉总督一身之阳气，可升提阳气；土穴（神阙）属任脉，可生元补气，温阳散寒；土穴（曲骨）属任脉，为任脉足厥阴之会，可利肾培元，调经止带；土穴（天突）属任脉，“任主胞胎”，任脉起于胞中，具有调节月经的作用；金穴（膻中）属任脉经穴，属心包经募穴，八会穴之气会，是宗气聚会之处，系任脉、足太阴脾经、足少阴肾经、手太阴肺经、手少阴心经之交会穴，任脉总任一身之阴经，为“阴脉之海”，可调理脏腑经气，平和阴阳；火穴（阴交）属于任脉，位于前正中线上，脐下 1 寸，因其为任、冲、少阴经的交会穴，所以具有温下元、调经血的作用。水穴（水分）属任脉，可通调水道，健脾利湿，理气止痛；水穴（次髎）属足太阳膀胱经，可疏导水液，健脾除湿；且以任脉、督脉之穴位相伍，以通任督二脉血气。收放雌骨、雄骨为强督术，可强督益肾。全方金、木、水、火、土五行穴俱全，相互滋生，又相互制化，共奏温经散寒，祛瘀止痛之功，以达到治疗寒凝血瘀之痛经的目的。

操作要点：金穴（右大陵）、金穴（右阳池）、金穴（右天牖）、金穴（膻中）、火穴（阴交）、金穴（雄骨）性质属金、属火，为收穴，施以收法；木穴（左天牖）、水穴（水分）、木穴（雌骨）、水穴（次髎）性质属木、属水，为放穴，施以放法；土穴（神阙）、土穴（百会）、土穴（天突）、土穴（曲骨）性质属土，为生长穴，施以平收平放法。

操作方法：

1）受术者取坐位，施术者左手拉其右手中指第 3 节上推 3 次，轻点 2 次；右手点其金穴（右大陵）上推 3 次，收心血，使心血稳定。

2）施术者左手握受术者右手背侧中指，右手点其金穴（右阳池）采用五种旋转手法，使全身血气运转。

3）施术者双手分别点受术者金穴（右天牖）、木穴（左天牖）通经理气，点（收法）土穴（百会）重捺 7 次，疏通全身堵塞阳气。

4）受术者仰卧位，施术者点按（生长法）其金穴（膻中）固定不动 1 分钟，下推（放法）水穴（水分）1 次，点（收法）火穴（阴交）1 次，捺土穴（神阙）固定不动 1 分钟，拉双手中指 1 次。

5）施术者点受术者子宫穴上推、下推、下点 7 次（平收平放），左手点其土穴（天突）、右手点土穴（曲骨）对挤 3 次，拉双手环指 1 次。

6）受术者俯卧位，施术者左手点其木穴（雌骨）、金穴（雄骨）上推 7 次、下推 3 次；后点特定穴（上合骨）、特定穴（下合骨）对挤 9 次。

7）施术者同时轻点（放法）受术者双侧水穴（次髎）7 次，拉双手中指 1 次。

（二）推拿疗法

1. 腹部操作

选穴：气海、关元、中极。

主要手法：一指禅推法、按摩法、按揉法。

操作方法：受术者取仰卧位，施术者按顺时针方向摩小腹部，约5分钟；然后用一指禅推法或按揉法在气海、关元、中极操作，每穴约2分钟。

2. 背部操作

选穴：膈俞、肾俞、八髎。

主要手法：一指禅推法、𢶀法、按法、擦法。

操作方法：受术者取俯卧位，施术者用𢶀法在腰部脊柱两旁及骶部操作，约5分钟，然后用一指禅推法或按法在膈俞、肾俞、八髎操作，以酸胀为度，再在八髎擦法治疗，以透热为度。

第二节　闭　经

女子年过16周岁，月经尚未来潮，或月经来潮后又中断达3个月以上者，称为闭经。前者称原发性闭经，后者称继发性闭经，古代又称“女子不月”“月事不来”“经水不通”“经闭”等。妊娠期、哺乳期或更年期的月经停闭属于正常生理现象，不作闭经论；有的少女初潮2年内偶尔出现月经停闭现象，可不予治疗。本病属难治病，病程较长，治疗时间亦较长。因此，必要时应采用多种方法综合治疗以提高疗效。因先天性生殖器官缺如，或后天生殖器官器质性损伤致月经不来者，药物治疗难以奏效。闭经的中医治疗手段包括中药治疗、推拿治疗等。

一、病因病机

中医认为，闭经的发病机制主要是各种原因所致的冲任气血失调，病性分虚、实。虚者由于冲任虚损，源断其流，血海空虚，无血可下。虚证主要责之于肝肾亏虚、气血虚弱和阴虚血燥等因素；实者因邪气阻隔冲任，脉道不通，经血不下。实证主要责之于气滞血瘀、寒凝血瘀和痰湿阻滞等因素。导致闭经的病因复杂，有先天因素，也有后天获得，可由月经不调发展而来，也有因他病致闭经者。常见的类型有气滞血瘀、寒凝血瘀、痰湿阻滞、脾虚、血虚和肾虚。

1. 气滞血瘀　七情内伤，素性抑郁，或愤怒过度，气滞血瘀，瘀阻冲任，气血运行受阻。

2. 寒凝血瘀　经产之时，血室正开，过食生冷，或涉水感寒，寒邪乘虚客于冲任，血为寒凝成瘀，滞于冲任，气血运行阻隔，血海不能满溢，遂致月经停闭。

3. 痰湿阻滞　素体肥胖，痰湿内盛，或脾失健运，痰湿内盛，痰湿阻滞冲任，气血运行受阻。

4. 脾虚　饮食不节，思虑或劳累过度，损伤中焦，脾胃气血化生之源不足，冲任气血不充，血海不能满溢，遂致月经停闭。

5. 血虚　素体血虚，或数伤于血，或大病久病，营血耗损，冲任血少，血海不能满溢，遂致月经停闭。

6. 肾虚　先天不足，少女肾气未充，精气未盛，或房劳多产，久病伤肾，以致肾精亏损，冲任气血不足，血海不能满溢，遂致月经停闭。

二、临床表现

闭经是指月经停止至少 3 个月。临床上分为两大类，一是生理性闭经，即妇女因生理原因而出现一定时期的月经不来，如妊娠期、哺乳期、绝经后等；另一种是病理性闭经，是指因某些病理性原因而使月经不来，可由全身性或局部的病变引起。月经稀少也是月经失调的一种表现，与闭经关系密切。另外，不同疾病导致的闭经有不同的临床表现，请参阅相关妇科专著。

三、诊断要点

（一）诊断检查

临诊时应该详细询问病史，并做有关检查，首先应排除生理性停经，特别应注意与早孕的鉴别。同时应详细了解患者的发育、营养状态、第二性征和精神状况等，检查有无生殖器官的发育异常，询问有无服用药物及不良的饮食及全身性疾病等，以明确闭经的原因。

根据临床表现，针对闭经的具体原因，诊断时需要进行详细检查，具体检查内容包括子宫功能检查、卵巢功能检查和垂体功能检查。

（二）辨证分型

辨证重在辨明虚实或虚实夹杂的不同情况，按照辨证分型，选择相应的手法。月经后期虚证多见肾虚（肾气虚、肾阳虚、肾阴虚），气血虚弱（脾虚、血虚）和阴虚血燥之证。如以往月经尚属正常而突然停闭，又伴其他邪实证候的，属实证。实证多见气滞血瘀、寒凝血瘀和痰湿阻滞等。

1. 气滞血瘀　月经停闭数月，小腹胀痛拒按，精神抑郁，烦躁易怒，胸胁胀病，嗳气叹息，舌紫黯或有瘀点，脉沉弦或涩而有力。

2. 寒凝血瘀　月经停闭数月，小腹冷痛拒按，得热则痛缓，形寒肢冷，面色青白，舌紫黯、苔白，脉沉紧。

3. 痰湿阻滞　月经停闭数月，形体肥胖，带下量多，色白，或面浮肢肿，神疲肢倦，头晕目眩，心悸气短，胸脘满闷，舌淡胖、苔白腻，脉滑。

4. 气血虚弱

（1）脾虚：月经停闭数月，肢倦神疲，食欲不振，脘腹胀闷，大便溏薄，面色淡黄，舌胖边有齿痕、苔白腻，脉缓弱。

（2）血虚：月经停闭数月，头晕眼花，心悸怔忡，少寐多梦，皮肤不润，面色萎黄，舌淡、苔少，脉细。

5. 阴虚血燥　经血由少而渐至停闭，五心烦热，两颧潮红，盗汗，或骨蒸劳热，或咳嗽带血，舌红、少苔，脉细数。

6. 肾虚

（1）肾气虚：月经初潮来迟，或月经后期量少渐至闭经，头晕耳鸣，腰酸腿软，小便频数，舌淡红、苔薄白，脉沉细。

（2）肾阳虚：月经初潮来迟，或月经后期量少渐至闭经，头晕耳鸣，腰痛如折，畏寒肢冷，小便清长，夜尿多，大便溏薄，面色晦暗，或目眶黯黑，舌淡、苔白，脉沉。

（3）肾阴虚：月经初潮来迟，或月经后期量少渐至闭经，头晕耳鸣，腰膝酸软，或足跟痛，手足心热，甚则潮热盗汗，心烦少寐，颧红唇赤，舌红、苔少或无苔，脉细数。

四、治疗方法

在确诊闭经之后，尚需明确是月经本身疾病还是其他疾病所致，因其他疾病所致闭经者先治其他疾病然后调经。治疗时，虚证者治以补肾滋肾，或补脾益气，或补血益阴，以滋养经血之源；实证者治以行气活血，或温经通脉，或祛邪行滞，以疏通冲任经脉。本病虚证多实证少，切忌妄行攻破之法，犯虚虚实实之戒。

（一）经络收放疗法治疗

1. 气滞血瘀

选穴：木穴（左大陵）、金穴（右大陵）、木穴（左阳池）、金穴（右阳池）、金穴（雄骨）、火穴（右内关）、水穴（左内关）、木穴（左天牖）、金穴（右天牖）、土穴（神阙）、土穴（气海）、土穴（血海）、土穴（曲骨）、木穴（雌骨）、金穴（膻中）、土穴（命门）。

选穴意义：金穴（右大陵）、木穴（左大陵）属手厥阴心包经穴，心包之原穴、输穴，可宁心安神，和营通络，舒筋理气，为经络收放疗法治疗第一要穴；金穴（右阳池）、木穴（左阳池）属手少阳三焦经穴，三焦之原穴，可理气活血，是调节全身血液循环的重要穴位；火穴（内关）、水穴（左内关）属手厥阴心包经穴，有宽胸散结，宁心止悸，降逆止呕之功效；金穴（右天牖）、木穴（左天牖）属手少阳三焦经穴，用于调经理气，可疏通经络，调畅气血；内关、大陵属手厥阴经，阳池、天牖属手少阳经，表里两经相互配合，可使气机通畅，血脉通利。左大陵、左阳池、左内关、左天牖与右大陵、右阳池、右内关、右天牖相配，一收一放，以平调阴阳。土穴（血海）属足太阴脾经，可补脾养血；土穴（气海）属任脉，为肓之原穴，可补肾气，固先天之本；土穴（曲骨）属任脉，为任脉足厥阴之会，可利肾培元，调经止带；土穴（命门）属督脉，可温命门之火，培元固本；土穴（神阙）属任脉，可生元补气，温阳散寒；任脉、督脉之穴位相伍，以通任督二脉血气；金穴（膻中）属任脉经穴，属心包经募穴，八会穴之气会，是宗气聚会之处，系任脉、足太阴脾经、足少阴肾经、手太阴肺经、手少阴心经之交会穴，任脉总任一身之阴经，为“阴脉之海”，可调理脏腑经气，平和阴阳；因木放为泻，水放为泻，故宜施行泻法。以上诸穴相互滋生，又相互制化，共奏行气活血，祛瘀活络之功，以达到治疗气滞血瘀之闭经的目的。

操作要点：木穴（左大陵）、木穴（左阳池）、木穴（左天牖）、木穴（雌骨）、水穴（左内关）性质属木、属水，为放穴，施以放法；金穴（右大陵）、金穴（右阳池）、金穴（雄骨）、火穴（右内关）、金穴（右天牖）、金穴（膻中）性质属金、属火，为收穴，施以收法；土穴（神阙）、土穴（气海）、土穴（血海）、土穴（曲骨）、土穴（命门）性质属土，为生长穴，施以平收平放法。

操作方法：

（1）施术者握受术者右手示、中、环指，点其金穴（右大陵）上推（收法）3次；后点金穴（右阳池）上推（收法）3次。

（2）施术者握受术者左手示、中、环指，点其木穴（左大陵）、下捺（放法）3次；后点木穴（左阳池）、下捺（放法）3次。

（3）施术者双手同时点受术者金穴（右天牖）、木穴（左天牖）1分钟（左收右放），双手分别点其火穴（右内关）、水穴（左内关）上推（收法）1分钟。

（4）施术者左手点受术者金穴（膻中）、右手点其土穴（神阙）固定不动1分钟，补气；后点土穴（气海）、土穴（曲骨）固定不动1分钟。

（5）施术者双手轻点（放法）受术者土穴（血海）1分钟，疏通血海。

（6）施术者点受术者金穴（雄骨）、木穴（雌骨）1分钟，平衡阴阳；后点其土穴（命门）1分钟，双手拉手中指1次。

2. 寒凝血瘀

选穴：木穴（左大陵）、金穴（右大陵）、火穴（右内关）、水穴（左内关）、金穴（右阳池）、木穴（左阳池）、火穴（右外关）、水穴（左外关）、金穴（右天牖）、木穴（左天牖）、土穴（百会）、土穴（神阙）、金穴（右天枢）、木穴（左天枢）、土穴（气海）、土穴（曲骨）、金穴（右归来）、木穴（左归来）、土穴（三阴交）、木穴（阴包）、木穴（至阳）、土穴（命门）。

选穴意义：金穴（右大陵）、木穴（左大陵）属手厥阴心包经穴，心包之原穴、输穴，可宁心安神，和营通络，舒筋理气，为经络收放疗法治疗第一要穴；金穴（右阳池）、木穴（左阳池）属手少阳三焦经穴，三焦之原穴，可理气活血，是调节全身血液循环的重要穴位；火穴（右内关）、水穴（左内关）属手厥阴心包经穴，有宽胸散结，宁心止悸，降逆止呕之功效；火穴（右外关）、水穴（左外关）属手少阳三焦经穴，可清热解毒，通经活络，行气止痛；金穴（右天牖）、木穴（左天牖）属手少阳三焦经穴，用于调经理气，可疏通经络，调畅气血；土穴（百会）为督脉之穴，督脉总督一身之阳气，可升提阳气；土穴（神阙）属任脉，可生元补气，温阳散寒；金穴（右天枢）、木穴（左天枢）属足阳明胃经，为大肠之募穴，可通大肠之腑，肠腑以通为补，故可调肠腑，助胃气；土穴（气海）属任脉，为肓之原穴，可补肾气，固先天之本；土穴（曲骨）属任脉，为任脉足厥阴之会，可利肾培元，调经止带；金穴（右归来）、木穴（左归来）属足阳明胃经，可温经散寒，活血化瘀，为治疗月经病之要穴；土穴（三阴交）属足太阴脾经，与足三里相配，为补中焦脾胃之要穴，足之三阴交会穴，可益气和血；木穴（阴包）属足厥阴肝经穴，可通经止痛、活血化瘀；土穴（命门）属督脉，可通督脉之气，补肾气；木穴（至阳）属督脉，此穴阳气旺，可清热除湿，疏肝解郁，通络止痛，调理血气。全方金、木、水、火、土五行穴俱全，相互滋生，又相互制化，共奏温经散寒，活血化瘀之功，以达到治疗寒凝血瘀之闭经的目的。

操作要点：木穴（左大陵）、木穴（左阳池）、水穴（左内关）、水穴（左外关）、木穴（左天牖）、木穴（左天枢）、木穴（左归来）、木穴（阴包）、木穴（至阳）性质属木、属水，为放穴，施以放法；金穴（右大陵）、火穴（右内关）、金穴（右阳池）、火穴（右外关）、金穴（右天牖）、金穴（右天枢）、金穴（右归来）性质属金、属火，为收穴，施以收法；土穴（百会）、土穴（神阙）、土穴（气海）、土穴（曲骨）、土穴（三阴交）、土穴（命门）性质属土，为生长穴，施以平收平放法。

操作方法：

(1) 施术者左手握受术者右手中指，右手点其（收法）金穴（右大陵）3 次，点（收法）火穴（右内关）3 次；后点（收法）金穴（右阳池）、火穴（右外关）重点（收法）1 次，调理三焦之气。

(2) 施术者右手握受术者左手中指，左手点（放法）其木穴（左大陵）3 次，点（放法）水穴（左内关）3 次；后点（放法）木穴（左阳池）、水穴（左外关）轻点（收法）1 次，调理三焦之气。

(3) 施术者点（平收平放法）受术者土穴（百会）1 分钟，双手分别点（平收平放法）其金穴（右天牖）、木穴（左天牖）3 次；后点（平收平放法）土穴（神阙）、土穴（气海）1 分钟顺时针旋转 3 圈、逆时针旋转 3 圈。

(4) 施术者双手分别点受术者金穴（右天枢）、木穴（左天枢），左手重点、右手轻点，左收右放；后点其金穴（右归来）、木穴（左归来）上推（收法）7 次，点土穴（曲骨）固定不动 1 分钟。

(5) 施术者左手点受术者土穴（三阴交）、右手点其木穴（阴包）1 分钟不动，左右腿治疗手法相同；拉其双侧第 3 足趾 3 次。

(6) 施术者双手同时点受术者木穴（至阳）、土穴（命门）对挤点 7 次，生长阳气；后拉其双手中指 1 次。

3. 痰湿阻滞

选穴：金穴（右阳池）、木穴（左阳池）、火穴（右外关）、水穴（左外关）、金穴（右天牖）、木穴（左天牖）、金穴（膻中）、土穴（神阙）、金穴（右天枢）、木穴（左天枢）、土穴（曲骨）、金穴（右归来）、木穴（左归来）、土穴（三阴交）、土穴（关元）、水穴（水泉）。

选穴意义：金穴（右阳池）、木穴（左阳池）属手少阳三焦经穴，三焦之原穴，可理气活血，是调节全身血液循环的重要穴位；火穴（右外关）、水穴（左外关）属手少阳三焦经穴，可清热解毒，通经活络，行气止痛；金穴（右天牖）、木穴（左天牖）属手少阳三焦经穴，用于调经理气，可疏通经络，调畅气血；金穴（膻中）属任脉经穴，属心包经募穴，八会穴之气会，是宗气聚会之处，系任脉、足太阴脾经、足少阴肾经、手太阴肺经、手少阴心经之交会穴，任脉总任一身之阴经，为“阴脉之海”，可调理脏腑经气，平和阴阳；土穴（神阙）属任脉，可生元补气，温阳散寒；金穴（右天枢）、木穴（左天枢）属足阳明胃经，为大肠之募穴，可通大肠之腑，肠腑以通为补，故可调肠腑，助胃气；土穴（曲骨）属任脉，为任脉足厥阴之会，可利肾培元，调经止带；

金穴（右归来）、木穴（左归来）属足阳明胃经，可温经散寒，活血化瘀，为治疗月经病之要穴；土穴（三阴交）属足太阴脾经，与足三里相配，为补中焦脾胃之要穴，足之三阴交会穴，可益气和血；土穴（关元）属任脉，小肠经之募穴，是全身各脏腑器官功能活动之原始动力，生命之根本，可培补元气，温肾壮阳，益气固托；水穴（水泉）属足少阴肾经，有利尿通淋，清热益肾，调经止带之功。全方金、木、水、火、土五行穴俱全，相互滋生，又相互制化，共奏豁痰除湿，活血通经之功，以达到治疗痰湿阻滞之闭经的目的。

操作要点：木穴（左阳池）、水穴（左外关）、木穴（左天牖）、木穴（左天枢）、木穴（左归来）、水穴（水泉）性质属木、属水，为放穴，施以放法；金穴（右阳池）、火穴（右外关）、金穴（右天牖）、金穴（右天枢）、金穴（右归来）、金穴（膻中）性质属金、属火，为收穴，施以收法；土穴（神阙）、土穴（曲骨）、土穴（三阴交）、土穴（关元）性质属土，为生长穴，施以平收平放法。

操作方法：

（1）施术者左手握受术者右手中指，右手点其金穴（右阳池）、火穴（右外关）重点（收法）3次；施术者右手握受术者左手中指，左手点木穴（左阳池）、水穴（左外关）轻点（放法）3次。

（2）施术者双手同时点（平收平放）受术者金穴（右天牖）、木穴（左天牖）3次。

（3）施术者点（收法）受术者金穴（膻中），上推3次（补气）；点其土穴（神阙）1分钟，固定不动（生长）。

（4）施术者双手分别点受术者金穴（右天枢）、木穴（左天枢），其中金穴重点、木穴轻点，金收木放。

（5）施术者左手重点（收法）受术者金穴（右归来），右手轻点（放法）其木穴（左归来）上推7次。

（6）施术者双手分别点受术者土穴（关元）、土穴（曲骨），固定不动1分钟（生长）。

（7）施术者双手同时点（收法）受术者土穴（三阴交）3次，轻点（放法）水穴（水泉）3次；后拉其双手中指1次。

4. 脾虚

选穴：金穴（右大陵）、木穴（左大陵）、火穴（右外关）、金穴（右阳池）、木穴（左阳池）、金穴（右天牖）、木穴（左天牖）、土穴（中脘）、土穴（关元）、土穴（血海）、土穴（足三里）、土穴（三阴交）、木穴（阴包）、土穴（脾俞）、土穴（命门）。

选穴意义：金穴（右大陵）、木穴（左大陵）属手厥阴心包经穴，心包之原穴、输穴，可宁心安神，和营通络，舒筋理气，为经络收放疗法治疗第一要穴；金穴（右阳池）、木穴（左阳池）属手少阳三焦经穴，三焦之原穴，可理气活血，是调节全身血液循环的重要穴位；火穴（右外关）属手少阳三焦经穴，可清热解毒，通经活络，行气止痛；金穴（右天牖）、木穴（左天牖）属手少阳三焦经穴，用于调经理气，可疏通经络，调畅气血；土穴（中脘）属任脉，为胃之募穴，八会穴之腑会，可和胃降逆安神；土穴（关元）属任脉，小肠经之募穴，是全身各脏腑器官功能活动之原始动力，生命之根本，可培补元气，温肾壮阳，益气固托；土穴（血海）属足太阴脾经穴，精血同源，使血旺则精足，可补脾养血，活血调经；土穴（足三里）属足阳明胃经，具有补中益气、燥化脾湿、健脾和胃、扶正培元、通经活络、升降气机之功；土穴（三阴交）属足太阴脾经，与足三里相配，为补中焦脾胃之要穴，足之三阴交会穴，可益气和血；木穴（阴包）属足厥阴肝经穴，可通经止痛、活血化瘀；土穴（脾俞）属足太阳膀胱经，可利湿升清，健脾和胃，益气壮阳；土穴（命门）属督脉，可通督脉之气，补肾气；全方金、木、水、火、土五行穴俱全，相互滋生，又相互制化，共奏健脾益气，养血调经之功，以达到治疗脾虚之痛经的目的。

操作要点：金穴（右大陵）、火穴（右外关）、金穴（右阳池）、金穴（右天牖）性质属金、属火，为收穴，施以收法；木穴（左大陵）、木穴（左阳池）、木穴（左天牖）、木穴（阴包）性质属木，为放穴，施以放法；土穴（中脘）、土穴（关元）、土穴（血海）、土穴（足三里）、土穴（三阴交）、土穴（脾俞）、土穴（命门）性质属土，为生长穴，施以平收平放法。

操作方法：

(1) 施术者左手握受术者右手中指，右手点其金穴（右大陵）上推 3 次，同时拉中指 1 次（收法）；后点金穴（右阳池）上推 3 次（收法）。

(2) 施术者右手握受术者左手中指，左手点其木穴（左大陵）、下捺（放法）3 次，同时拉（收法）中指 1 次；后点木穴（左阳池）、下捺（放法）3 次。

(3) 施术者重点受术者火穴（右外关）3 次，疏通三焦之气；双手分别点其金穴（右天牖）、木穴（左天牖）左轻右重 3 次，平衡阴阳。

(4) 施术者左手点受术者土穴（中脘）、右手点其土穴（关元），固定不动 1 分钟（平收平放法），点土穴（血海）、木穴（阴包）1 分钟，活血化瘀。

(5) 施术者双手分别重点土穴（足三里）、土穴（三阴交）1 分钟，固定不动（生长）。

(6) 施术者双手对点（平收平放法）受术者双侧土穴（脾俞）1 分钟；后点其土穴（命门）补气，拉双手中指 1 次。

5. 血虚

选穴：金穴（右大陵）、木穴（左大陵）、火穴（右外关）、金穴（膻中）、土穴（气海）、金穴（右归来）、木穴（左归来）、金穴（右阳池）、木穴（左阳池）、金穴（右天牖）、木穴（左天牖）、土穴（中脘）、土穴（关元）、土穴（血海）、土穴（足三里）、土穴（三阴交）、木穴（阴包）、土穴（脾俞）、土穴（命门）、木穴（至阳）。

选穴意义：金穴（右大陵）、木穴（左大陵）属手厥阴心包经穴，心包之原穴、输穴，可宁心安神，和营通络，舒筋理气，为经络收放疗法治疗第一要穴；火穴（右外关）属手少阳三焦经穴，可清热解毒，通经活络，行气止痛；金穴（右阳池）、木穴（左阳池）属手少阳三焦经穴，三焦之原穴，可理气活血，是调节全身血液循环的重要穴位；金穴（膻中）属任脉经穴，属心包经募穴，八会穴之气会，是宗气聚会之处，系任脉、足太阴脾经、足少阴肾经、手太阴肺经、手少阴心经之交会穴，任脉总任一身之阴经，为“阴脉之海”，可调理脏腑经气，平和阴阳；土穴（气海）属任脉，为肓之原穴，可补肾气，固先天之本；金穴（右归来）、木穴（左归来）属足阳明胃经，可理气和血，温经散寒，活血化瘀；金穴（右天牖）、木穴（左天牖）属手少阳三焦经穴，用于调经理气，可疏通经络，调畅气血；土穴（中脘）属任脉，为胃之募穴，八会穴之腑会，可和胃降逆安神；土穴（关元）属任脉，小肠经之募穴，是全身各脏腑器官功能活动之原始动力，生命之根本，可培补元气，温肾壮阳，益气固托；土穴（血海）属足太阴脾经穴，精血同源，使血旺则精足，可补脾养血，活血调经；土穴（足三里）属足阳明胃经，具有补中益气、燥化脾湿、健脾和胃、扶正培元、通经活络、升降气机之功；土穴（三阴交）属足太阴脾经，与足三里相配，为补中焦脾胃之要穴，足之三阴交会穴，可益气和血；木穴（阴包）属足厥阴肝经穴，可通经止痛，活血化瘀；土穴（脾俞）属足太阳膀胱经，可利湿升清，健脾和胃，益气壮阳；土穴（命门）属督脉，可通督脉之气，补肾气；木穴（至阳）属督脉，此穴阳气旺，可清热除湿，疏肝解郁，宽胸理气，通络止痛，调理血气；全方金、木、水、火、土五行穴俱全，相互滋生，又相互制化，共奏补血养血，活血调经之功，以达到治疗血虚之闭经的目的。

操作要点：金穴（右大陵）、金穴（膻中）、金穴（右归来）、金穴（右阳池）、金穴（右天牖）、火穴（右外关）性质属金、属火，为收穴，施以收法；木穴（左大陵）、木穴（左阳池）、木穴（左天牖）、木穴（左归来）、木穴（阴包）、木穴（至阳）性质属木，为放穴，施以放法；土穴（中脘）、土穴（关元）、土穴（血海）、土穴（气海）、土穴（足三里）、土穴（三阴交）、土穴（脾俞）、土穴（命门）性质属土，为生长穴，施以平收平放法。

操作方法：

(1) 施术者左手握受术者右手中指，右手点其金穴（右大陵），上推（收法）3次；同时拉（收法）中指1次；后点金穴（右阳池）上推（收法）3次。

(2) 施术者右手握受术者左手中指，左手点其木穴（左大陵）、下捺（放法）3次；同时拉（收法）中指1次；后点木穴（左阳池）、下捺（放法）3次。

(3) 施术者重点受术者火穴（右外关）3次，疏通三焦之气；双手分别点其金穴（右天牖）、木穴（左天牖）左轻右重3下，平衡阴阳。

(4) 施术者点受术者金穴（膻中），顺时针旋转3圈，调气；左手点其土穴（中脘）、右手点土穴（关元）顺时针旋转3圈、逆时针旋转3圈（平收平放）；后点土穴（气海）固定不动1分钟，补气。

(5) 施术者双手分别点受术者金穴（右归来）、木穴（左归来）1分钟，右收左放，拉其双手中指1次。

(6) 施术者点受术者土穴（血海）、土穴（三阴交）、土穴（足三里），顺时针旋转3圈、逆时针旋转3圈（平收平放）；后点木穴（阴包）1分钟。

(7) 施术者点受术者土穴（脾俞）固定不动1分钟，点其木穴（至阳）、土穴（命门）对挤点7次，稳定心血。

6. 肾虚

选穴：金穴（右大陵）、金穴（右阳池）、木穴（左太阳）、金穴（右太阳）、木穴（左天牖）、金穴（右天牖）、金穴（膻中）、土穴（气海）、土穴（曲骨）、水穴（水分）、土穴（血海）、土穴（阴陵泉）、土穴（三阴交）、木穴（雌骨）、金穴（雄骨）、木穴（左肾俞）、金穴（右肾俞）、土穴（命门）。

选穴意义：金穴（右大陵）属手厥阴心包经穴，心包之原穴、输穴，可宁心安神，和营通络，舒筋理气，为经络收放疗法治疗第一要穴；金穴（右阳池）属手少阳三焦经穴，三焦之原穴，可理气活血，是调节全身血液循环的重要穴位；金穴（左太阳）、木穴（右太阳）为经外奇穴，本穴阳气多，可温养阳气；金穴（右天牖）、木穴（左天牖）属手少阳三焦经穴，用于调经理气，可疏通经络，调畅气血；金穴（膻中）属任脉经穴，属心包经募穴，八会穴之气会，是宗气聚会之处，系任脉、足太阴脾经、足少阴肾经、手太阴肺经、手少阴心经之交会穴，任脉总任一身之阴经，为“阴脉之海”，可调理脏腑经气，平和阴阳；土穴（气海）属任脉，为肓之原穴，可补肾气，固先天之本；土穴（曲骨）属任脉，为任脉足厥阴之会，可利肾培元，调经止带；水穴（水分）属任脉，可通调水道，健脾利湿，理气止痛；土穴（血海）属足太阴脾经穴，精血同源，使血旺则精足，补脾养血，活血调经；土穴（阴陵泉）属足太阴脾经，为脾经之合穴，可健脾化湿，通利三焦，益气养血；土穴（三阴交）属足太阴脾经，与足三里相配，为补中焦脾胃之要穴，足之三阴交会穴，可益气和血，调肝补肾；金穴（左肾俞）、木穴（右肾俞）属足太阳膀胱经，肾之背俞穴，是肾之经气输注之处，有培补元气，强肾护肾之效；土穴（命门）属督脉，可通督脉之气，补肾气。以上诸穴相配，相互滋生，又相互制化，共奏补肾益气、养血调经之功，以达到治疗肾虚之闭经的目的。

操作要点：金穴（右大陵）、金穴（右阳池）、金穴（右太阳）、金穴（右天牖）、金穴（膻中）、金穴（雄骨）、金穴（右肾俞）性质属金，为收穴，施以收法；木穴（左太阳）、木穴（左天牖）、水穴（水分）、木穴（雌骨），木穴（左肾俞）性质属木、属水，为放穴，施以放法；土穴（气海）、土穴（曲骨）、土穴（血海）、土穴（阴陵泉）、土穴（三阴交）、土穴（命门）性质属土，为生长穴，施以平收平放法。

操作方法：

（1）受术者取坐位，施术者左手握点其右手中指第 3 节根部，右手点其金穴（右大陵），点拉 1 次，逆时针旋转（放法）3 圈。

（2）施术者左手握受术者右手示、中、环指，右手点其金穴（右阳池）1 次，顺时针旋转（收法）7 圈。（换左手治疗，手法同右手）。

（3）施术者左手点受术者金穴（右太阳）、木穴（左太阳），右手点其金穴（右天牖）、木穴（左天牖），1 分钟（左收右放）。

（4）受术者仰卧位，施术者左手点其金穴（膻中），先顺时针旋转后逆时针旋转，旋转 90°，即先放肝血，后放脾血，中间心血不动；右手点其土穴（气海）顺时针旋转（收法）7 圈；双手分别点土穴（曲骨）、水穴（水分）顺时针旋转（收法）7 圈。

（5）施术者双手分别点受术者土穴（血海）、土穴（阴陵泉）、土穴（三阴交）各1分钟（不动），活阴血；拉（收法）其双手拇指1次。

（6）受术者俯卧位，施术者点其木穴（雌骨）、金穴（雄骨），上推（收法）9次。

（7）施术者双手同时点受术者双侧金穴（右肾俞）、木穴（左肾俞），逆时针旋转（放法）7圈，点土穴（命门）固定不动2分钟。

（8）受术者捏鼻子、鼓腹部，施术者拉其拇指3次。

（二）推拿疗法

1. 小腹部操作

选穴：关元、气海。

主要手法：摩法、按揉法。

操作方法：受术者仰卧位，施术者按逆时针方向摩其小腹，手法要求深沉缓慢，同时配合按揉关元、气海，时间约10分钟。

2. 下肢部操作

选穴：血海、三阴交、足三里。

主要手法：按揉法。

操作方法：受术者仰卧位，施术者揉其血海、三阴交、足三里，每穴约2分钟。

3. 腰背部操作

选穴：肝俞、脾俞、肾俞。

主要手法：一指禅推法、按揉法、擦法。

操作方法：用一指禅推法治疗腰部脊柱两旁，重点在肝俞、脾俞、肾俞，每穴约2分钟，或用擦法在腰脊柱两旁治疗，然后再按揉上述穴位2~3遍，以受术者感觉酸胀为度。

第三节　月经先期

临床以月经周期比正常周期提前7日以上，或者10余日一行为主要表现者，称月经先期。亦称“经期超前”“经行先期”或“经早”。临床上，如月经仅提前三五日，且无其他明显症状者，属正常范围。或偶然提前1次者，亦不作月经先期病论。本病在历代医籍中与月经后期、月经先后无定期、经期延长、月经过多、月经过少等，同属于月经不调的范畴。月经先期的治疗原则，应根据辨证的结果和疾病的属性，用虚则补之，实则泻之的原则。气虚者，健脾益气为主，兼以补肾；阴血不足者，补养阴血，兼以泻火；阳热者，清热凉血养阴；肝郁化火者，清肝泻火，兼以养阴。

一、病因病机

现代医认为，月经是由于卵巢激素周期性变化引起子宫内膜周期性的脱落而导致的阴道出血。青春期后，卵巢在下丘脑—垂体所分泌的促生腺激素的刺激下逐渐发育。

在垂体促卵泡激素的作用下卵泡逐渐生长，发育成熟，并分泌大量的雌激素，在雌激素的作用下子宫内膜增生变厚，呈增殖期变化。在黄体生成激素的作用下，成熟的卵泡破裂排出卵子，排卵后卵泡形成黄体，黄体细胞分泌孕激素，在雌、孕激素的共同作用下，子宫内膜进一步增殖，并由于其腺体上皮细胞分泌而呈现分必期变化。若卵子未受精，黄体即开始萎缩，一般黄体的寿命平均为14天。黄体萎缩后，卵巢雌、孕激素水平迅速下降，使子宫内膜失去支持而萎缩，且由于缺血坏死而脱落，于是出现阴道出血，即通常所说的月经来潮。在月经周期中，月经周期缩短，短于21天者，属于排卵型功能性出血，是由于卵泡期短、卵育迅速或黄体功能不全引起，临床多见于生育年龄的妇女。

中医认为，本病的病因病理主要是气虚和血热。因气有摄血功能，气虚则不能摄血，冲任二脉失于固摄，则经血先期而下；血得热则妄行，故血热可使经血运行紊乱而妄行，均可致月经提前。

1. 气虚 多由饮食失节，或劳倦过度，或思虑损伤脾气，导致中气虚弱，统摄无权，冲任二脉不固，经血失于统摄，以致月经先期来潮。从五行属性讲，脾为心之子，脾气既虚，则赖心气以自救，久则心气亦伤，以致心脾两虚。如果病情迁延日久，脾损及肾，使肾气渐衰，又可成为脾肾气虚。以上均可致月经先期。

2. 血热 又可分为实热和虚热两种。实热分为阳盛血热和肝郁血热两种。

（1）实热。

1）阳盛血热：多为阳盛之体，或过食辛燥助阳之品，变生热邪，热扰冲任，迫血下行，以致月经提前而至所致。

2）肝郁血热：多由情志不舒，日久化火，或郁怒伤肝化火，下扰血海，迫血下行，致使月经先期来潮。

（2）虚热。多为阴虚之体，或因久病阴伤，或因失血伤阴，水亏火旺，热扰冲任，血海不宁，经血因而下行，故使月经提前而至。

二、临床表现

月经提早7~14日，经期基本正常者，可伴有月经过多。中医临床表现可分为气虚型、阳盛血热型、肝郁血热型、阴虚火旺型。

三、诊断要点

（一）诊断检查

（1）月经提前7日以上来潮，且连续出现2个周期以上。

（2）有典型症状，月经周期短于21日，有规律。

（3）基础体温双相，卵泡期短，仅7~8日；或黄体期短于10日，或体温上升不足0.5℃。

（4）子宫内膜活检分泌反应差，或仍停留在早期分泌阶段。

（二）中医辨证

月经先期的辨证，要注重于月经的量、颜色和质地，并结合患者形、气色、脉，辨其虚实和寒热。

1. 气虚　月经周期提前，经量增多，色淡，质稀，倦怠乏力，气短懒言，食欲不振，或小腹空坠，纳少便溏，舌淡或边有齿痕、苔薄白，脉虚弱，属于气虚。

2. 虚热　月经周期提前，经量增多或变少，色红，质较稠。或伴有两颧潮红，手足心热，舌质红、苔少，脉细而数，属于阴血不足，虚热内生。

3. 阳盛血热　月经周期提前，经量增多，颜色深红或紫黯，质黏稠。常伴心烦急躁，面红口干，小便黄少，大便干结，舌质红、苔黄，脉略数，属于邪热伏于冲任，迫血妄行。

4. 肝郁血热　月经周期提前，经量或多或少，色紫红，有血块。常伴少腹胀痛，胸闷胁胀，乳房胀痛，或心烦急躁，或口苦咽干，舌红、苔薄黄，脉弦略数，属肝郁化火，热迫血行。

四、治疗方法

（一）经络收放疗法治疗

1. 气虚

选穴：金穴（右大陵）、木穴（左大陵）、金穴（右阳池）、木穴（左阳池）、金穴（右天牖）、木穴（左天牖）、火穴（右外关）、水穴（左外关）、土穴（百会）、金穴（膻中）、土穴（气海）、土穴（曲骨）、土穴（血海）、土穴（三阴交）、木穴（阴包）、木穴（太冲）、木穴（至阳）、土穴（命门）。

选穴意义：金穴（右大陵）、木穴（左大陵）属手厥阴心包经穴，心包之原穴、输穴，可宁心安神，和营通络，舒筋理气，为经络收放疗法治疗第一要穴；金穴（右阳池）、木穴（左阳池）属手少阳三焦经穴，三焦之原穴，可理气活血，是调节全身血液循环的重要穴位；金穴（右天牖）、木穴（左天牖）属手少阳三焦经穴，用于调经理气，可疏通经络，调畅气血；火穴（右外关）、水穴（左外关）属手少阳三焦经穴，可清热解毒，通经活络，行气止痛；土穴（百会）为督脉之穴，督脉总督一身之阳气，可升提阳气；金穴（膻中）属任脉经穴，属心包经募穴，八会穴之气会，是宗气聚会之处，系任脉、足太阴脾经、足少阴肾经、手太阴肺经、手少阴心经之交会穴，任脉总任一身之阴经，为“阴脉之海”，可调理脏腑经气，平和阴阳；土穴（气海）属任脉，为肓之原穴，可补肾气，固先天之本；土穴（曲骨）属任脉，为任脉足厥阴之会，可利肾培元，调经止带；土穴（血海）属足太阴脾经穴，精血同源，使血旺则精足，可补脾养血，活血调经；土穴（三阴交）属足太阴脾经，与足三里相配，为补中焦脾胃之要穴，足之三阴交会穴，可益气和血；木穴（阴包）属足厥阴肝经穴，可通经止痛，活血化瘀；木穴（太冲）属足厥阴肝经，为原穴，又为厥阴所注为“输”，可疏肝理气，调冲任；木穴（至阳）属督脉，此穴阳气旺，可疏肝解郁，宽胸理气，通络止痛，调理血气；土穴（命门）属督脉，可通督脉之气，补肾气。以上诸穴相配，相互滋生，又相互制化，共起补血摄血调经之功，以达到治疗气血不足之月经先期的目的。

操作要点：金穴（右大陵）、金穴（右天牖）、金穴（膻中）、金穴（右阳池）、火穴（右外关）性质属金、属火，为收穴，施以收法；木穴（左大陵）、木穴（左阳池）、木穴（左天牖）、木穴（阴包）、木穴（太冲）、木穴（至阳）、水穴（左外关）性质属木、属水，为放穴，施以放法；土穴（百会）、土穴（气海）、土穴（曲骨）、土穴（血海）、土穴（三阴交）、土穴（命门）性质属土，为生长穴，施以平收平放法。

操作方法：

（1）施术者左手握受术者右手中指，右手点其金穴（右大陵）上推（收法）3次；后点金穴（右阳池）、上推（收法）3次；点火穴（右外关）上推（收法）3次。

（2）施术者右手握受术者左手中指，左手点其木穴（左大陵）下捺（放法）3次；后点木穴（左阳池）、下捺（放法）3次；点水穴（左外关）下捺（放法）3次。

（3）施术者点受术者土穴（百会）1分钟不动，左手点其金穴（右天牖）、右手点木穴（左天牖），右重左轻3次，平衡阴阳。

（4）施术者左手点受术者金穴（膻中）顺时针旋转3圈，补气；右手点其土穴（气海）固定不动，补气填精，后轻点（放法）土穴（曲骨）1分钟。

（5）施术者双手分别点（平收平放法）受术者双侧土穴（血海），顺时针旋转3圈、逆时针旋转3圈；后点其土穴（三阴交）固定不动1分钟，轻点木穴（阴包）、木穴（太冲）1分钟。

（6）施术者点受术者木穴（至阳）逆时针旋转3圈，点其土穴（命门）固定不动1分钟，后拉（收法）双手中指1次。

2. 虚热

选穴：金穴（右大陵）、木穴（左大陵）、金穴（右阳池）、木穴（左阳池）、土穴（百会）、金穴（膻中）、土穴（气海）、土穴（曲骨）、土穴（血海）、土穴（阴陵泉）、木穴（太冲）、木穴（至阳）、土穴（命门）、土穴（中脘）、金穴（右天枢）、木穴（左天枢）。

选穴意义：金穴（右大陵）、木穴（左大陵）属手厥阴心包经穴，心包之原穴、输穴，可宁心安神，和营通络，舒筋理气，为经络收放疗法治疗第一要穴；金穴（右阳池）、木穴（左阳池）属手少阳三焦经穴，三焦之原穴，可理气活血，是调节全身血液循环的重要穴位；土穴（百会）属督脉之穴，督脉总督一身之阳气，可升提阳气；金穴（膻中）属任脉经穴，属心包经募穴，八会穴之气会，是宗气聚会之处，系任脉、足太阴脾经、足少阴肾经、手太阴肺经、手少阴心经之交会穴，任脉总任一身之阴经，为"阴脉之海"，可调理脏腑经气，平和阴阳；土穴（气海）属任脉，为肓之原穴，可补肾气，固先天之本；土穴（曲骨）属任脉，为任脉足厥阴之会，可利肾培元，调经止带；土穴（血海）属足太阴脾经穴，精血同源，使血旺则精足，可补脾养血，活血调经；土穴（阴陵泉）属足太阴脾经，为脾经之合穴，可健脾化湿，通利三焦，益气养血；木穴（太冲）属足厥阴肝经，为原穴，又为厥阴所注为"输"，可疏肝理气，调冲任；木穴（至阳）属督脉，此穴阳气旺，可清热除湿，疏肝解郁，宽胸理气，通络止痛，调理血气；土穴（命门）属督脉，可通督脉之气，补肾气；土穴（中脘）属任脉，为胃之募穴，八会穴之腑会，可和胃降逆安神；金穴（右天枢）、木穴（左天枢）属足阳明胃经，为大肠之募穴，可通大肠之腑，肠腑以通为补，故可调肠腑，助胃气。以上诸穴相配，相互滋生，又相互制化，共起补虚泄热之功，以达到治疗阴虚血热之月经先期的目的。

操作要点：金穴（右大陵）、金穴（膻中）、金穴（右阳池）、金穴（右天枢）性质属金，为收穴，施以收法；木穴（左大陵）、木穴（左阳池）、木穴（太冲）、木穴（至阳）、木穴（左天枢）性质属木，为放穴，施以放法；土穴（百会）、土穴（气海）、土穴（曲骨）、土穴（血海）、土穴（阴陵泉）、土穴（命门）、土穴（中脘）性质属土，为生长穴，施以平收平放法。

操作方法：

（1）施术者左手握受术者右手中指，右手点其金穴（右大陵）上推（收法）3 次；后点金穴（右阳池）上推（收法）3 次。

（2）施术者右手握受术者左手中指，左手点其木穴（左大陵）下捺（放法）3 次；后点木穴（左阳池）下捺（放法）3 次。

（3）施术者点受术者土穴（百会）1 分钟，固定不动（生长）。

（4）施术者左手点受术者金穴（膻中）顺时针旋转（收法）3 圈，补气；右手点（平收平放法）其土穴（气海）固定不动；后点（平收平放法）土穴（中脘）、土穴（曲骨）各 1 分钟。

（5）施术者点（平收平放法）受术者金穴（右天枢）、木穴（左天枢）顺时针旋转 3 圈、逆时针旋转 3 圈。

（6）施术者双手分别点（平收平放法）受术者双侧土穴（血海），顺时针旋转 3 圈、逆时针旋转 3 圈；后点其土穴（阴陵泉）固定不动 1 分钟，轻点（放法）木穴（太冲）1 分钟。

（7）施术者双手同时点受术者木穴（至阳），逆时针旋转 3 圈；点其土穴（命门）固定不动 1 分钟，后拉双手中指 1 次。

3. 阳盛血热

选穴：金穴（右大陵）、木穴（左大陵）、火穴（右内关）、水穴（左内关）、金穴（膻中）、土穴（百会）、土穴（血海）、土穴（三阴交）、土穴（气海俞）、土穴（命门）、土穴（气海）、木穴（太冲）。

选穴意义：金穴（右大陵）、木穴（左大陵）属手厥阴心包经穴，心包之原穴、输穴，可宁心安神，和营通络，舒筋理气，为经络收放疗法治疗第一要穴；火穴（右内关）、水穴（左内关）属手厥阴心包经穴，有宽胸散结，宁心止悸之功效；金穴（膻中）属任脉经穴，属心包经募穴，八会穴之气会，是宗气聚会之处，系任脉、足太阴脾经、足少阴肾经、手太阴肺经、手少阴心经之交会穴，任脉总任一身之阴经，为“阴脉之海”，可调理脏腑经气，平和阴阳；土穴（百会）属督脉之穴，督脉总督一身之阳气，可升提阳气；土穴（血海）属足太阴脾经穴，精血同源，使血旺则精足，可补脾养血，活血调经；土穴（三阴交）属足太阴脾经，与足三里相配，为补中焦脾胃之要穴，足之三阴交会穴，可益气和血；土穴（气海俞）属足太阳膀胱经，可调和气血，强壮腰脊；土穴（命门）属督脉，可通督脉之气，补肾气；土穴（气海）属任脉，为肓之原穴，可补肾气，固先天之本；木穴（太冲）属足厥阴肝经，为原穴，又为厥阴所注为“输”，可清肝泻火，燥湿生风。以上诸穴相配，相互滋生，又相互制化，共起调经理气、清热凉血之功，以达到治疗阳盛血热之月经先期的目的。

操作要点：金穴（右大陵）、金穴（膻中）、火穴（右内关）性质属金、属火，为收穴，施以收法；木穴（左大陵）、木穴（太冲）、水穴（左内关）性质属木、属水，为放穴，施以放法；土穴（百会）、土穴（血海）、土穴（三阴交）、土穴（气海俞）、土穴（命门）、土穴（气海）性质属土，为生长穴，施以平收平放法。

操作方法：

（1）施术者双手分别重点（收法）受术者金穴（右大陵）、火穴（右内关）1次；轻点其（放法）木穴（左大陵）、水穴（左内关）1次，平衡阴阳。

（2）施术者点（平收平放法）受术者土穴（百会）固定不动1分钟，生长阳气。

（3）施术者双手同时点受术者金穴（膻中）、土穴（气海）上推9次，补气；轻点（放法）其土穴（血海）1分钟；后点土穴（三阴交）、木穴（太冲）固定不动1分钟。

（4）施术者点受术者土穴（气海俞）固定不动1分钟，轻点土穴（命门）1分钟。

4. 肝郁血热

选穴：金穴（右阳池）、木穴（左阳池）、金穴（膻中）、金穴（右阴包）、木穴（左阴包）、木穴（太冲）、土穴（气海俞）、土穴（命门）、水穴（次髎）。

选穴意义：金穴（右阳池）、木穴（左阳池）属手少阳三焦经穴，三焦之原穴，可理气活血，是调节全身血液循环的重要穴位；金穴（膻中）属任脉经穴，属心包经募穴，八会穴之气会，是宗气聚会之处，系任脉、足太阴脾经、足少阴肾经、手太阴肺经、手少阴心经之交会穴，任脉总任一身之阴经，为“阴脉之海”，可调理脏腑经气，平和阴阳；金穴（右阴包）、木穴（左阴包）属足厥阴肝经穴，可通经止痛，活血化瘀；土穴（气海俞）属足太阳膀胱经，可调和气血，强壮腰脊；木穴（太冲）属足厥阴肝经，为原穴，又为厥阴所注为“输”，厥阴肝主筋，疏肝理气，调冲任；土穴（命门）属督脉，可通督脉之气，补肾气；水穴（次髎）属足太阳膀胱经，可疏导水液，健脾除湿。以上诸穴相配，相互滋生，又相互制化，共起疏肝理气、活血通经之功，以达到治疗肝郁血热之月经先期的目的。

操作要点：金穴（右阳池）、金穴（膻中）、金穴（右阴包）性质属金，为收穴，施以收法；木穴（左阳池）、木穴（左阴包）、木穴（太冲）、水穴（次髎）性质属木、属水，为放穴，施以放法；土穴（气海俞）、土穴（命门）性质属土，为生长穴，施以平收平放法。

操作方法：

（1）施术者双手分别点受术者金穴（右阳池）、木穴（左阳池），金穴重点（收法）1次，木穴轻点（放法）1次，平衡阴阳。

（2）施术者点受术者金穴（膻中）上推9次，补气。

（3）施术者双手分别点受术者金穴（右阴包）、木穴（左阴包），金穴重点（收法）1次，木穴轻点（放法）1次；后点其木穴（太冲）固定不动1分钟，疏通肝经血气。

（4）施术者点受术者土穴（气海俞）固定不动1分钟，疏通气血。

（5）施术者轻点受术者土穴（命门）1分钟，疏通督脉之气。

（6）施术者双手同时点受术者水穴（次髎）上推7次。

（二）其他疗法

1. 压穴法　本法具有凉血，清肝热，平肝气的作用，主要用于阳盛血热和肝郁血热所致的月经先期。可按压膈俞、血海、三阴交，其中膈俞有宽胸理气的作用。

2. 耳穴埋藏　取子宫、卵巢、内分泌区为主穴。气虚加脾区、肾区；阴虚加肝区。经前10日即用油菜籽埋穴或耳针埋藏。

3. 针挑法　在督脉的腰阳关穴至腰俞穴之间任意挑选一点，用消毒针挑破表皮0.2~0.3厘米、深0.1~0.15厘米。自上而下连挑3针，间隔0.1厘米。挑时以有针刺感或出血为好。挑后消毒针孔贴盖纱布。本法在月经量开始增多时使用为好。腰阳关穴在第4腰椎下凹陷中。腰俞穴在两骶角下缘的小凹窝中。

4. 敷脐法　生地、地骨皮各12克，丹皮、黄柏、青蒿各10克，共研成粉，取少量醋调成厚糊状敷于脐上，胶布固定。每日换1次。

5. 敷穴法　蓖麻子仁10克，捣烂如泥，敷于头顶百会穴。见干燥后即更换。

6. 烟熏法　用艾条灸隐白，每次20分钟，每日2次。本法最好在月经多前即灸。

第四节　月经后期

月经周期延后7日以上，甚至四五十日一来的，称月经后期。又称经行后期、经期错后或经迟。如果仅延后3日或5日，且无其他不适者，或者在初潮后一两年或更年期，经期时有延后，并无其他证候者，是生理现象，不属月经后期。另外，偶见1次延期，下次仍然如期来潮者，亦不作疾病论。本病相当于西医学的月经稀发。月经后期如伴经量过少，常可发展为闭经。

一、病因病机

现代医学认为，月经后期的发生，主要与下列因素有关：一是内分泌功能失调，如多囊卵巢综合征和卵巢功能早衰会导致月经推迟。二是某些慢性病，如慢性肝炎、肺结核、肿瘤、甲状腺功能减退等疾病，常因营养缺乏导致月经延后。三是手术创伤，如宫腔手术、人流手术等引起宫颈粘连而致经血瘀留，从而使月经延后。四是精神因素，如精神过度紧张，悲愤、忧伤、气恼、失恋、兴奋等异常情绪，往往会导致月经推迟。五是过度减肥，这是现阶段月经后期发生的重要因素之一，过度减肥使体内脂肪含最过低，导致内分泌失调，许多女性为了控制体重，服用减肥药物或者过度节食，从而导致月经推迟。

中医认为，月经后期主要发病机制是精血不足或邪气阻滞，血海不能按时满溢，遂致月经后期。常见的分型有肾虚、血虚、血寒、气滞和痰湿。

1. 肾虚 先天肾气不足，或不节房事，房劳多产，损伤肾气，肾虚冲任不足，血海不能按时满溢，遂致经行错后。

2. 血虚 数伤于血，或产多乳众，病后体虚，饮食减少，化源不足，营血衰少，冲任不足，血海不能按时满溢，遂致经行错后。

3. 血寒 血寒有实寒和虚寒之分。素体阳虚，或久病伤阳，阳虚内寒，脏腑失于温养，生化失期，气虚血少，冲任不足，血海不能按时满溢，遂致经行错后。经产之时，感受寒邪，或过服寒凉，寒邪搏于冲任，血为寒凝，胞脉不畅，血行迟滞，血海不能按时满溢，遂致经行错后。

4. 气滞 素性抑郁，情志不遂，气不宣达，血为气滞，冲任不畅，气血运行迟滞。

5. 痰湿 素体肥胖，痰湿内盛，或劳逸过度，饮食不节，损伤脾气，脾失健运，痰湿内生，痰湿下注冲任，壅滞胞脉，气血运行缓慢。

二、临床表现

月经周期超过7日，连续出现2个月经周期，并有基础疾病者，有相应临床表现。

三、诊断要点

（一）诊断检查

（1）月经周期超过7日以上，并连续出现2个月经周期以上为诊断依据。其月经量和经期基本正常，也有部分患者伴月经量偏少。

（2）育龄期妇女周期延后应与妊娠鉴别，尿液妊娠试验和B超盆腔检查都可以鉴别。

（3）内分泌激素检查，可了解内分泌激素紊乱情况，常检验的激素指标如促卵泡成熟激素、促黄体生成激素等。

（二）中医辨证

1. 辨虚实 虚者，可因久病体虚，营血不足；或长期慢性失血，饮食不当，劳倦过度，损伤脾胃，生化之源不足；或素体阳虚，或久病阳衰，导致气不生血，脏腑失于温养，影响血的生化与运行，使血海不能如期满溢，而致月经后期。实者，可因外感寒邪或素体多忧思抑郁，气不宣达，可使寒凝或气滞，血行受阻，冲任气血运行欠畅，血海不能如期满溢，而致月经后期。临床辨证时，主要从月经的色、量、质地及全身证候，辨其虚实。

2. 辨证分型

（1）肾虚：经期延后，量少，色淡红，质清稀，无血块，小腹隐痛喜按，喜用热敷，腰酸乏力，小便清长，大便稀薄。面色㿠白，舌淡苔白，脉沉细弱或沉迟无力。

（2）血虚：经期延后，伴量少，色淡红，无血块，下腹隐痛，或少腹纠结疼痛，头晕眼花，心悸少寐，面色萎黄或苍白，舌质淡，脉细弱。

（3）血寒：主要指实寒，症见经期延后，量少，经色紫黯有血块，小腹冷痛拒按，得热痛减，畏寒肢冷，舌黯、苔白，脉沉紧或沉迟。

(4) 气滞：经期延后，量少，色暗红，或有血块，下腹胀痛，胸胁及乳房胀痛，苔薄，脉弦。挟瘀者，经行下腹胀痛较甚，舌质紫黯或有瘀斑。

(5) 痰湿：经期错后，量少，色淡，质黏，头晕体胖，心悸气短，脘闷恶心，带下量多，舌淡胖、苔白腻，脉滑。

四、治疗方法

本病的治疗原则，在于温经养血，活血行滞。属虚属寒者，宜温经养血；属瘀属滞者，宜活血行滞；虚实相兼者，宜分清主次而治之，并详辨冲任所虚，肝肾不足，或脾肾虚寒等而治疗。

1. 气滞

选穴：金穴（右阳池）、木穴（左阳池）、金穴（右天牖）、木穴（左天牖）、金穴（膻中）、土穴（神阙）、金穴（右归来）、木穴（左归来）、土穴（曲骨）、金穴（右天枢）、木穴（左天枢）、土穴（三阴交）、土穴（气海俞）、土穴（命门）、木穴（至阳）、木穴（太冲）、水穴（下髎）。

选穴意义：金穴（右阳池）、木穴（左阳池）属手少阳三焦经穴，三焦之原穴，可理气活血，是调节全身血液循环的重要穴位；金穴（右天牖）、木穴（左天牖）属手少阳三焦经穴，用于调经理气，可疏通经络，调畅气血；金穴（膻中）属任脉经穴，属心包经募穴，八会穴之气会，是宗气聚会之处，系任脉、足太阴脾经、足少阴肾经、手太阴肺经、手少阴心经之交会穴，任脉总任一身之阴经，为“阴脉之海”，可调理脏腑经气，平和阴阳；土穴（神阙）属任脉，可生元补气，温阳散寒；金穴（右归来）、木穴（左归来）属足阳明胃经，可理气和血，温经散寒，活血化瘀；土穴（曲骨）属任脉，为任脉足厥阴之会，可利肾培元，调经止带；金穴（右天枢）、木穴（左天枢）属足阳明胃经，为大肠之募穴，可通大肠之腑，肠腑以通为补，故可调肠腑，助胃气；土穴（三阴交）属足太阴脾经，与足三里相配，为补中焦脾胃之要穴，足之三阴交会穴，可益气和血；土穴（气海俞）属足太阳膀胱经，可调和气血，强壮腰脊；土穴（命门）属督脉，可通督脉之气，补肾气；木穴（至阳）属督脉，此穴阳气旺，可清热除湿，疏肝解郁，宽胸理气，通络止痛，调理血气；木穴（太冲）属足厥阴肝经，为原穴，又为厥阴所注为“输”，可疏肝理气，调冲任；水穴（下髎）属足太阳膀胱经穴，施以放法，可通经活络止痛。以上诸穴相配，相互滋生，又相互制化，共起理气活血、行气化滞之功，以达到治疗气滞血瘀之月经后期的目的。

操作要点：金穴（右阳池）、金穴（右天牖）、金穴（膻中）、金穴（右归来）、金穴（右天枢）性质属金，为收穴，施以收法；木穴（左阳池）、木穴（左天牖）、木穴（左归来）、木穴（左天枢）、木穴（至阳）、木穴（太冲）、水穴（下髎）性质属木、属水，为放穴，施以放法；土穴（神阙）、土穴（曲骨）、土穴（三阴交）、土穴（气海俞）、土穴（命门）性质属土，为生长穴，施以平收平放法。

操作方法：

(1) 施术者左手握受术者右手中指，右手点其金穴（右阳池）上推（收法）3次；右手握受术者左手中指，左手点木穴（左阳池）下捺（放法）3次。

（2）施术者左手点受术者金穴（右天牖）、重点（收法）1次；右手点其木穴（左天牖）轻点（放法）1次，平衡阴阳。

（3）施术者点受术者金穴（膻中）上推（收法）7次，补气；双手同时点（平收平放法）其土穴（神阙）、土穴（曲骨）固定不动1分钟，后双手分别点其金穴（右天枢）、木穴（左天枢）逆时针旋转（放法）3圈，拉第3足趾1次。

（4）施术者双手点金穴（右归来）、木穴（左归来）、金穴重点、木穴轻点。

（5）施术者点（平收平放法）受术者土穴（三阴交）顺时针旋转3圈、逆时针旋转3圈，后双手分别点其双侧木穴（太冲）固定不动1分钟。

（6）施术者左手点受术者木穴（至阳）、右手点其土穴（命门），对点7次，稳定心血。

（7）施术者点受术者土穴（气海俞）1分钟，点其水穴（下髎）1分钟，拉其双手中指1次。

2. 血寒实证

选穴：金穴（右大陵）、木穴（左大陵）、金穴（右天牖）、木穴（左天牖）、金穴（膻中）、土穴（中极）、金穴（右天枢）、木穴（左天枢）、水穴（水分）、土穴（血海）、土穴（三阴交）、土穴（气海俞）、土穴（命门）、土穴（气海）、木穴（太冲）。

选穴意义：金穴（右大陵）、木穴（左大陵）属手厥阴心包经穴，心包之原穴、输穴，可宁心安神，和营通络，舒筋理气，为经络收放疗法治疗第一要穴；金穴（右天牖）、木穴（左天牖）属手少阳三焦经穴，用于调经理气，可疏通经络，调畅气血；金穴（膻中）属任脉经穴，属心包经募穴，八会穴之气会，是宗气聚会之处，系任脉、足太阴脾经、足少阴肾经、手太阴肺经、手少阴心经之交会穴，任脉总任一身之阴经，为“阴脉之海”，可调理脏腑经气，平和阴阳；土穴（中极）属任脉，膀胱之募穴，可益肾兴阳，通经止带，清热除湿；金穴（右天枢）、木穴（左天枢）属足阳明胃经，为大肠之募穴，可通大肠之腑，肠腑以通为补，故可调肠腑，助胃气；水穴（水分）属任脉，可通调水道，健脾利湿，理气止痛；土穴（血海）属足太阴脾经穴，精血同源，使血旺则精足，可补脾养血，活血调经；土穴（三阴交）属足太阴脾经，与足三里相配，为补中焦脾胃之要穴，足之三阴交会穴，可益气和血；土穴（气海俞）属足太阳膀胱经，可调和气血，强壮腰脊；土穴（命门）属督脉，可通督脉之气，补肾气；土穴（气海）属任脉，为肓之原穴，可补肾气，固先天之本；木穴（太冲）属足厥阴肝经，为原穴，又为厥阴所注为“输”，可疏肝理气，调冲任。以上诸穴相配，相互滋生，又相互制化，共起温经散寒、活血调经之功，以达到治疗血寒实证之月经后期的目的。

操作要点：金穴（右大陵）、金穴（右天牖）、金穴（膻中）、金穴（右天枢）性质属金，为收穴，施以收法；木穴（左大陵）、木穴（左天牖）、木穴（左天枢）、木穴（太冲）、水穴（水分）性质属木、属水，为放穴，施以放法；土穴（气海）、土穴（中极）、土穴（血海）、土穴（三阴交）、土穴（气海俞）、土穴（命门）性质属土，为生长穴，施以平收平放法。

操作方法：

（1）施术者左手握受术者右手中指，右手点其金穴（右大陵）、上推（收法）3

次；左侧木穴（左大陵）轻点（放法）3次，稳定心血。

（2）施术者左手点受术者金穴（右天牖）重点3次，右手点其木穴（左天牖）轻点3次，右收左放，平衡阴阳。

（3）施术者点受术者金穴（膻中）、上推（收法）7次，补气；双手同时点（平收平放法）其土穴（气海）、土穴（中极）固定不动1分钟，轻点（放法）水穴（水分）1分钟。

（4）施术者双手分别点受术者金穴（右天枢）、木穴（左天枢）1分钟，右收左放。

（5）施术者点受术者土穴（血海）1分钟，调理血气；点（平收平放法）其土穴（三阴交），可双侧同时点1分钟。

（6）施术者双手分别点受术者双侧木穴（太冲）固定不动1分钟；后点其土穴（气海）逆时针旋转3圈通气。

（7）施术者点受术者土穴（气海俞）1分钟，点其土穴（命门）1分钟，稳定心血；拉其双手中指1次。

3. 虚寒

选穴：金穴（膻中）、金穴（右归来）、木穴（左归来）、土穴（曲骨）、金穴（右天枢）、木穴（左天枢）、土穴（血海）、土穴（三阴交）、土穴（气海俞）、土穴（命门）、土穴（气海）。

选穴意义：金穴（膻中）属任脉经穴，属心包经募穴，八会穴之气会，是宗气聚会之处，系任脉、足太阴脾经、足少阴肾经、手太阴肺经、手少阴心经之交会穴，任脉总任一身之阴经，为“阴脉之海”，可调理脏腑经气，平和阴阳；金穴（右归来）、木穴（左归来）属足阳明胃经，可理气和血，温经散寒，活血化瘀；土穴（曲骨）属任脉，为任脉足厥阴之会，可利肾培元，调经止带；金穴（右天枢）、木穴（左天枢）属足阳明胃经，为大肠之募穴，可通大肠之腑，肠腑以通为补，故可调肠腑，助胃气，理气止痛，活血散瘀；土穴（血海）属足太阴脾经穴，精血同源，使血旺则精足，可补脾养血，活血调经；土穴（三阴交）属足太阴脾经，与足三里相配，为补中焦脾胃之要穴，足之三阴交会穴，可益气和血；土穴（气海俞）属足太阳膀胱经，可调和气血，强壮腰脊；土穴（命门）属督脉，可通督脉之气，补肾气；土穴（气海）属任脉，为肓之原穴，可补肾气，固先天之本。以上诸穴相配，相互滋生，又相互制化，共起温经散寒、养血调经之功，以达到治疗虚寒型月经后期的目的。

操作要点：金穴（膻中）、金穴（右归来）、金穴（右天枢）性质属金，为收穴，施以收法；木穴（左归来）、木穴（左天枢）性质属木，为放穴，施以放法；土穴（曲骨）、土穴（血海）、土穴（三阴交）、土穴（气海俞）、土穴（命门）、土穴（气海）性质属土，为生长穴，施以平收平放法。

操作方法：

（1）施术者点受术者金穴（膻中）顺时针旋转（收法）3圈，补气；双手同时点（平收平放法）其土穴（气海）、土穴（曲骨）固定不动1分钟，疏通任脉之气。

（2）施术者双手分别点受术者金穴（右天枢）、木穴（左天枢）1分钟，金穴重点，木穴轻点，即金收木放。

(3) 施术者轻点受术者土穴（血海）1分钟，促使血液循环；点其土穴（三阴交）顺时针旋转3圈、逆时针旋转3圈，补中焦之气。

(4) 施术者左手点受术者金穴（右归来）、右手点木穴（左归来）1分钟，金穴重点，木穴轻点，即金收木放。

(5) 施术者点受术者土穴（命门）固定不动1分钟，通气，点其土穴（气海俞）1分钟，调气。

(6) 施术者同时拉受术者双侧第3足趾各1次。

4. 血虚

选穴：金穴（膻中）、土穴（中脘）、土穴（气海）、土穴（足三里）、土穴（中极）、土穴（血海）、土穴（三阴交）、土穴（气海俞）、火穴（关元）、火穴（脾俞）。

选穴意义：金穴（膻中）属任脉经穴，属心包经募穴，八会穴之气会，是宗气聚会之处，系任脉、足太阴脾经、足少阴肾经、手太阴肺经、手少阴心经之交会穴，任脉总任一身之阴经，为“阴脉之海”，可调理脏腑经气，平和阴阳；土穴（气海）属任脉，为肓之原穴，可补肾气，固先天之本；土穴（中脘）属任脉，为胃之募穴，八会穴之腑会，可和胃降逆安神；土穴（足三里）属足阳明胃经，具有补中益气、燥化脾湿、健脾和胃、扶正培元、通经活络、升降气机之功；土穴（中极）属任脉，膀胱之募穴，可益肾兴阳，通经止带，清热除湿；土穴（血海）属足太阴脾经穴，精血同源，使血旺则精足，可补脾养血，活血调经；土穴（三阴交）属足太阴脾经，与足三里相配，为补中焦脾胃之要穴，足之三阴交会穴，可益气和血；土穴（气海俞）属足太阳膀胱经，可调和气血，强壮腰脊；火穴（关元）属任脉，小肠经之募穴，是全身各脏腑器官功能活动之原始动力，生命之根本，可培补元气，温肾壮阳，益气固托；土穴（脾俞）属足太阳膀胱经，可利湿升清，健脾和胃，益气壮阳。以上诸穴相配，相互滋生，又相互制化，共起补血养血、调理冲任之功。

操作要点：土穴（中脘）、土穴（气海）、土穴（足三里）、土穴（中极）、土穴（血海）、土穴（三阴交）、土穴（气海俞）性质属土，为生长穴，施以平收平放法；金穴（膻中）、火穴（关元）、火穴（脾俞）性质属金、属火，为收穴，施以收法。

操作方法：

(1) 施术者双手同时点（平收平放法）受术者金穴（膻中）、土穴（气海）1分钟不动。

(2) 施术者左手点受术者火穴（关元）、右手点其土穴（中脘）1分钟，左手重点，右手轻点，即左收右放。

(3) 施术者点受术者双侧土穴（血海）1分钟不动，促使血液循环。

(4) 施术者左手点受术者土穴（三阴交）、右手点其土穴（足三里）固定不动1分钟，以补中焦脾胃之气；后点土穴（中极）1分钟。

(5) 双手分别点受术者火穴（脾俞）上推3下，土穴（气海俞）固定不动1分钟，为生长之穴。

(6) 施术者同时拉受术者双侧第3足趾各1次。

5. 痰湿

选穴：金穴（右阳池）、木穴（左阳池）、金穴（右天牖）、木穴（左天牖）、金穴（膻中）、金穴（右归来）、木穴（左归来）、土穴（曲骨）、金穴（右天枢）、木穴（左天枢）、土穴（血海）、土穴（三阴交）、土穴（气海）、火穴（关元）、水穴（水泉）。

选穴意义：金穴（右阳池）、木穴（左阳池）属手少阳三焦经穴，三焦之原穴，可理气活血，是调节全身血液循环的重要穴位；金穴（右天牖）、木穴（左天牖）属于手少阳三焦经穴，用于调经理气，可疏通经络，调畅气血；金穴（膻中）属任脉经穴，属心包经募穴，八会穴之气会，是宗气聚会之处，系任脉、足太阴脾经、足少阴肾经、手太阴肺经、手少阴心经之交会穴，任脉总任一身之阴经，为“阴脉之海”，可调理脏腑经气，平和阴阳；金穴（右归来）、木穴（左归来）属足阳明胃经，可理气和血，温经散寒，活血化瘀；土穴（曲骨）属任脉，为任脉足厥阴之会，可利肾培元，调经止带；金穴（右天枢）、木穴（左天枢）属足阳明胃经，为大肠之募穴，可通大肠之腑，肠腑以通为补，故可调肠腑，助胃气，理气止痛，活血散瘀；土穴（血海）属足太阴脾经穴，精血同源，使血旺则精足，可补脾养血，活血调经；土穴（三阴交）属足太阴脾经，与足三里相配，为补中焦脾胃之要穴，足之三阴交会穴，可益气和血；土穴（气海）属任脉，为肓之原穴，可补肾气，固先天之本；火穴（关元）属任脉，小肠经之募穴，是全身各脏腑器官功能活动之原始动力，生命之根本，可培补元气，温肾壮阳，益气固托；水穴（水泉）属足少阴肾经，有利湿通淋，清热益肾，调经止带之功。以上诸穴相配，相互滋生，又相互制化，共起燥湿化痰、活血调经之功，以达到治疗痰湿型月经后期的目的。

操作要点：金穴（右阳池）、金穴（右天牖）、金穴（膻中）、金穴（右归来）、金穴（右天枢）、火穴（关元）性质属金、属火，为收穴，施以收法；木穴（左阳池）、木穴（左天牖）、木穴（左归来）、木穴（左天枢）、水穴（水泉）性质属木、属水，为放穴，施以放法；土穴（气海）、土穴（曲骨）、土穴（血海）、土穴（三阴交）性质属土，为生长穴，施以平收平放法。

操作方法：

（1）施术者左手握受术者右手中指，右手点其金穴（右阳池）上推（收法）3次，点木穴（左阳池）轻点（放法）3次。为收放疗法治疗第一步。

（2）施术者左手重点（收法）受术者金穴（右天牖）3次，右手轻点（方法）其木穴（左天牖）3次，右收左放，平衡阴阳。

（3）施术者点受术者金穴（膻中）顺时针旋转3圈，补气；双手同时点（平收平放法）其土穴（气海）、土穴（曲骨）固定不动1分钟，通任脉血气。

（4）施术者双手轻点（放法）受术者金穴（右天枢）、木穴（左天枢）1分钟，土穴（气海）轻点（放法）1分钟；后点火穴（关元）顺时针旋转（收法）3圈。

（5）施术者轻点（放法）受术者土穴（血海）1分钟，促使血液循环，点（平收平放法）土穴（三阴交）顺时针旋转3圈、逆时针旋转3圈，为生长之法；后点水穴（水泉）固定不动1分钟，补肾气。

（6）施术者双手分别点受术者金穴（右归来）、木穴（左归来），金穴重点，木穴轻点，金收木放。后拉双侧第3足趾1次。

第五节 月经过多

月经周期基本正常，月经量明显多于既往者，称为“月经过多”，亦称“经水过多”。本病系有排卵型功能失调性子宫出血中的一类，多见于现代医学排卵型功能失调性子宫出血病，或者见于子宫肌瘤、盆腔炎症、子宫内膜异位症等疾病，或因宫内节育器引起的月经过多，均可按本病辨证治疗。

一、病因病机

本病主要病机是冲任不固，经血失于制约而致血量多。常见的分型有气虚、血热和血瘀三型。

1. 气虚 素体虚弱，或饮食失节，劳倦过度，大病久病，损伤脾气，中气不足，冲任不固，血失统摄，遂致经行量多。

2. 血热 素体阳盛，或恣食辛燥，感受热邪，七情过极，郁而化热，热扰冲任，迫血妄行，遂致经行量多。

3. 血瘀 素性抑郁，或愤怒过度。气滞而致血瘀，或经期产后余血未尽，感受外邪，或不禁房事，瘀血内停，瘀阻冲任，血不归经，遂致经行量多。

二、临床表现

本病临床早期症状，主要表现为排卵型功能失调性子宫出血月经量多，每个月经周期失血量多于80毫升。每位患者主观判断出血量的标准有很大差异。有报道称，在主诉月经量多的患者中，仅40%经客观测量失血量多于80毫升。有排卵型功能失调性子宫出血中月经量多者，其月经虽有紊乱，但常有规律可循。

根据临床表现及以上相关检查、经前5~9日测定血孕酮浓度有助于确定为有排卵型功能失调性子宫出血。

其他因为子宫肌瘤、盆腔炎症、子宫内膜异位症或宫内节育器引起的月经过多，有相应的临床表现。

三、诊断要点

本病的诊断不难，经量明显增多，在一定时间内能自然停止，是本病的诊断要点。但在临床上有与周期提前同时出现，如月经先期量多证，有与月经后期同时出现的，也有仅月经量多而周期正常的。如本证中出现经月经量特多，暴下如注，或下血日久不止，或伴有周期紊乱者，已成为“崩中”之证，当按崩中治疗。

辨证以月经量多而周期、经期正常为辨证要点，结合经色和经质的变化，以及全身的症状分辨虚实、寒热。通常以量多、色淡、质稀者属气虚；量多、色鲜红或紫而稠黏者属血热；色紫黑有块，伴小腹疼痛的属血瘀。同时应结合其他伴随症状审辨虚实。

1. 气虚 行经量多，色淡红，质清稀，神疲体倦，气短懒言，小腹空坠，面色㿠白，舌淡、苔薄，脉缓弱。

2. 血热 经行量多，色鲜红或深红，质黏稠，口渴饮冷，心烦多梦，尿黄便结，舌红、苔黄，脉滑数。

3. 血瘀 经行量多，色紫黯，质稠有血块，经行腹痛，或平时小腹胀痛，舌紫黯或有瘀点，脉涩有力。

四、治疗方法

本病的治疗，经期以摄血止血为主，目的在于减少出血量，防止失血过多而伤阴血。平时应安冲固冲以治本。治疗要注意经时和平时的不同，平时治本是调经，经时固冲止血需标本同治。血瘀者重在化瘀止血，气虚者应补气摄血，血热者应清热凉血止血。

（一）经络收放疗法治疗

1. 气虚

选穴：金穴（右大陵）、木穴（左大陵）、金穴（右阳池）、木穴（左阳池）、金穴（右天牖）、木穴（左天牖）、土穴（百会）、金穴（膻中）、土穴（气海）、土穴（曲骨）、土穴（血海）、土穴（三阴交）、木穴（阴包）、木穴（太冲）、木穴（至阳）、土穴（命门）。

选穴意义：金穴（右大陵）、木穴（左大陵）属手厥阴心包经穴，心包之原穴、输穴，可宁心安神，和营通络，舒筋理气，为经络收放疗法治疗第一要穴；金穴（右阳池）、木穴（左阳池）属手少阳三焦经穴，三焦之原穴，可理气活血，是调节全身血液循环的重要穴位；金穴（右天牖）、木穴（左天牖）属手少阳三焦经穴，用于调经理气，疏通经络，调畅气血；土穴（百会）属督脉之穴，督脉总督一身之阳气，可升提阳气；金穴（膻中）属任脉经穴，属心包经募穴，八会穴之一，是宗气聚会之处，系任脉、足太阴脾经、足少阴肾经、手太阴肺经、手少阴心经之交会穴，任脉总任一身之阴经，为“阴脉之海”，可调理脏腑经气，平和阴阳；土穴（气海）属任脉，为肓之原穴，可补肾气，固先天之本；土穴（曲骨）属任脉，为任脉足厥阴之会，可利肾培元，调经止带；土穴（血海）属足太阴脾经穴，精血同源，使血旺则精足；土穴（三阴交）属足太阴脾经，与足三里相配，为补中焦脾胃之要穴，足之三阴交会穴，可益气和血；木穴（阴包）属足厥阴肝经穴，可通经止痛，活血化瘀；木穴（太冲）属足厥阴肝经，为原穴，又为厥阴所注为“输”，可疏肝理气，调冲任；木穴（至阳）属督脉，此穴阳气旺，可清热除湿，疏肝解郁，宽胸理气，通络止痛，调理血气；土穴（命门）属督脉，可通督脉之气，补肾气。以上诸经腧穴相配，共起补肝肾，固冲任，调经止血之功效。

操作要点：金穴（右大陵）、金穴（右天牖）、金穴（膻中）、金穴（右阳池）性质属金，为收穴，施以收法；木穴（左大陵）、木穴（左阳池）、木穴（左天牖）、木穴（阴包）、木穴（太冲）、木穴（至阳）性质属木，为放穴，施以放法；土穴（百会）、土穴（气海）、土穴（曲骨）、土穴（血海）、土穴（三阴交）、土穴（命门）性质属土，为生长穴，施以平收平放法。

操作方法：

（1）施术者左手握受术者右手中指，右手点其金穴（右大陵）上推（收法）3次；后点其金穴（右阳池）上推（收法）3次。

（2）施术者右手握受术者左手中指，左手点其木穴（左大陵）下捺（放法）3次；后点木穴（左阳池）下捺（放法）3次。

（3）施术者点受术者土穴（百会）1分钟不动，左手点其金穴（右天牖）、右手点木穴（左天牖），右重左轻3次，平衡阴阳。

（4）施术者左手点受术者金穴（膻中）、顺时针旋转3圈，补气；右手点其土穴（气海）固定不动，补气填精，后轻点（放法）土穴（曲骨）1分钟。

（5）施术者双手分别点（平收平放）受术者双侧土穴（血海）顺时针旋转3圈、逆时针旋转3圈；后点其土穴（三阴交）固定不动1分钟，轻点（放法）木穴（阴包）、木穴（太冲）1分钟。

（6）施术者点受术者木穴（至阳）逆时针旋转3圈，点其土穴（命门）固定不动1分钟，后拉双手中指1次。

2. 血热

选穴：金穴（右阳池）、木穴（左阳池）、金穴（右天牖）、木穴（左天牖）、土穴（百会）、金穴（膻中）、土穴（气海）、土穴（曲骨）、土穴（血海）、土穴（阴陵泉）、土穴（命门）、木穴（太冲）、木穴（至阳）、土穴（中极）。

选穴意义：金穴（右阳池）、木穴（左阳池）属手少阳三焦经穴，三焦之原穴，可理气活血，是调节全身血液循环的重要穴位；金穴（右天牖）、木穴（左天牖）属手少阳三焦经穴，用于调经理气，疏通经络，调畅气血；土穴（百会）属督脉之穴，督脉总督一身之阳气，可升提阳气；金穴（膻中）属任脉经穴，属心包经募穴，八会穴之一，是宗气聚会之处，系任脉、足太阴脾经、足少阴肾经、手太阴肺经、手少阴心经之交会穴，任脉总任一身之阴经，为“阴脉之海”，可调理脏腑经气，平和阴阳；土穴（气海）属任脉，为肓之原穴，可补肾气，固先天之本；土穴（曲骨）属任脉，为任脉足厥阴之会，可利肾培元，调经止带；土穴（血海）属足太阴脾经穴，精血同源，使血旺则精足；土穴（阴陵泉）属足太阴脾经，为脾经之合穴，可健脾化湿，通利三焦，益气养血；土穴（命门）属督脉，可通督脉之气，补肾气；木穴（太冲）属足厥阴肝经，为原穴，又为厥阴所注为“输”，可疏肝理气，调冲任；木穴（至阳）属督脉，此穴阳气旺，可清热除湿，疏肝解郁，宽胸理气，通络止痛，调理血气；土穴（中极）属任脉，膀胱之募穴，可益肾兴阳，通经止带，清热除湿。以上诸经腧穴相配，共起解郁泻火，清热利湿，调理冲任二气之功效。

操作要点：金穴（右阳池）、金穴（右天牖）、金穴（膻中）性质属金，为收穴，施以收法；木穴（左阳池）、木穴（左天牖）、木穴（太冲）、木穴（至阳）性质属木，为放穴，施以放法；土穴（百会）、土穴（气海）、土穴（曲骨）、土穴（血海）、土穴（阴陵泉）、土穴（命门）、土穴（中极）性质属土，为生长穴，施以平收平放法。

操作方法：

（1）施术者左手握受术者右手中指，右手点其金穴（右阳池）上推（收法）3次；

后点木穴（左阳池）轻点（放法）3次，金穴重点、木穴轻点，金收木放。

（2）施术者双手分别点受术者金穴（右天牖）、木穴（左天牖），金穴重点、木穴轻点，金收木放，平衡阴阳。后点其土穴（百会）1分钟不动。

（3）施术者双手分别点受术者金穴（膻中）、土穴（气海），顺时针旋转（收法）3圈，补气；后双手分别点其土穴（中极）、土穴（曲骨）固定不动1分钟。

（4）施术者点受术者土穴（血海）固定不动1分钟，促使血液循环，点其土穴（阴陵泉）固定不动1分钟为生长之法。

（5）施术者双手轻点（放法）受术者双侧木穴（太冲）1分钟，拉其第3足趾1次。

（6）施术者左手点受术者木穴（至阳）、右手点其土穴（命门）1分钟，拉双手中指1次。

3. 血瘀

选穴：金穴（右大陵）、木穴（左大陵）、金穴（右天牖）、木穴（左天牖）、金穴（膻中）、土穴（气海）、土穴（曲骨）、水穴（左天枢）、火穴（右天枢）、金穴（右章门）、木穴（左章门）、水穴（水分）、土穴（三阴交）、木穴（太冲）、土穴（膈俞）、水穴（肝俞）、土穴（命门）。

选穴意义：金穴（右大陵）、木穴（左大陵）属手厥阴心包经穴，心包之原穴、输穴，可宁心安神，和营通络，舒筋理气，为经络收放疗法治疗第一要穴；金穴（右天牖）、木穴（左天牖）属手少阳三焦经穴，用于调经理气，疏通经络，调畅气血；金穴（膻中）属任脉经穴，属心包经募穴，八会穴之一，是宗气聚会之处，系任脉、足太阴脾经、足少阴肾经、手太阴肺经、手少阴心经之交会穴，任脉总任一身之阴经，为“阴脉之海”，可调理脏腑经气，平和阴阳；土穴（气海）属任脉，为肓之原穴，可补肾气，固先天之本；土穴（曲骨）属任脉，为任脉足厥阴之会，可利肾培元，调经止带；水穴（左天枢）、火穴（右天枢）属足阳明胃经，为大肠之募穴，可通大肠之腑，肠腑以通为补，故可调肠腑，助胃气；金穴（右章门）、木穴（左章门）为脾之募穴，八会穴之一，脏会章门为足厥阴肝经与足少阴胆经交会穴，有疏调肝脾，清热利湿，活血化瘀之功；水穴（水分）属任脉，可通调水道，健脾利湿，理气止痛；土穴（三阴交）属足太阴脾经，与足三里相配，为补中焦脾胃之要穴，足之三阴交会穴，可益气和血；木穴（太冲）属足厥阴肝经，为原穴，又为厥阴所注为“输”，可疏肝理气，调冲任；水穴（肝俞）属足太阳膀胱经，肝之背俞穴，为肝之经气输注之处，有疏肝利胆，理气明目的作用；土穴（膈俞）属足太阳膀胱经，为八会穴之血会，可养血活血，理血化瘀；土穴（命门）属督脉，可通督脉之气，补肾气。以上诸经腧穴相配，共起活血祛瘀，行气化滞，调摄冲任之功效。

操作要点：金穴（右大陵）、金穴（右天牖）、金穴（膻中）、金穴（右章门）性质属金，为收穴，施以收法；木穴（左大陵）、木穴（左天牖）、木穴（左章门）、木穴（太冲）、水穴（左天枢）、水穴（水分）、水穴（肝俞）性质属木、属水，为放穴，施以放法；土穴（三阴交）、土穴（膈俞）、土穴（命门）、土穴（曲骨）、土穴（气海）、火穴（右天枢）性质属土、属火，为生长穴，施以平收平放法。

操作方法：

（1）施术者左手握受术者右手中指，右手点其金穴（右大陵）上推（收法）3次；后点木穴（左大陵）轻点（放法）3次，金穴重点、木穴轻点，金收木放。

（2）施术者双手分别点受术者金穴（右天牖）、木穴（左天牖），金穴重点（收法）3次，木穴轻点（放法）3次，平衡阴阳。

（3）施术者点受术者金穴（膻中）顺时针旋转3圈，补气；后双手分别点其土穴（气海）、土穴（曲骨）固定不动1分钟。

（4）施术者双手分别点受术者水穴（左天枢）、火穴（右天枢）轻点1分钟用放法，益气通经；后点其金穴（右章门）、木穴（左章门）固定不动1分钟，为生长法，调理五脏气血。

（5）施术者轻点受术者水穴（水分）1分钟，以通任脉血气；左手点其土穴（三阴交）、右手点木穴（太冲）固定不动1分钟（平收平放），调经止痛。

（6）施术者点受术者土穴（膈俞）固定不动，调理全身血气，轻点（放法）其水穴（肝俞），行气活血；后点土穴（命门）固定不动1分钟，拉双手中指1次。

（二）推拿治疗

1. 气虚

（1）取仰卧位，用拇指指腹端用力按揉两下肢足三里各3分钟，以酸胀为度。

（2）取俯卧位，用双手分推法自下而上推夹脊穴5分钟；再用空心拳叩击八髎3分钟。

（3）用一指禅推法推背部两侧肾俞、脾俞、关元俞及腰阳关、命门各1分钟。

2. 血热

（1）取仰卧位，两腿分开，用双手拇指、示指捏拿大腿两侧肌肉5分钟。

（2）取俯卧位，用小鱼际擦两脚底涌泉穴各2分钟。

3. 血瘀 取膈俞、血海、膻中等穴，用活血化瘀，推血行气手法，有一定疗效。

第六节 月经过少

月经周期基本正常，月经量明显少于既往，经期不足2日，甚或点滴即净者，称“月经过少”，亦称“经水涩少，经量过少”。

本病相当于西医学性腺功能低下、子宫内膜结核、炎症或刮宫过深等引起的月经过少。

月经过少伴月经后期者，可发展为闭经。本病属器质性病变者，病程较长，疗效较差。

一、病因病机

月经过少的病因病机有虚有实。虚者多因素体虚弱，大病、久病、失血或饮食劳倦伤脾，或房劳伤肾，而使血海亏虚，经量减少；实者多由瘀血内停，或痰湿壅滞，经脉阻滞，血行不畅，经血减少。主要病机为精亏血少，冲任气血不足，或寒凝瘀阻，气血不畅，血海不足而致。常见的类型有肾虚、血虚、血寒、血瘀和痰湿。

1. 肾虚　先天禀赋不足，或房劳久病，损伤肾气，或屡次堕胎，伤精耗气，肾精损，肾气不足，冲任亏虚，血海不足，遂致月经量少。

2. 血虚　数伤于血，大病久病，营血亏虚，或饮食劳倦，思虑过度，损伤脾气，脾虚化源不足，冲任气血亏虚，血海不充，致经行量少。

3. 血寒　经期产后，感受寒邪，或过食生冷，寒邪伏于冲任，血为寒滞，运行不畅，致经行量少。

4. 血瘀　经期产后，余血未净之际，七情内伤，气滞血瘀，或感受邪气，邪与血结，瘀滞冲任，气血运行不畅，致经行量少。

5. 痰湿　素多痰湿，或脾失健运，湿聚成痰，痰阻经脉，血不畅行，致经量减少。

二、临床表现

月经周期基本正常，经量明显减少，甚至点滴即净，或经期缩短不足 2 日，经量也少者，称为月经过少，又称经水涩少。一般认为经量少于 30 毫升，即为月经过少。如伴有其他疾病，则有相关的临床表现。

三、诊断要点

（一）诊断检查

1. 月经周期基本正常　经量明显减少，甚或点滴即净，为本病的诊断要点，且常与月经后期并见。

2. 妇科检查　内、外生殖器有无特殊异常情况，如果为多囊卵巢综合征者，双侧卵巢稍增大；子宫内膜异位症者一侧或双侧卵巢增大，呈囊性，与子宫粘连，子宫体固定后倾，子宫峡部可扪及结节。

3. 盆腔 B 超（或阴道 B 超）　对诊断流产、宫外孕、子宫内膜异位症和多囊卵巢综合征、宫腔粘连等有参考价值。

4. 血内分泌检查　检查项目如生殖激素六项，即 T（睾酮）、PRL（催乳素）、FSH（促卵泡生成激素）、LH（促黄体生成素）、E_2（雌二醇）、P（孕酮）等，对诊断多囊卵巢综合征、卵巢早衰、无排卵功血等有参考价值。

（三）中医辨证

以经量的明显减少而周期正常为辨证要点，也可伴有经期缩短。临床主要从色、质及有无腹痛以辨虚实。一般以色淡、质清、腹无胀痛者为虚；色紫黯有血块，腹痛拒按者为血瘀；色紫黯有血块，腹冷痛，手足不温者为血寒；色淡红、质黏腻如痰者为痰湿。经量逐渐减少者多属虚；突然减少者多属实。临证应结合全身证候详细辨证。主要证候分述如下。

1. 肾虚　经来量少，不日即净，或点滴即止，血色淡黯，质稀，腰酸腿软，头晕耳鸣，小便频数，舌淡苔薄，脉沉细。

2. 血虚　经来量少，不日即净，或点滴即止，经色淡红，质稀，头晕眼花，心悸失眠，皮肤不润，面色萎黄，舌淡苔薄，脉细无力。

3. 血寒 经行量少，色黯红，小腹冷痛，得热痛减，畏寒肢冷，面色青白，舌黯苔白，脉沉紧。

4. 血瘀 经行涩少，色紫黑有块，小腹刺痛拒按，血块下后痛减，或胸胁胀痛，舌紫黯，或有瘀斑紫点，脉涩有力。

5. 痰湿 月经量少，色淡红，质黏腻如痰，形体肥胖，胸闷呕恶，带多黏腻。舌胖苔白腻，脉滑。

四、治疗方法

治疗以补虚泻实为基本原则，虚证者重在补肾益精，濡养精血，或补血益气以滋经血之源；实证者重在温经行滞，或祛瘀行血以通调冲任。本病虚多实少，即使是瘀滞亦兼有气血不足，慎不可恣投攻破，以免再伤气血，从而使经血难复。经络收放疗法治疗具体治法分述如下：

1. 肾虚

选穴：金穴（右大陵）、木穴（左大陵）、金穴（右阳池）、木穴（左阳池）、金穴（右天牖）、木穴（左天牖）、土穴（百会）、金穴（膻中）、土穴（气海）、土穴（曲骨）、土穴（血海）、土穴（三阴交）、木穴（阴包）、木穴（太冲）、木穴（至阳）、土穴（命门）。

选穴意义：金穴（右大陵）、木穴（左大陵）属手厥阴心包经穴，心包之原穴、输穴，可宁心安神，和营通络，舒筋理气，为经络收放疗法治疗第一要穴；金穴（右阳池）、木穴（左阳池）属手少阳三焦经穴，三焦之原穴，可理气活血，是调节全身血液循环的重要穴位；金穴（右天牖）、木穴（左天牖）属手少阳三焦经穴，用于调经理气，可疏通经络，调畅气血；土穴（百会）属督脉之穴，督脉总督一身之阳气，可升提阳气；金穴（膻中）属任脉经穴，属心包经募穴，八会穴之一，是宗气聚会之处，系任脉、足太阴脾经、足少阴肾经、手太阴肺经、手少阴心经之交会穴，任脉总任一身之阴经，为“阴脉之海”，可调理脏腑经气，平和阴阳；土穴（气海）属任脉，为肓之原穴，可补肾气，固先天之本；土穴（曲骨）属任脉，为任脉足厥阴之会，可利肾培元，调经止带；土穴（血海）属足太阴脾经穴，精血同源，使血旺则精足；土穴（三阴交）属足太阴脾经，与足三里相配，为补中焦脾胃之要穴，足之三阴交会穴，可益气和血；木穴（阴包）属足厥阴肝经穴，可通经止痛，活血化瘀；木穴（太冲）属足厥阴肝经，为原穴，又为厥阴所注为“输”，可疏肝理气，调冲任；木穴（至阳）属督脉，此穴阳气旺，有清热除湿，疏肝解郁，宽胸理气，通络止痛，调理血气之效；土穴（命门）属督脉，可通督脉之气，补肾气。全方以上诸经腧穴相配，共有调达冲任，养血调经之功效。

操作要点：金穴（右大陵）、金穴（右天牖）、金穴（膻中）、金穴（右阳池）性质属金，为收穴，施以收法；木穴（左大陵）、木穴（左阳池）、木穴（左天牖）、木穴（阴包）、木穴（太冲）、木穴（至阳）性质属木，为放穴，施以放法；土穴（百会）、土穴（气海）、土穴（曲骨）、土穴（血海）、土穴（三阴交）、土穴（命门）性质属土，为生长穴，施以平收平放法。

操作方法：

(1) 施术者左手握受术者右手中指，右手点其金穴（右大陵）上推（收法）3 次；后点金穴（右阳池）上推（收法）3 次。换左手治疗，手法同右手。

(2) 施术者点土穴（百会）1 分钟不动，左手点金穴（右天牖）、右手点木穴（左天牖），右重左轻 3 次，平衡阴阳。

(3) 施术者左手点金穴（膻中）顺时针旋转 3 圈补气，右手点土穴（气海）固定不动，补气填精，后轻点（放法）土穴（曲骨）1 分钟。

(4) 施术者轻点（平收平放法）双侧土穴（血海）顺时针旋转 3 圈、逆时针旋转 3 圈；后点土穴（三阴交）固定不动 1 分钟，轻点（放法）木穴（阴包）、木穴（太冲）1 分钟。

(5) 施术者点木穴（至阳）逆时针旋转 3 圈，点其土穴（命门）固定不动 1 分钟，后拉双手中指 1 次。

2. 血虚

选穴：金穴（右阳池）、木穴（左阳池）、金穴（右天牖）、木穴（左天牖）、土穴（中脘）、土穴（关元）、土穴（气海）、土穴（足三里）、土穴（太溪）、水穴（天枢）、土穴（膈俞）、水穴（肝俞）、火穴（脾俞）、土穴（气海俞）。

选穴意义：金穴（右阳池）、木穴（左阳池）属手少阳三焦经穴，三焦之原穴，可理气活血，是调节全身血液循环的重要穴位；金穴（右天牖）、木穴（左天牖）属手少阳三焦经穴，用于调经理气，疏通经络，调畅气血；土穴（中脘）属任脉，为胃之募穴，八会穴之腑会，可和胃降逆安神；土穴（关元）属任脉，小肠经之募穴，是全身各脏腑器官功能活动之原始动力，生命之根本，可培补元气，温肾壮阳，益气固托。土穴（气海）属任脉，为肓之原穴，可补肾气，固先天之本；土穴（足三里）属足阳明胃经，具有补中益气、燥化脾湿、健脾和胃、扶正培元、通经活络、升降气机之功；土穴（太溪）属足少阴肾经，为肾经之原穴，可清热生气，滋阴补肾，调理冲任；水穴（天枢）属足阳明胃经，为大肠之募穴，可通大肠之腑，肠腑以通为补，故可调肠腑，助胃气；土穴（膈俞）属足太阳膀胱经，为八会穴之血会，可养血活血，理血化瘀；水穴（肝俞）属足太阳膀胱经，肝之背俞穴，为肝之经气输注之处，有疏肝利胆、理气明目的作用；火穴（脾俞）属足太阳膀胱经，可利湿升清，健脾和胃，益气壮阳；土穴（气海俞）属足太阳膀胱经，可调和气血，强壮腰脊。全方取手少阳三焦经与任脉、足阳明胃经、足少阴肾经、足太阳膀胱经腧穴穴位，可气血同调，达到益气养血之功。

操作要点：金穴（右阳池）、金穴（右天牖）、火穴（脾俞）性质属金、属火，为收穴，施以收法；木穴（左阳池）、木穴（左天牖）、水穴（天枢）、水穴（肝俞）性质属木、属水，为放穴，施以放法；土穴（中脘）、土穴（关元）、土穴（气海）、土穴（足三里）、土穴（太溪）、土穴（膈俞）、土穴（气海俞）性质属土，为生长穴，施以平收平放法。

操作方法：

(1) 施术者左手握受术者右手中指，右手点其金穴（右阳池）上推（收法）3 次；

后点其木穴（左阳池）轻点（放法）3次，右收左放，为收放疗法治疗第一步。

（2）施术者双手分别点受术者金穴（右天牖）、木穴（左天牖），金穴重点（收法）3次、木穴轻点（放法）3次，平衡阴阳。

（3）施术者点受术者土穴（中脘）、土穴（关元）固定不动1分钟，为生长之法，补益气血，土穴（气海）用生长之手法补元气；后轻点（放法）其水穴（双天枢）1分钟。

（4）施术者点受术者土穴（足三里）固定不动1分钟，土穴（太溪）用生长之法温养肾气。

（5）施术者点受术者土穴（膈俞）固定不动1分钟，补血活血，水穴（肝俞）轻点3次，补肝血。

（6）施术者点受术者火穴（脾俞）上推（收法）7次，益气活血；后点其土穴（气海俞）固定不动1分钟，调气，拉其双侧第3足趾各1次。

3. 血寒

选穴：金穴（右大陵）、木穴（左大陵）、金穴（右天牖）、木穴（左天牖）、金穴（膻中）、土穴（气海）、土穴（曲骨）、水穴（左天枢）、火穴（右天枢）、水穴（水分）、土穴（命门）、土穴（血海）、土穴（太白）。

选穴意义：金穴（左大陵）、木穴（右大陵）属手厥阴心包经穴，心包之原穴、输穴，可宁心安神，和营通络，舒筋理气，为经络收放疗法治疗第一要穴；金穴（右天牖）、木穴（左天牖）属手少阳三焦经穴，用于调经理气，疏通经络，调畅气血；金穴（膻中）属任脉经穴，属心包经募穴，八会穴之一，是宗气聚会之处，系任脉、足太阴脾经、足少阴肾经、手太阴肺经、手少阴心经之交会穴，任脉总任一身之阴经，为“阴脉之海”，可调理脏腑经气，平和阴阳；土穴（气海）属任脉，为肓之原穴，可补肾气，固先天之本；土穴（曲骨）属任脉，为任脉足厥阴之会，可利肾培元，调经止带；水穴（左天枢）、火穴（右天枢）属足阳明胃经，为大肠之募穴，可通大肠之腑，肠腑以通为补，故可调肠腑，助胃气；水穴（水分）属任脉，可通调水道，健脾利湿，理气止痛；土穴（命门）属督脉，可通督脉之气，补肾气；土穴（血海）属足太阴脾经穴，精血同源，使血旺则精足；土穴（太白）属足太阴脾经，为脾经之原穴，可健脾和胃，祛除寒湿。全方金、木、火、水、土相配，是治疗血寒型的要方。

操作要点：金穴（右大陵）、金穴（右天牖）、金穴（膻中）、火穴（右天枢）性质属金，为收穴，施以收法；木穴（左大陵）、木穴（左天牖）、水穴（左天枢）、水穴（水分）性质属木、属水，为放穴，施以放法；土穴（气海）、土穴（命门）、土穴（血海）、土穴（太白）、土穴（曲骨）性质属土，为生长穴，施以平收平放法。

操作方法：

（1）施术者左手握受术者右手中指，右手点其金穴（右大陵）上推（收法）3次；后点木穴（左大陵）轻点（放法）3次，金穴重点、木穴轻点，金收木放。

（2）施术者双手分别点受术者金穴（右天牖）、木穴（左天牖），金穴重点（收法）3次，木穴轻点（放法）3次，平衡阴阳。

（3）施术者点受术者金穴（膻中）顺时针旋转（收法）3圈，补气；后轻点（放法）其土穴（气海）3次，通任益气；后点土穴（曲骨）固定不动1分钟，轻点（放法）水穴（水分）3次，通任脉之血气。

(4) 施术者双手轻点（放法）受术者水穴（左天枢）、火穴（右天枢）各3次，益气通经，拉第3足趾1次；后轻点其土穴（太白）3次，活血通经。

(5) 施术者双手同时点受术者双侧土穴（血海）固定不动1分钟，生长之法，滋阴活血。

(6) 施术者点受术者土穴（命门）固定不动1分钟，生长之法，以通督脉之血气，拉双手中指1次。

4. 血瘀

选穴：金穴（右阳池）、木穴（左阳池）、金穴（右天牖）、木穴（左天牖）、金穴（膻中）、土穴（气海）、土穴（曲骨）、水穴（左天枢）、火穴（右天枢）、金穴（右章门）、木穴（左章门）、水穴（水分）、土穴（三阴交）、木穴（太冲）、土穴（膈俞）、水穴（肝俞）、土穴（命门）。

选穴意义：金穴（右阳池）、木穴（左阳池）属手少阳三焦经穴，三焦之原穴，可理气活血，是调节全身血液循环的重要穴位；金穴（右天牖）、木穴（左天牖）属手少阳三焦经穴，用于调经理气，疏通经络，调畅气血；金穴（膻中）属任脉经穴，属心包经募穴，八会穴之一，是宗气聚会之处，系任脉、足太阴脾经、足少阴肾经、手太阴肺经、手少阴心经之交会穴，任脉总任一身之阴经，为“阴脉之海”，可调理脏腑经气，平和阴阳；土穴（气海）属任脉，为肓之原穴，可补肾气，固先天之本；土穴（曲骨）属任脉，为任脉足厥阴之会，可利肾培元，调经止带；水穴（左天枢）、火穴（右天枢）属足阳明胃经，为大肠之募穴，可通大肠之腑，肠腑以通为补，故可调肠腑，助胃气；金穴（右章门）、木穴（左章门）为脾之募穴，八会穴之一，脏会章门为足厥阴肝经与足少阴胆经交会穴，有疏调肝脾，清热利湿，活血化瘀之功；水穴（水分）属任脉，可通调水道，健脾利湿，理气止痛；土穴（三阴交）属足太阴脾经，与足三里相配，为补中焦脾胃之要穴，足之三阴交会穴，可益气和血；木穴（太冲）属足厥阴肝经，为原穴，又为厥阴所注为“输”，可疏肝理气，调冲任；水穴（肝俞）属足太阳膀胱经，肝之背俞穴，为肝之经气输注之处，有疏肝利胆，理气明目的作用；土穴（膈俞）属足太阳膀胱经，为八会穴之血会，可养血活血，理血化瘀；土穴（命门）属督脉，可通督脉之气，补肾气。以上诸穴相配，相互滋生，又相互制化，共起活血化瘀，通经止痛之功，以达到治疗血瘀之月经过少的目的。

操作要点：金穴（右阳池）、金穴（右天牖）、金穴（膻中）、金穴（右章门）、火穴（右天枢）性质属金、属火，为收穴，施以收法；木穴（左阳池）、木穴（左天牖）、木穴（左章门）、木穴（太冲）、水穴（左天枢）、水穴（水分）、水穴（肝俞）性质属木、属水，为放穴，施以放法；土穴（三阴交）、土穴（膈俞）、土穴（命门）、土穴（气海）、土穴（曲骨）性质属土，为生长穴，施以平收平放法。

操作方法：

(1) 施术者左手握受术者右手中指，右手点其金穴（右阳池）上推（收法）3次；后轻点（放法）其木穴（左阳池）3次，左收右放。

(2) 施术者双手分别点受术者金穴（右天牖）、木穴（左天牖），金穴重点3次，木穴轻点 3 次，平衡阴阳。

(3) 施术者点受术者金穴（膻中）顺时针旋转（收法）3 圈，补气；点其土穴（气海）轻点（放法）3 次，点土穴（曲骨）固定不动 1 分钟；后点金穴（右章门）、木穴（左章门）双手分别点按不动 1 分钟，调理五脏气血。

(4) 施术者双手轻点（放法）受术者水穴（左天枢）、火穴（右天枢）3 次，益气通经，轻点（放法）水穴（水分）1 分钟，以通任脉血气；后点土穴（命门）固定不动 1 分钟，以通督脉之血气。

(5) 施术者左手点受术者土穴（三阴交）、右手点木穴（太冲）固定不动 1 分钟（平收平放法），调经止痛。

(6) 施术者点受术者土穴（膈俞）固定不动，调理全身血气，轻点（放法）水穴（肝俞）3 次，行气活血。

5. 痰湿

选穴：金穴（右大陵）、木穴（左大陵）、金穴（右天牖）、木穴（左天牖）、土穴（中极）、水穴（次髎）、水穴（地机）、土穴（合谷）、土穴（阴陵泉）。

选穴意义：金穴（左大陵）、木穴（右大陵）属手厥阴心包经穴，心包之原穴、输穴，可宁心安神，和营通络，舒筋理气，为经络收放疗法治疗第一要穴；金穴（右天牖）、木穴（左天牖）属手少阳三焦经穴，用于调经理气，疏通经络，调畅气血；土穴（中极）属任脉，膀胱之募穴，可益肾兴阳，通经止带，清热除湿；水穴（次髎）属足太阳膀胱经，可疏导水液，健脾除湿；水穴（地机）属足太阴脾经，脾之郄穴，可健脾渗湿，调经止带；土穴（合谷）属手阳明大肠经，可清热开窍，通降肠胃，通络止痛；土穴（阴陵泉）属足太阴脾经，为脾经之合穴，可健脾化湿，通利三焦，益气养血。以上诸经腧穴相配，共同起到清热利湿，调理冲任而止痛之功效。

操作要点：金穴（右大陵）、金穴（右天牖）性质属金，为收穴，施以收法；木穴（左大陵）、木穴（左天牖）、水穴（次髎）、水穴（地机）性质属木、属水，为放穴，施以放法；土穴（合谷）、土穴（阴陵泉）、土穴（中极）性质属土，为生长穴，施以平收平放法。

操作方法：

(1) 施术者左手握受术者右手中指，右手点其金穴（右大陵）上推（收法）3 次；后点木穴（左大陵）轻点（放法）3 次，左收右放。

(2) 施术者双手分别点受术者金穴（右天牖）、木穴（左天牖），金穴重点 3 次，木穴轻点 3 次，平衡阴阳。

(3) 施术者点受术者双侧土穴（合谷）1 分钟，固定不动（生长）；点其土穴（中极）顺时针旋转（收法）3 圈，调理冲任之气。

(4) 施术者轻点（放法）受术者水穴（地机）3 次；水穴（次髎）轻点（放法）3 次，可利湿清热。

(5) 施术者同时点受术者双侧土穴（阴陵泉）固定不动 1 分钟，后拉双手中指 1 次，稳定心血。

附录

附录 1　十二经脉腧穴及奇经八脉穴之定位

第一节　十二经脉腧穴

一、手太阴肺经腧穴

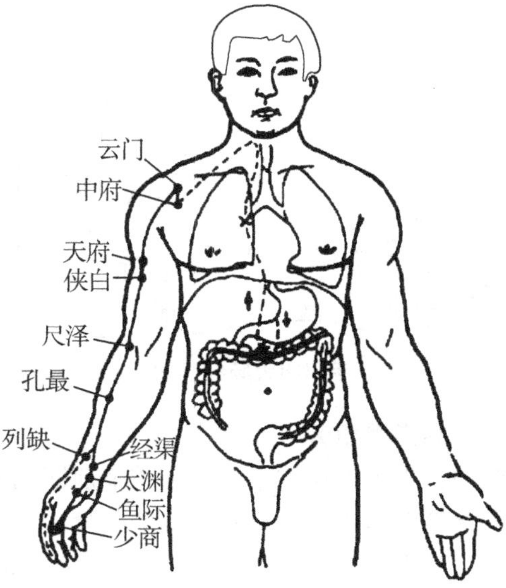

手太阴肺经腧穴

中府（肺之募穴）　在胸外上方，前正中线旁开 6 寸，平第 1 肋间隙处。

云门　在胸外侧部，肩胛骨喙突上方，前正中线旁开 6 寸，锁骨下窝凹陷处。

天府　在肱二头肌桡侧缘，腋前纹头下 3 寸处。

侠白　在肱二头肌桡侧缘，腋前纹头下 4 寸，或肘横纹上 5 寸处。

尺泽（合穴） 在肘横纹中，肱二头肌腱桡侧凹陷处。

孔最（郄穴） 在尺泽穴与太渊穴连线上，腕横纹上 7 寸处。

列缺（络穴；八脉交会穴；通于任脉） 在桡骨茎突上方，腕横纹上 1.5 寸，当肱桡肌与拇长展肌腱之间。

经渠 在桡骨茎突与桡动脉之间凹陷处，腕横纹上 1 寸。

太渊（输穴；原穴；八会穴之脉会） 在掌后腕横纹桡侧，桡动脉的桡侧凹陷中。

鱼际（荥穴） 第 1 掌骨中点，赤白肉际处。

少商（井穴） 在拇指桡侧指甲角旁 0.1 寸。

二、手阳明大肠经腧穴

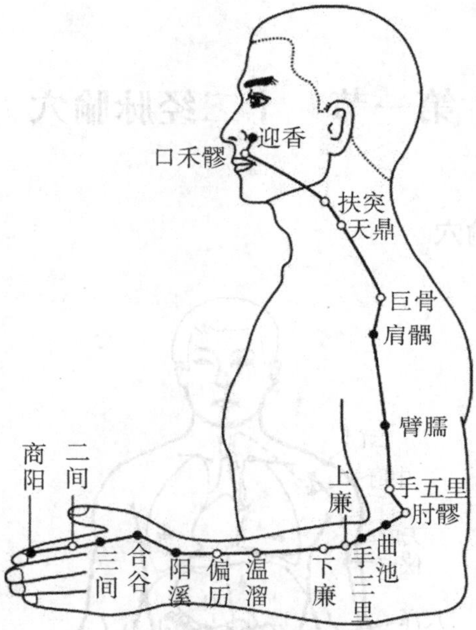

手阳明大肠经腧穴

商阳（井穴） 示指桡侧指甲角旁 0.1 寸。

二间（荥穴） 微握拳，当示指桡侧第 2 掌指关节前凹陷中。

三间（输穴） 在手背第 2 掌指关节桡侧近端凹陷处。

合谷（原穴） 在手背第 1、第 2 掌骨间，当第 2 掌骨桡侧的中点处。

阳溪（经穴） 在腕背横纹桡侧，当拇短伸肌腱与拇长伸肌腱之间的凹陷中。

偏历（络穴） 屈肘，在阳溪与曲池连线上，腕横纹上 3 寸处。

温溜（郄穴） 屈肘，在阳溪与曲池连线上，腕横纹上 5 寸处。

下廉 在阳溪与曲池连线上，肘横纹下 4 寸处。

上廉 在阳溪与曲池连线上，肘横纹下 3 寸处。

手三里 在阳溪与曲池连线上，肘横纹下 2 寸处。

曲池（合穴） 屈肘成直角，在肘横纹外侧端与肱骨外上髁连线中点。

肘髎 屈肘，曲池外上方1寸，当肱骨边缘处。

手五里 在曲池与肩髃连线上，曲池上3寸处。

臂臑 在曲池与肩髃连线上，曲池上7寸，三角肌止点处。

肩髃 在肩峰端下缘，当肩峰与肱骨大结节之间，三角肌上部中央。臂外展或平举时，肩部出现两个凹陷，当肩峰前下方凹陷处。

巨骨 在锁骨肩峰端与肩胛冈之间凹陷处。

天鼎 在胸锁乳突肌后缘，扶突穴直下1寸。

扶突 在喉结旁约3寸，当胸锁乳突肌的胸骨头与锁骨头之间。

口禾髎 在上唇部，鼻孔外缘直下，平水沟。

迎香 在鼻翼外缘中点旁开约0.5寸，当鼻唇沟中。

三、足阳明胃经腧穴

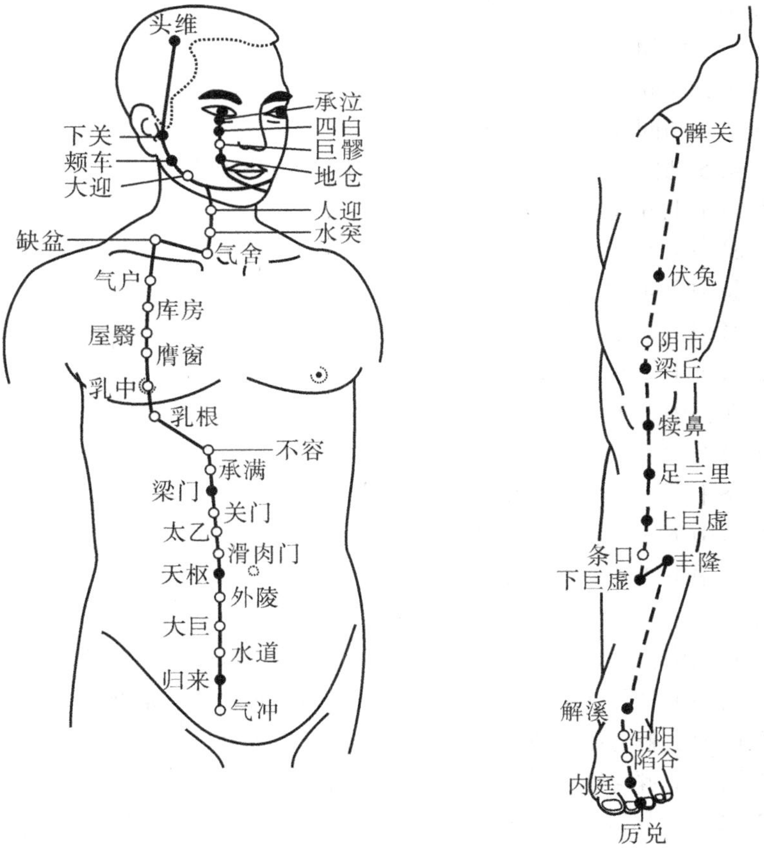

足阳明胃经腧穴

承泣 目正视，瞳孔直下，当眼球与眶下缘之间。

四白 目正视，瞳孔直下，当眶下孔凹陷处。

巨髎 目正视，瞳孔直下，平鼻翼下缘处，当鼻唇沟外侧。

地仓 口角旁约 0.4 寸，上直对瞳孔。

大迎 在下颌角前下方约 1.3 寸，咬肌附着部前缘。当闭口鼓气时，下颌角前下方出现一沟形的凹陷中取穴。

颊车 在下颌角前上方约一横指，按之凹陷处，当咀嚼时咬肌隆起最高点处。

下关 在耳屏前，下颌骨髁状突前方，当颧弓与下颌切迹所形成的凹陷中。合口有孔，张口即闭，宜闭口取穴。

头维 当额角发际上 0.5 寸，头正中线旁开 4.5 寸处。

人迎 在喉结旁 1.5 寸，在胸锁乳突肌的前缘，颈总动脉之后。

水突 在颈部，当人迎穴与气舍穴连线的中点，胸锁乳突肌的前缘。

气舍 在人迎直下，在锁骨内侧端的上缘，胸锁乳突肌的胸骨头与锁骨头之间。

缺盆 在锁骨上窝中央，前正中线旁开 4 寸。

气户 在锁骨下缘，前正中线旁开 4 寸。

库房 在第 1 肋间隙，前正中线旁开 4 寸。

屋翳 在第 2 肋间隙，前正中线旁 4 寸。

膺窗 在第 3 肋间隙，前正中线旁开 4 寸。

乳中 在第 4 肋间隙，乳头中央。

乳根 在第 5 肋间隙，当乳头直下，前正中线旁开 4 寸。

不容 在脐中上 6 寸，前正中线旁开 2 寸。

承满 在脐中上 5 寸，前正中线旁开 2 寸。

梁门 在脐中上 4 寸，前正中线旁开 2 寸。

关门 在脐中上 3 寸，前正中线旁开 2 寸。

太乙 在脐中上 2 寸，前正中线旁开 2 寸。

滑肉门 在脐中上 1 寸，前正中线旁开 2 寸。

天枢（大肠募穴） 在脐中旁开 2 寸。

外陵 在脐中下 1 寸，前正中线旁开 2 寸。

大巨 在脐中下 2 寸，前正中线旁开 2 寸。

水道 在脐中下 3 寸，前正中线旁开 2 寸。

归来 在脐中下 4 寸，前正中线旁开 2 寸。

气冲 在腹股沟稍上方，脐中下 5 寸，前正中线旁开 2 寸。

髀关 在髂前上棘与髌骨外上缘连线上，屈髋时平会阴，居缝匠肌外侧凹陷处。

伏兔 在髂前上棘与髌骨外上缘连线上，髌骨外上缘上 6 寸。

阴市 在髂前上棘与髌骨外上缘连线上，髌骨外上缘上 3 寸。

梁丘（郄穴） 屈膝，在髂前上棘与髌骨外上缘连线上，髌骨外上缘上 2 寸。

犊鼻 屈膝，在髌韧带外侧凹陷中。又名外膝眼。

足三里（合穴；胃之下合穴） 在犊鼻下 3 寸，胫骨前嵴外一横指处。

上巨虚（大肠下合穴） 在犊鼻穴下 6 寸，足三里穴下 3 寸。

条口 在上巨虚下 2 寸。

下巨虚（小肠下合穴）　在上巨虚下3寸。
丰隆（络穴）　在外踝尖上8寸，条口外1寸，胫骨前嵴外二横指处。
解溪（经穴）　足背踝关节横纹中央凹陷处，当踇长伸肌腱与趾长伸肌腱之间。
冲阳（原穴）　在足背最高处，当踇长伸肌腱和趾长伸肌腱之间，足背动脉搏动处。
陷谷（输穴）　足背第2、第3跖骨结合部前，第2、第3跖趾关节后凹陷处。
内庭（荥穴）　在足背第2、第3趾间缝纹端。
厉兑（井穴）　在第2趾外侧趾甲角旁约0.1寸。

四、足太阴脾经腧穴

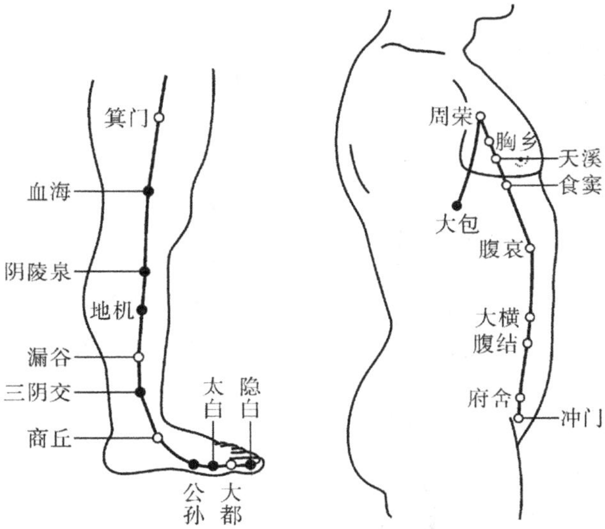

足太阴脾经腧穴

隐白（井穴）　在足大趾内侧趾甲角旁0.1寸。
大都（荥穴）　在足大趾内侧，第1跖趾关节前下方，赤白肉际处。
太白（输穴；原穴）　在第1跖骨小头后缘，赤白肉际凹陷处。
公孙（络穴；八脉交会穴，通于冲脉）　在第1跖骨基底部的前下方，赤白肉际处。
商丘（经穴）　在内踝前下方凹陷中，当舟骨结节与内踝尖连线的中点处。
三阴交　在内踝尖上3寸，胫骨内侧面后缘。
漏谷　在内踝尖与阴陵泉的连线上，内踝尖上6寸。
地机（郄穴）　在内踝尖与阴陵泉穴的连线上，阴陵泉穴下3寸。
阴陵泉（合穴）　在胫骨内侧髁下方凹陷处。
血海　屈膝，在髌骨内上缘上2寸，当股四头肌内侧头的隆起处。
箕门　在血海与冲门的连线上，血海直上6寸。
冲门　在腹股沟外侧，距耻骨联合上缘中点3.5寸，当髂外动脉搏动处的外侧。
府舍　在冲门上方0.7寸，前正中线旁开4寸。

腹结 在府舍上3寸，大横下1寸。
大横 在脐中旁开4寸。
腹哀 在脐中上3寸，前正中线旁开4寸。
食窦 在第5肋间隙，前正中线旁开6寸。
天溪 在第4肋间隙，前正中线旁开6寸。
胸乡 在第3肋间隙，前正中线旁开6寸。
周荣 在第2肋间隙，前正中线旁开6寸。
大包（脾之大络） 在侧胸部腋中线上，当第6肋间隙处。

五、手少阴心经腧穴

极泉 在腋窝正中，腋动脉搏动处。
青灵 在臂内侧，在极泉与少海的连线上，肘横纹上3寸，肱二头肌的尺侧缘。

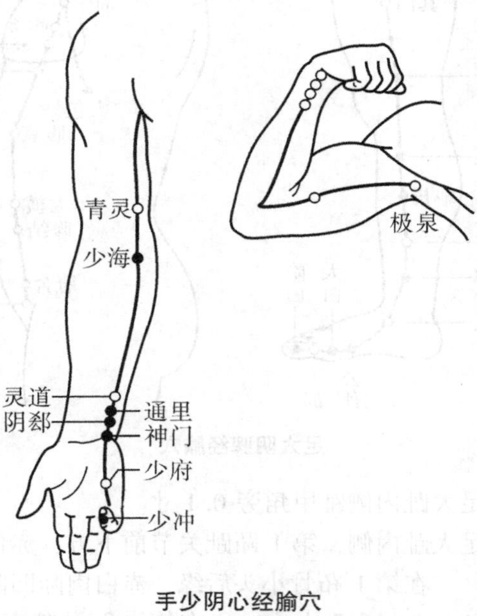

手少阴心经腧穴

少海（合穴） 屈肘，当肘横纹内侧端与肱骨内上髁连线的中点处。
灵道（经穴） 在腕横纹上1.5寸，尺侧腕屈肌腱的桡侧缘。
通里（络穴） 在腕横纹上1寸，尺侧腕屈肌腱的桡侧缘。
阴郄（郄穴） 在腕横纹上0.5寸，尺侧腕屈肌腱的桡侧缘。
神门（输穴；原穴） 在腕横纹尺侧端，尺侧腕屈肌腱的桡侧凹陷处。
少府（荥穴） 在手掌面，第4、第5掌骨之间，握拳时当小指与环指指端之间。
少冲（井穴） 在小指桡侧指甲角旁0.1寸。

六、手太阳小肠经腧穴

少泽（井穴） 在小指尺侧指甲角旁0.1寸。

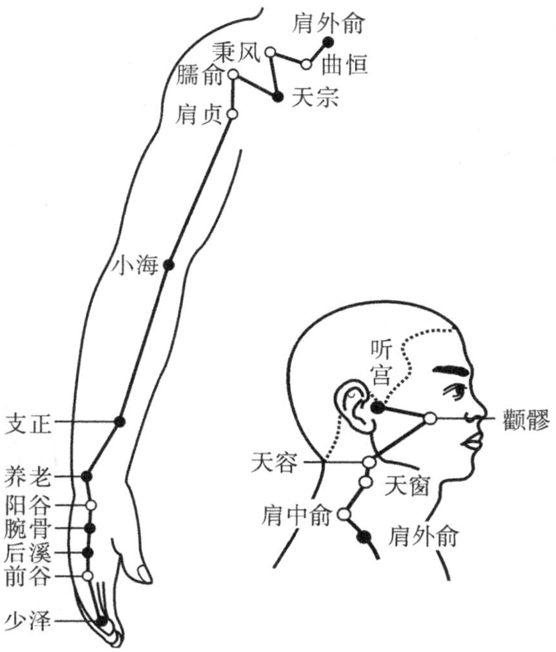

手太阳小肠经腧穴

前谷（荥穴）　微握拳，在第 5 指掌关节前尺侧，掌指横纹头赤白肉际处。

后溪（输穴；八脉交会穴，通于督脉）　微握拳，在第 5 指掌关节后尺侧的远侧掌横纹头赤白肉际处。

腕骨（原穴）　在第 5 掌骨基底与三角骨之间的凹陷处，赤白肉际处。

阳谷（经穴）　在腕背横纹尺侧端，当尺骨茎突与三角骨之间的凹陷处。

养老（郄穴）　以手掌面向胸，当尺骨茎突桡侧骨缝凹缘中。

支正（络穴）　阳谷与小海的连线上，腕背横纹上 5 寸。

小海（合穴）　屈肘，当尺骨鹰嘴与肱骨内上髁之间凹陷处。

肩贞　臂内收，腋后纹头上 1 寸。

臑俞　臂内收，腋后纹头直上，肩胛冈下缘凹陷中。

天宗　在肩胛冈下窝中央凹陷处，约肩胛冈下缘与肩胛下角之间的上 1/3 折点处取穴。

秉风　在肩胛冈上窝中央，天宗穴直上，举臂有凹陷处。

曲垣　在肩胛冈上窝内侧端，在臑俞穴与第 2 胸椎棘突连线的中点处。

肩外俞　在第 1 胸椎棘突下旁开 3 寸。

肩中俞　在第 7 颈椎棘突下旁开 2 寸。

天窗　在扶突后，在胸锁乳突肌的后缘，约喉结旁开 3.5 寸。

天容　在下颌角的后方，胸锁乳突肌的前缘凹陷中。

颧髎　在目外眦直下，颧骨下缘凹陷处。

听宫　在耳屏前，下颌骨髁状突的后方，张口时呈凹陷处。

七、足太阳膀胱经腧穴

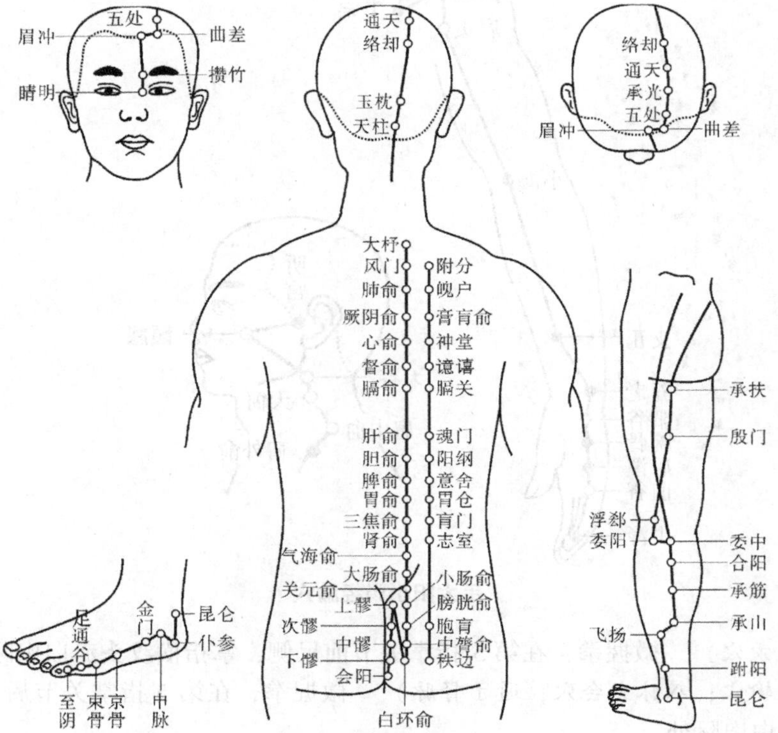

足太阳膀胱经腧穴

睛明　在目内眦角稍上方凹陷处。

攒竹　在眉头凹陷中，约在目内眦直上。

眉冲　在攒竹直上，入发际 0.5 寸。

曲差　在前发际正中直上 0.5 寸（神庭），旁开 1.5 寸，即神庭与头维连线的内与中 1/3 交点。

五处　在发际正中直上 1 寸，旁开 1.5 寸，即曲差上 0.5 寸。

承光　在前发际正中直上 2.5 寸，旁开 1.5 寸，即五处后 1.5 寸。

通天　在前发际正中直上 4 寸，旁开 1.5 寸，即承光后 1.5 寸。

络却　在前发际正中直上 5.5 寸，旁开 1.5 寸，即通天后 1.5 寸。

玉枕　在后发际正中直上 2.5 寸，旁开 1.3 寸，约平枕外粗隆上缘的凹陷处。

天柱　在后发际正中直上 0.5 寸（哑门），旁开 1.3 寸，当斜方肌外缘凹陷中。

大杼（八会穴之骨会）　在第 1 胸椎棘突下，旁开 1.5 寸。

风门　在第 2 胸椎棘突下，旁开 1.5 寸。

肺俞（肺之背俞穴）　在第 3 胸椎棘突下，旁开 1.5 寸。

厥阴俞（心包背俞穴）　在第 4 胸椎棘突下，旁开 1.5 寸。

心俞（心之背俞穴）　在第 5 胸椎棘突下，旁开 1.5 寸。

督俞 在第 6 胸椎棘突下，旁开 1.5 寸。
膈俞（八会穴之血会） 在第 7 胸椎棘突下，旁开 1.5 寸。
肝俞（肝之背俞穴） 在第 9 胸椎棘突下，旁开 1.5 寸。
胆俞（胆之背俞穴） 在第 10 胸椎棘突下，旁开 1.5 寸。
脾俞（脾之背俞穴） 在第 11 胸椎棘突下，旁开 1.5 寸。
胃俞（胃之背俞穴） 在第 12 胸椎棘突下，旁开 1.5 寸。
三焦俞（三焦背俞穴） 在第 1 腰椎棘突下，旁开 1.5 寸。
肾俞（肾之背俞穴） 在第 2 腰椎棘突下，旁开 1.5 寸。
气海俞 在第 3 腰椎棘突下，旁开 1.5 寸。
大肠俞（大肠背俞穴） 在第 4 腰椎棘突下，旁开 1.5 寸。
关元俞 在第 5 腰椎棘突下，旁开 1.5 寸。
小肠俞（小肠背俞穴） 在第 1 骶椎棘突下，旁开 1.5 寸，约平第 1 骶后孔。
膀胱俞（膀胱背俞穴） 在第 2 骶椎棘突下，旁开 1.5 寸，约平第 2 骶后孔。
中膂俞 在第 3 骶椎棘突下，旁开 1.5 寸，约平第 3 骶后孔。
白环俞 在第 4 骶椎棘突下，旁开 1.5 寸，约平第 4 骶后孔。
上髎 在第 1 骶后孔中，约当髂后上棘与后正中线之间。
次髎 在第 2 骶后孔中，约当髂后上棘下与后正中线之间。
中髎 在第 3 骶后孔中，次髎穴下内方，约当中膂俞与后正中线之间。
下髎 在第 4 骶后孔中，中髎穴下内方，约当白环俞与后正中线之间。
会阳 在尾骨端旁开 0.5 寸。
承扶 在臀横纹的中点。
殷门 在承扶穴与委中穴的连线上，承扶下 6 寸。
浮郄 在腘横纹外侧端，委阳穴上 1 寸，股二头肌腱的内侧。
委阳（三焦下合穴） 在腘横纹外侧端，当股二头肌腱的内侧。
委中（合穴；膀胱下合穴） 在腘横纹中点，当股二头肌腱与半腱肌肌腱的中间。
附分 在第 2 胸椎棘突下，旁开 3 寸。
魄户 在第 3 胸椎棘突下，旁开 3 寸。
膏肓俞 在第 4 胸椎棘突下，旁开 3 寸。
神堂 在第 5 胸椎棘突下，旁开 3 寸。
譩譆 在第 6 胸椎棘突下，旁开 3 寸。
膈关 在第 7 胸椎棘突下，旁开 3 寸。
魂门 在第 9 胸椎棘突下，旁开 3 寸。
阳纲 在第 10 胸椎棘突下，旁开 3 寸。
意舍 在第 11 胸椎棘突下，旁开 3 寸。
胃仓 在第 12 胸椎棘突下，旁开 3 寸。
肓门 在第 1 腰椎棘突下，旁开 3 寸。
志室 在第 2 腰椎棘突下，旁开 3 寸。
胞肓 在第 2 骶椎棘突下，旁开 3 寸。

秩边 在第4骶椎棘突下，旁开3寸。
合阳 在委中直下2寸。
承筋 在合阳与承山连线的中点，腓肠肌肌腹中央。
承山 在腓肠肌两肌腹之间凹陷的顶端处，约在委中与昆仑之间中点。
飞扬（络穴） 在昆仑直上7寸，承山穴外下方1寸处。
跗阳（阳跻脉郄穴） 昆仑直上3寸。
昆仑（经穴） 在外踝尖与跟腱之间的凹陷处。
仆参 在昆仑直下，跟骨外侧，赤白肉际处。
申脉（八脉交会穴，通于阳跷脉） 在外踝直下方凹陷中。
金门（郄穴） 在申脉前下方，骰骨外侧凹陷中。
京骨（原穴） 在第5跖骨粗隆下方，赤白肉际处。
束骨（输穴） 在第5跖骨小头的后缘，赤白肉际处。
足通谷（荥穴） 在第5跖趾关节的前方，赤白肉际处。
至阴（井穴） 在第5趾外侧趾甲角旁0.1寸。

八、足少阴肾经腧穴

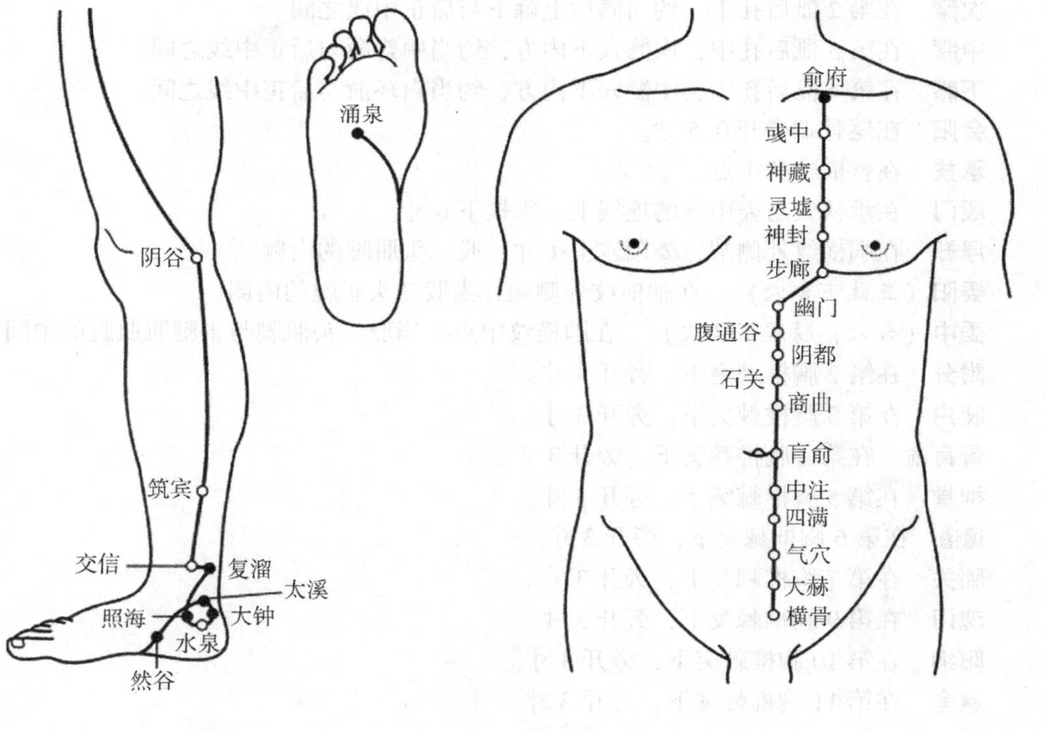

足少阴肾经腧穴

涌泉（井穴） 足趾跖屈时，约当足底（去趾）前1/3凹陷处。
然谷（荥穴） 在内踝前下方，足舟骨粗隆下缘凹陷中。

太溪（输穴；原穴）　在内踝高点与跟腱后缘连线的中点凹陷处。
大钟（络穴）　在太溪下 0.5 寸，当跟骨内侧前缘。
水泉（郄穴）　在太溪直下 1 寸，当跟骨结节内侧上缘。
照海（八脉交会穴，通于阴脉）　在内踝高点正下缘凹陷处。
复溜（经穴）　在太溪上 2 寸，当跟腱的前缘。
交信（阴脉之郄穴）　在太溪上 2 寸，胫骨内侧面后缘，约当复溜穴前 0.5 寸。
筑宾（阴维脉之郄穴）　在太溪与阴谷的连线上，太溪直上 5 寸，约当腓肠肌内侧肌腹下缘处。
阴谷（合穴）　屈膝，腘窝内侧，当半腱肌腱与半膜肌腱之间。
横骨　在脐下 5 寸，耻骨联合上际，前正中线旁开 0.5 寸。
大赫　在脐下 4 寸，前正中线旁开 0.5 寸。
气穴　在脐下 3 寸，前正中线旁开 0.5 寸。
四满　在脐下 2 寸，前正中线旁开 0.5 寸。
中注　在脐下 1 寸，前正中线旁开 0.5 寸。
肓俞　在脐旁 0.5 寸。
商曲　在脐上 2 寸，前正中线旁开 0.5 寸。
石关　在脐上 3 寸，前正中线旁开 0.5 寸。
阴都　在脐上 4 寸，前正中线旁开 0.5 寸。
腹通谷　在脐上 5 寸，前正中线旁开 0.5 寸。
幽门　在脐上 6 寸，前正中线旁开 0.5 寸。
步廊　在第 5 肋间隙，前正中线旁开 2 寸。
神封　在第 4 肋间隙，前正中线旁开 2 寸。
灵墟　在第 3 肋间隙，前正中线旁开 2 寸。
神藏　在第 2 肋间隙，前正中线旁开 2 寸。
彧中　在第 1 肋间隙，前正中线旁开 2 寸。
俞府　在锁骨下缘，前正中线旁开 2 寸。

九、手厥阴心包经腧穴

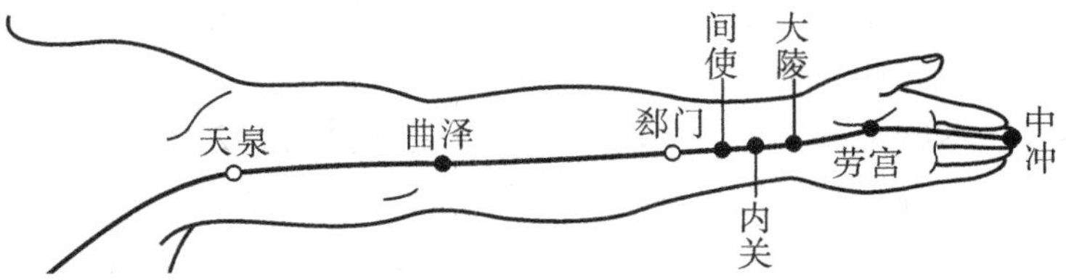

手厥阴心包经腧穴

天泉　在腋前纹头下 2 寸，肱二头肌长、短头之间。
曲泽（合穴）　在肘微屈，肘横纹中，肱二头肌腱尺侧缘。
郄门（郄穴）　腕横纹上 5 寸，掌长肌腱与桡侧腕屈肌腱之间。

间使（经穴） 在腕横纹上3寸，掌长肌腱与桡侧腕屈肌腱之间。

内关（络穴；八脉交会穴，通于阴维脉） 腕横纹上2寸，掌长肌腱与桡侧腕屈肌腱之间。

大陵（输穴；原穴） 在腕横纹中央，掌长肌腱与桡侧腕屈肌腱之间。

劳宫（荥穴） 在掌心横纹中，第2、第3掌骨中间。

中冲（井穴） 在中指尖端的中央。

十、手少阳三焦经

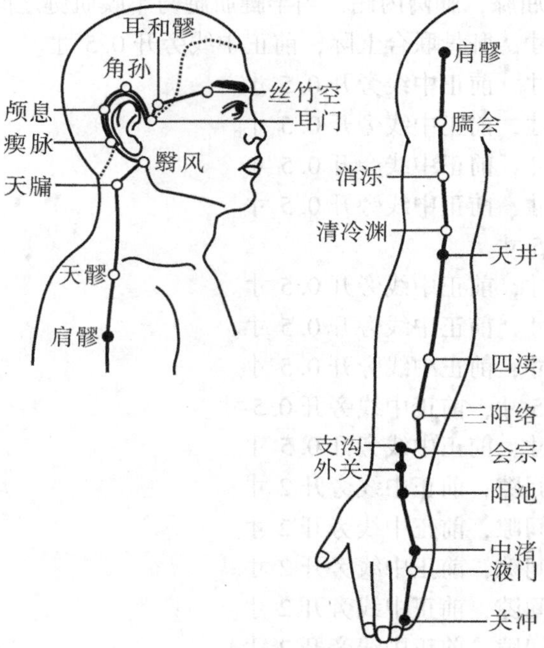

手少阳三焦经

关冲（井穴） 在环指尺侧指甲根角旁0.1寸。

液门（荥穴） 在第4、第5掌指关节之间的前缘凹陷中。

中渚（输穴） 在手背，第4、第5掌骨小头后缘之间凹陷中，当液门后1寸。

阳池（原穴） 在腕背横纹中，指伸肌腱尺侧缘凹陷中。

外关（络穴；八脉交会穴，通阳维脉） 在腕背横纹上2寸，尺骨与桡骨正中间。

支沟（经穴） 在腕背横纹上3寸，尺骨与桡骨正中间。

会宗（郄穴） 支沟尺侧约1寸，当尺骨桡侧缘。

三阳络 在支沟上1寸，尺骨与桡骨之间。

四渎 在尺骨鹰嘴下5寸，尺骨与桡骨之间。

天井（合穴） 屈肘，尺骨鹰嘴上1寸凹陷中。

清冷渊 屈肘，天井上1寸。

消泺 在肩髎与天井连线上，清冷渊上3寸。

臑会 在肩髎与天井连线上，肩髎下 3 寸，三角肌后缘。
肩髎 在肩峰后下方，上臂外展时，当肩髃后寸许凹陷中。
天髎 在肩井与曲垣连线的中点，当肩胛骨上角凹陷处。
天牖 在乳突后下方，胸锁乳突肌后缘，平下颌角处。
翳风 在乳突前下方与耳垂之间的凹陷中。
瘈脉 在耳后，当翳风与角孙沿耳轮连线的下 1/3 与上 2/3 交界处。
颅息 在耳后，当翳风与角孙沿耳轮连线的上 1/3 与下 2/3 交界处。
角孙 在当耳尖发际处。
耳门 在耳屏上切迹前，下颌骨髁状突后缘，张口有孔。
耳和髎 在鬓发后际，平耳郭根前，当颞浅动脉后缘。
丝竹空 在眉梢的凹陷处。

十一、足少阳胆经腧穴

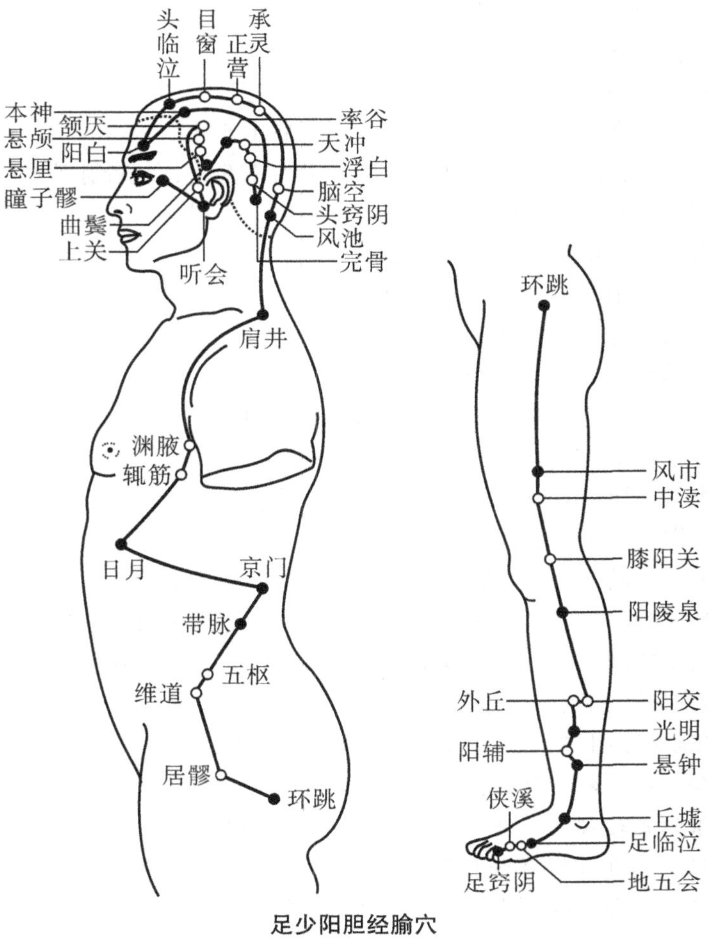

足少阳胆经腧穴

瞳子髎 在目外眦外侧 0.5 寸，眶骨外缘凹陷中。

听会 在耳屏间切迹前，下颌骨髁状突后缘，张口有孔。
上关 在下关直上，颧弓上缘。
颔厌 在头维与曲鬓弧形连线的上 1/4 与下 3/4 交界处。
悬颅 在头维与曲鬓弧形连线的中点。
悬厘 在头维与曲鬓弧形连线的下 1/4 与上 3/4 交界处。
曲鬓 在耳前鬓发后缘直上，平角孙。
率谷 在耳尖直上，入发际 1.5 寸。
天冲 在耳根后缘直上，入发际 2 寸。
浮白 在耳根上缘向后入发际横量 1 寸。
头窍阴 在乳突后上缘，当浮白与完骨的连线上。
完骨 在耳后，乳突后下方凹陷处。
本神 入前发际 0.5 寸，神庭旁开 3 寸。
阳白 目正视，瞳孔直上，眉上 1 寸。
头临泣 目正视，瞳孔与风池连线上，入前发际 0.5 寸。
目窗 目正视，瞳孔与风池连线上，头临泣后 1 寸。
正营 目正视，瞳孔与风池连线上，目窗后 1 寸。
承灵 目正视，在瞳孔与风池连线上，正营后 1.5 寸。
脑空 目正视，在瞳孔与风池连线上，承灵后 1.5 寸，与督脉脑户相平处。
风池 胸锁乳突肌与斜方肌上端之间的凹陷中，平风府。
肩井 在肩上，大椎与肩峰连线的中点。
渊腋 举臂，腋中线上，第 4 肋间隙。
辄筋 渊腋前 1 寸，第 4 肋间隙。
日月（胆之募穴） 乳头直下，在第 7 肋间隙。
京门（肾之募穴） 侧卧，在第 12 肋游离端下际处。
带脉 侧腹，在第 11 肋骨游离端直下平脐处。
五枢 侧腹，在髂前上棘前 0.5 寸，约平脐下 3 寸处。
维道 在五枢前下方 0.5 寸。
居髎 侧卧，在髂前上棘与股骨大转子高点连线的中点处。
环跳 侧卧屈股，当股骨大转子高点与骶管裂孔连线的外 1/3 与内 2/3 交界处。
风市 在大腿外侧正中，腘横纹上 7 寸。或垂手直立时，中指尖下是穴。
中渎 在大腿外侧正中，腘横纹上 5 寸。
膝阳关 在阳陵泉上 3 寸，在股骨外上髁外上方凹陷中。
阳陵泉（合穴；胆之下合穴；八会穴之筋会） 在腓骨小头前下方凹陷中。
阳交（阳维脉之郄穴） 在外踝高点上 7 寸，腓骨后缘。
外丘（郄穴） 在外踝高点上 7 寸，腓骨前缘。
光明（络穴） 在外踝高点上 5 寸，腓骨前缘。
阳辅（经穴） 在外踝高点上 4 寸，腓骨前缘稍前处。
悬钟（又名绝骨；八会穴之髓会） 在外踝高点上 3 寸，腓骨后缘。

丘墟（原穴） 在外踝前下方，趾长伸肌腱的外侧凹陷中。

足临泣（输穴；八脉交会穴，通于带脉） 在第4、第5跖骨结合部的前方凹陷处，足小趾伸肌腱的外侧。

地五会 在第4、第5跖骨间，当小趾伸肌腱的内侧缘处。

侠溪（荥穴） 在足背，第4、第5趾间纹头上凹陷处。

足窍阴（井穴） 在第4趾外侧趾甲根角旁0.1寸。

十二、足厥阴肝经腧穴

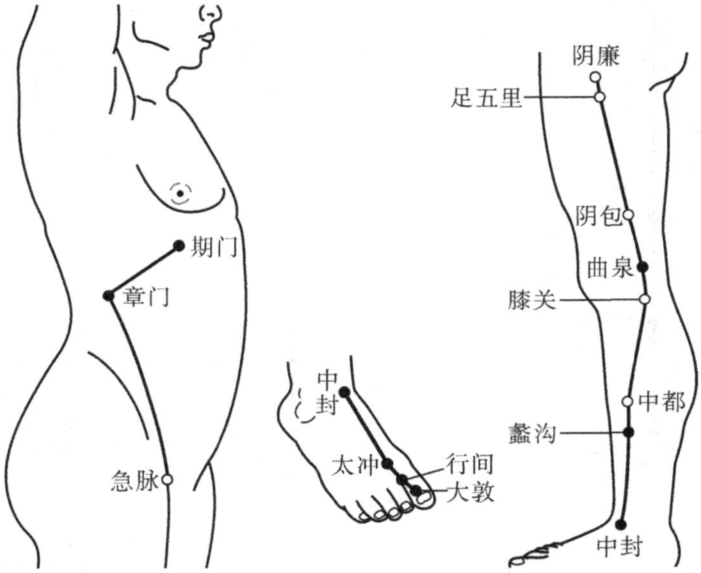

足厥阴肝经腧穴

大敦（井穴） 在足大趾外侧趾甲根角旁约0.1寸。

行间（荥穴） 在足背，当第1、第2趾间的趾蹼缘上方纹头处。

太冲（输穴；原穴） 在足背，第1、第2跖骨结合部之前凹陷中。

中封（经穴） 在内踝前1寸，胫骨前肌腱内缘凹陷中。

蠡沟（络穴） 在内踝尖上5寸，胫骨内侧面的中央。

中都（郄穴） 在内踝尖上7寸，胫骨内侧面的中央。

膝关 在胫骨内上髁后下方，阴陵泉穴后1寸。

曲泉（合穴） 屈膝，当膝内侧横纹头上方，半腱肌、半膜肌止端前缘凹陷中。

阴包 在股骨内上髁上4寸，缝匠肌后缘。

足五里 在曲骨旁开2寸，直下3寸。

阴廉 在曲骨旁开2寸，直下2寸。

急脉 耻骨联合下缘中点旁开2.5寸，当气冲外下方腹股沟处。

章门（脾之募穴；八会穴之脏会） 在第11肋游离端下际。

期门（肝之募穴） 乳头直下，在第6肋间隙，前正中线旁开4寸。

第二节　督脉、任脉腧穴

一、督脉腧穴

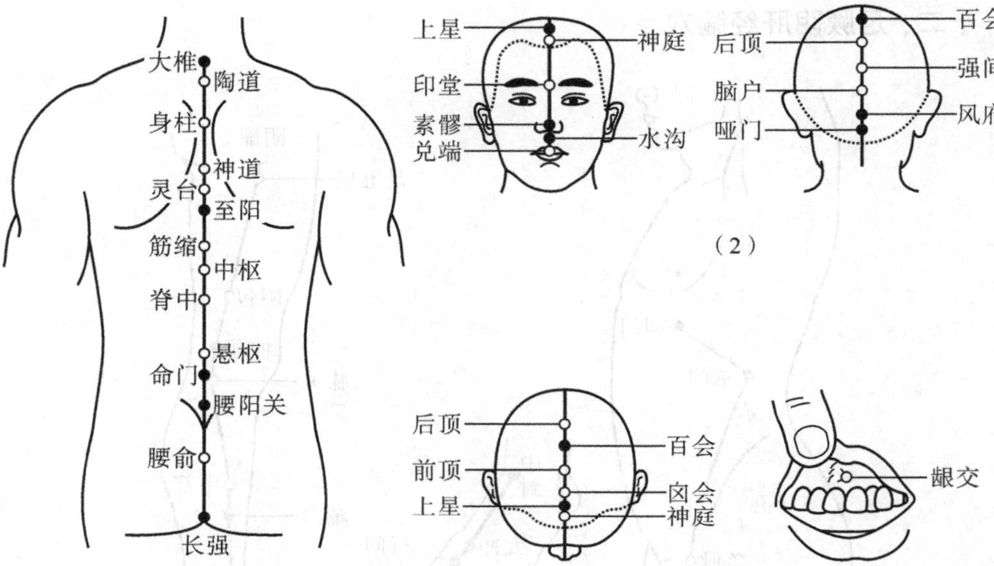

督脉腧穴

长强（督脉络穴）　跪伏或胸膝位，当尾骨尖端与肛门连线的中点处。

腰俞　正当骶管裂孔处。

腰阳关　后正中线上，在第 4 腰椎棘突下凹陷中，约与髂嵴相平。

命门　后正中线上，在第 2 腰椎棘突下凹陷中。

悬枢　后正中线上，在第 1 腰椎棘突下凹陷中。

脊中　后正中线上，在第 11 胸椎棘突下凹陷中。

中枢　后正中线上，在第 10 胸椎棘突下凹陷中。

筋缩　后正中线上，在第 9 胸椎棘突下凹陷中。

至阳　后正中线上，在第 7 胸椎棘突下凹陷中。

灵台　后正中线上，在第 6 胸椎棘突下凹陷中。

神道　后正中线上，在第 5 胸椎棘突下凹陷中。

身柱　后正中线上，在第 3 胸椎棘突下凹陷中，约与两侧肩胛冈高点相平。

陶道　后正中线上，在第 1 胸椎棘突下凹陷中。

大椎　后正中线上，在第 7 颈椎棘突下凹陷中。

哑门　正坐，头微前倾，后正中线上，入发际上 0.5 寸。

风府　正坐，头微前倾，后正中线上，入发际上 1 寸。

脑户 风府直上 1.5 寸，当枕骨粗隆上缘凹陷处。

强间 脑户直上 1.5 寸，或当风府与百会连线的中点处。

后顶 强间直上 1.5 寸，或百会直后 1.5 寸。

百会 后发际正中直上 7 寸，或当头部正中线与两耳尖连线的交点处。

前顶 百会前 1.5 寸，或额前部发际正中直上 3.5 寸处。

囟会 前顶前 1.5 寸，或额前部发际正中直上 2 寸。

上星 囟会前 1 寸，或额前部发际正中直上 1 寸。

神庭 在额前部发际正中直上 0.5 寸。

印堂 在额部，当两眉头的中间。

素髎 在鼻尖正中。

水沟（又名人中） 在人中沟的上 1/3 与下 2/3 交界处。

兑端 在上唇正中的尖端，红唇与皮肤交接处。

龈交 在上唇系带与齿龈连接处。

二、任脉腧穴

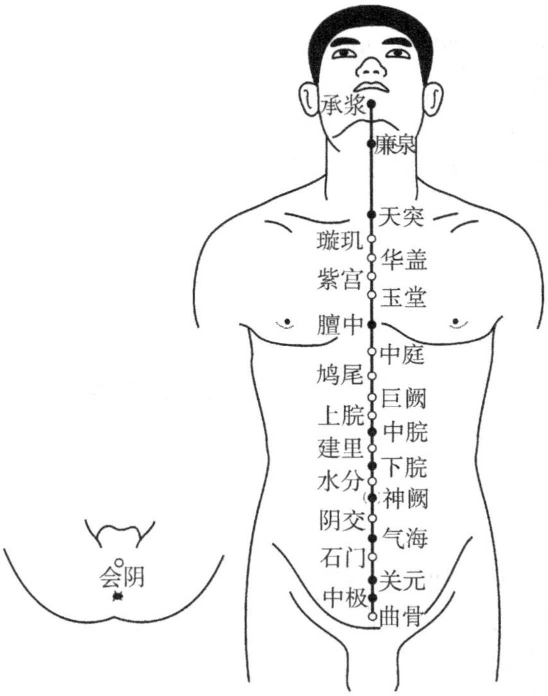

任脉腧穴

会阴 男性在阴囊根部与肛门连线的中点；女性在大阴唇后联合与肛门连线的中点。

曲骨 在前正中线上，在脐下 5 寸，当耻骨联合上缘中点处。

中极（膀胱募穴） 在前正中线上，脐下 4 寸。

关元（小肠募穴） 在前正中线上，脐下 3 寸。

石门（三焦募穴）　在前正中线上，脐下2寸。

气海（肓之原穴）　在前正中线上，脐下1.5寸。

阴交　在前正中线上，脐下1寸。

神阙　在脐窝中央。

水分　在前正中线上，脐上1寸。

下脘　在前正中线上，脐上2寸。

建里　在前正中线上，脐上3寸。

中脘（胃之募穴；八会穴之腑会）　在前正中线上，脐上4寸；或脐与胸剑联合连线的中点处。

上脘　在前正中线上，脐上5寸。

巨阙（心之募穴）　在前正中线上，脐上6寸；或胸剑联合下2寸。

鸠尾（任脉络穴；膏之原穴）　在前正中线上，脐上7寸；或剑突下，胸剑联合下1寸。

中庭　在胸剑联合的中点处。

膻中（心包募穴；八会穴之气会）　在前正中线上，平第4肋间隙；或两乳头连线与前正中线的交点处。

玉堂　在前正中线上，平第3肋间隙。

紫宫　在前正中线上，平第2肋间隙。

华盖　在前正中线上，胸骨角的中点处，平第1肋间隙。

璇玑　在前正中线上，胸骨柄的中央处。

天突　在胸骨上窝正中。

廉泉　在微仰头，在喉结上方，当舌骨体上缘的中点处。

承浆　在颏唇沟的正中凹陷处。

第三节　常用经外奇穴

一、头颈部

四神聪　在顶部，当百会前后左右各1寸，共4穴。

鱼腰　在额部，瞳孔直上，眉毛中。

上明　在额部，眉弓中点，眶上缘下。

太阳　在颞部，当眉梢与目外眦之间，向后约一横指的凹陷处。

耳尖　在耳郭的上方，当折耳向前，耳郭上方的尖端处。

球后　在面部，当眶下缘外1/4与内3/4交界处。

上迎香　在面部，当鼻翼软骨与鼻甲的交界处，近鼻唇沟上端处。

内迎香　在鼻孔内，当鼻翼软骨与鼻甲交界的黏膜上。

夹承浆　在面部，承浆穴旁开1寸处。

金津、玉液 在口腔内，当舌系带两侧静脉上，左为金津，右为玉液。

牵正 在面颊部，耳垂前 0.5 ~1 寸处。

翳明 在项部，当翳风后 1 寸。

安眠 在项部，当翳风穴与风池穴连线的中点。

二、胸腹部

子宫 在下腹部，当脐中下 4 寸，中极旁开 3 寸。

三、背部

定喘 在背部，当第 7 颈椎棘突下，旁开 0.5 寸。

夹脊 在背腰部，当第 1 胸椎至第 5 腰椎棘突下两侧，后正中线旁开 0.5 寸，一侧 17 穴，左、右共 34 穴。

胃脘下俞 在背部，当第 8 胸椎棘突下，旁开 1.5 寸。

腰眼 在腰部，当第 4 腰椎棘突下，旁开约 3.5 寸凹陷中。

十七椎 在腰部，当后正中线上，第 5 腰椎棘突下。

腰奇 在骶部，当尾骨端直上 2 寸，骶角之间凹陷中。

四、上肢

肩前 在肩部，正坐垂臂，当腋前皱襞顶端与肩髃连线的中点。

肘尖 在肘后部，屈肘当尺骨鹰嘴的尖端。

二白 在前臂掌侧，腕横纹上 4 寸，桡侧腕屈肌腱的两侧，一侧各 1 穴，一臂 2 穴，左、右两臂共 4 穴。

中魁 在中指背侧近侧指间关节的中点处。

腰痛点 在手背侧，当第 2、第 3 掌骨及第 4、第 5 掌骨之间，当腕横纹与掌指关节中点处，一侧 2 穴，左、右共 4 穴。

落枕穴 在手背侧，当第 2、第 3 掌骨间，指掌关节后约 0.5 寸处。

外劳宫 左手背侧，当第 2、第 3 掌骨间，指掌关节后约 0.5 寸处（指寸）。

八邪 在手背侧，微握拳，第 1 至第 5 指间，指蹼缘后方赤白肉际处，共 8 穴。

四缝 在第 2 至第 5 指掌侧，近端指关节的中央，一手 4 穴，左、右共 8 穴。

十宣 在手十指尖端，距指甲游离缘 0.1 寸（指寸），左、右共 10 穴。

五、下肢

环中 在臀部，环跳与腰俞连线的中点。

百虫窝 屈膝，在大腿内侧，髌底内侧端上 3 寸，即血海上 1 寸。

鹤顶 在膝上部，髌底的中点上方凹陷处。

膝眼 屈膝，在髌韧带两侧凹陷处。在内侧的称内膝眼，在外侧的称外膝眼。

胆囊 在小腿外侧上部，当腓骨小头前下方凹陷处（阳陵泉）直下 2 寸。

阑尾 在小腿前侧上部，当犊鼻下 5 寸，胫骨前缘旁开一横指。

内踝尖 在足内侧面，内踝突起处。

外踝尖 在足外侧面，外踝突起处。

八风 在足背侧，第1至第5趾间，趾蹼缘后方赤白肉际处，一足4穴，左、右共8穴。

附录2 张氏经络收放疗法治疗杂症

一、偏瘫

所谓偏瘫就是指一侧上下肢的瘫痪，俗称半身不遂，是由于脑部的运动神经中枢受损所致。最常见的原因是脑血管病（中风），其次是脑炎、脑外伤等。

1. 重点取穴 特定穴（中魁）、金穴（左大陵）、木穴（右大陵）、火穴（曲泽）、金穴（左阳池）、木穴（右阳池）、金穴（左天牖）、木穴（右天牖）、土穴（百会）、土穴（大椎）、金穴（膻中）、土穴（气冲）、木穴（右阳陵泉）、土穴（阴陵泉）、土穴（解溪）、木穴（分骨—至阳）、特定穴（下合骨）、土穴（命门）、金穴（左委中）、木穴（右委中）、金穴（左足跟腱）、木穴（右足跟腱）

2. 操作手法

（1）受术者取坐位，施术者左手握受术者患侧中指背面特定穴（中魁）；右手轻点金穴（左大陵）、木穴（右大陵）各1次、上推3次（收法），弯曲其中指（收法）。

（2）施术者分别点（收法）受术者火穴（曲泽）、金穴（左阳池）、木穴（右阳池）各1次；同时点（放法）金穴（左天牖）、木穴（右天牖）1分钟；重点（收法）土穴（百会）3次；点土穴（大椎），顺时针旋转（收法）3圈、逆时针旋转（放法）3圈。

（3）活动受术者患侧肩关节3分钟。

（4）受术者仰卧位，施术者左手点金穴（膻中）1次；右手点气穴，顺时针旋转（收法）7圈、逆时针旋转（放法）7圈，补气。

（5）施术者双手点（放法）受术者土穴（气冲）7次；重点（收法）木穴（右阳陵泉）、土穴（阴陵泉）各5次。

（6）施术者左手按受术者一侧膝盖，右手点受术者土穴（解溪）、下推7次，恢复腿温。

（7）受术者俯卧位，施术者轻点（放法）其木穴（分骨—至阳）、特定穴（下合骨），点（收法）土穴（命门）3次，1分钟。

（8）施术者点受术者金穴（左委中）、木穴（右委中）；重点（收法）金穴（左足跟腱）、木穴（右足跟腱）。活动患腿2分钟。

（9）活动受术者腿部2分钟（解除强硬），最后拉（收法）其双手中指1次。

在治疗过程中，除了使用不同手法外，还经常强调患者配合进行功能锻炼，力争患者早日恢复正常生活。

二、神经衰弱

神经衰弱是临床常见的多发病之一，其主要症状多为：失眠、健忘、烦躁、多梦、神疲乏力、体倦肢懒、面色不华、气色不振、精神萎靡、遗精、阳痿等。由于导致神经衰弱的原因有许多，其发病机制也比较复杂，这给治疗带来诸多麻烦。

1. 重点取穴 百会、脑户、印堂等。

2. 操作手法

（1）受术者坐在靠椅上，全身放松，先用清脑术整体治疗一遍。

（2）施术者左手拇指重按受术者百会3分钟。

（3）施术者右拇指重按受术者印堂，同时左手拇指重点受术者脑户，3分钟后松开。

该治疗每日至少治疗1次，10日为1个疗程。可辨证取穴治疗其他兼症。

本病女性发病率远大于男性，这与女性的独特生理和心理有关系。因此，治疗时还要注意其生理特点，其发病是否与月经来潮、更年期等情况有关，同时注意其心理疏导，以保证临床治疗效果。

三、鼻炎、鼻窦炎

鼻炎、鼻窦炎是临床常见疾病之一，发作严重时，会影响到工作、学习和生活，多为慢性发作，给治疗带来诸多不利，并且疗效不太理想。鼻炎、鼻窦炎的表现比较复杂，其病理病机也较为复杂，并且可以诱发多种病症，应该引起重视。

中医认为，鼻与肺、肾关系密切。肺主气，肾主纳气，肺主涕，肾主嚏，肺肾见虚，正气必虚，不敌外邪，稍有调摄不当，或气候变化或风湿寒气侵扰，便可诱发鼻炎、鼻窦炎，并且会诱发头痛等病症。

1. 重点取穴 环指、中指、拇指、火穴（左内关）、金穴（左迎香）、木穴（右迎香）、金穴（左攒竹）、木穴（右攒竹）、金穴（左承泣）、木穴（右承泣）、金穴（左太阳）、木穴（右太阳）、土穴（印堂）、土穴（上星）、土穴（百会）、金穴（左风池）、木穴（右风池）、土穴（大椎）、土穴（中脘）、土穴（神阙）。

2. 操作手法

（1）受术者坐位，施术者左手握受术者左手环指，点第3节上推1分钟（收法），松手1次（放法），调节三焦之气，患者右手治疗，手法同左手。施术者右手点火穴（左内关）上推3次，顺时针旋转3圈。

（2）施术者双手重点金穴（左迎香）、木穴（右迎香）3分钟，重点金穴（左攒竹）、木穴（右攒竹）1分钟，重点金穴（左承泣）、木穴（右承泣）1分钟，拉环指1次，弯曲1次（平收平放）。

（3）施术者双手点金穴（左太阳）、木穴（右太阳）顺时针旋转3圈、逆时针旋转3圈（平收平放），点土穴（印堂）不动（生长），土穴（上星）1分钟，土穴（百会）3分钟，不动（生长），土穴（中脘）不动（生长），拉拇指3次，调脾胃之气。

（4）点金穴（左风池）、木穴（右风池）1分钟，土穴（大椎）1分钟，点命门

（土穴）1 分钟，补气；拉环指点第 3 节，调理三焦上中下之气。

（5）点土穴（神阙）1 分钟，拉中指 1 次，补足元气。

四、胃肠功能失调

张氏经络收放疗法对胃肠疾病的治疗不但可以避免扎针服药之苦，而且有见效快，不易复发等优点，因而易被患者接受。经络收放疗法治疗疾病的原理是通过手法用于人体体表的特定部位，在局部通经络，行气血，濡筋骨，并通过气血、经络影响到内脏及其他部位，发挥患者与疾病做斗争的主观能动性，调整胃肠的功能。因此收放经络虽无直接药物进入体内，但通过补（收法）泻（放法）手法在体表一定部位的刺激，可起到抑制其亢进的功能，活跃兴奋其生理功能。达到调整脏腑，调整气血的目的。使脾运化升清，胃受纳降浊，小肠泌清别浊，大肠排泄糟粕的功能恢复正常，气血化生源源不断，维持人体正常的生理功能。

张氏经络收放疗法治疗胃肠功能紊乱的方法是在足太阴脾经、足阳明胃经、足厥阴肝经经络循行路径有关的刺激线，以及督脉、脾胃区域上施用轻刺激的收放，遇穴位手法稍重，在主要穴位（如手三里、足三里、天枢、关元、中脘、脾俞等）手法较重，以患者有较强烈的酸胀感为准。在背部的时间较长的轻手法刺激。临床上应随症加减穴位，两胁肋部胀满较甚，用放法取期门，恶心用放法取章门，泄泻便秘用收法、放法取脾俞、胃俞。

1. 重点取穴 火穴（左内关）、金穴（左阳池）、土穴（百会）、土穴（印堂）、金穴（左太阳）、木穴（右太阳）、金穴（膻中）、土穴（中脘）、水穴（水分）、土穴（气海）、土穴（关元）、金穴（左章门）、木穴（至阳）、土穴（命门）

2. 操作手法

（1）受术者取坐位，施术者左手握受术者左手中指中节，右手点受术者火穴（左内关），顺时针旋转 3 圈，上推 7 次，开心门，收心血，安定心血。（换右手治疗，手法同左手）。

（2）施术者左手握受术者左手中指中节，手背向上；右手点受术者金穴（阳池），顺时针旋转 3 圈，上推 7 次，拉中指 1 次，收放三焦之气。（换右手治疗，手法同左手）。

（3）施术者点土穴（百会）、土穴（印堂），固定不动 1 分钟（生长阳气）；点金穴（左太阳）、木穴（右太阳），顺时针旋转 3 圈，逆时针旋转 3 圈，平衡阴阳。

（4）施术者分别点受术者金穴（膻中）、土穴（中脘）、水穴（水分）、土穴（气海）、土穴（关元）1 分钟（生长），平补平泻。

（5）施术者点受术者金穴（左章门）不动 1 分钟（生长），平补平泻、疏调肝脾。

（6）施术者双手拉受术者双脚第 1 足趾，收放脾血。

（7）施术者左手点受术者木穴（至阳），右手点土穴（命门），对挤（同收同放）9 次，理中气。

（8）施术者双手拉受术者双手中指 1 次。